SCORPIO
We Change the World

Prof. Dr. med. Vera Regitz-Zagrosek
Dr. med. Stefanie Schmid-Altringer

DIE XX-MEDIZIN

DAS GESUNDHEITSBUCH FÜR FRAUEN

Neue Erkenntnisse aus der Gendermedizin

SCORPIO
We Change the World

Dieses Buch enthält Links zu externen Webseiten Dritter, auf deren Inhalte der Scorpio Verlag keinen Einfluss hat. Deshalb können wir für diese fremden Inhalte auch keine Haftung übernehmen. Für die Inhalte der verlinkten Seiten ist stets der jeweilige Anbieter oder Betreiber der Seiten verantwortlich. Die verlinkten Seiten wurden zum Zeitpunkt der Verlinkung auf mögliche Rechtsverstöße überprüft, rechtswidrige Inhalte waren nicht erkennbar. Bei Bekanntwerden von Rechtsverletzungen werden wir derartige Links umgehend entfernen.

Wichtiger Hinweis:
Die Informationen und Ratschläge in diesem Buch wurden mit größter Sorgfalt von Autor und Verlag erarbeitet und geprüft. Alle Leserinnen und Leser sind jedoch aufgefordert, selbst zu entscheiden, ob und inwieweit sie die Anregungen in diesem Buch umsetzen wollen. Eine Haftung des Autors bzw. des Verlags für Personen-, Sach- oder Vermögensschäden ist ausgeschlossen.

FSC www.fsc.org MIX Papier aus verantwortungsvollen Quellen FSC® C014889

Vollständige Taschenbuchausgabe 2021

Logoentwurf: Hauptmann und Kompanie, Zürich
Umschlaggestaltung: Danai Afrati, München
Umschlagmotiv: © Adobe Stock/Naufal
Lektorat: Janette Schroeder, Berlin
Illustrationen auf den Seiten 18, 23, 78, 129, 156, 167, 170, 197, 199, 219, 222, 241, 264, 269, 274, 277: Wolfgang Pfau, Baldham
Layout und Satz: Buchhaus Robert Gigler, München
Druck: Pustet, Regensburg
ISBN 978-3-95803-406-8

www.scorpio-verlag.de

INHALT

WARUM DER »KLEINE« UNTERSCHIED EINE GROSSE ROLLE SPIELT

Frauen und Männer sind nicht gleich, aber sie sollten in der Medizin wie auch sonst in der Gesellschaft gleichberechtigt und gleich gut behandelt werden. Was sich so selbstverständlich anhört, ist noch längst nicht in der tagtäglichen Gesundheitsversorgung angekommen, meist zulasten von Frauen. Um Frauen und Männer gleich gut zu behandeln, muss man ihre Ungleichheit anerkennen und ganz konkret erforschen. Wie entscheidend dies vor allem für Frauen ist, hat die Corona-Pandemie deutlich gezeigt. Die moderne junge Disziplin einer geschlechtersensiblen Medizin, die Gendermedizin, die sich bei uns in Europa seit der Jahrtausendwende entwickelte, hat sich genau das zum Ziel gesetzt.

Wir Ärzt*innen konzentrierten uns lange Zeit vor allem auf »den Patienten«, scheinbar geschlechtslos. Aber bei genauem Hinsehen ist der Prototyp Mann das Maß aller Dinge. Frauen und Männer unterscheiden sich in ihrer Biologie jedoch grundlegend – jede Hirn-, Herz-, Leberzelle usw. ist, wie wir heute wissen, bei Frauen und Männern unterschiedlich – und dennoch ignoriert die medizinische Forschung den Unterschied zwischen den Geschlechtern weitgehend. Der typische Studienteilnehmer ist ein Mann, und selbst Tierversuche werden vor allem an männlichen Tieren, meist an jungen männlichen Versuchsmäusen, vorgenommen. Das heißt dann: Die Tiermodelle sind so aufgebaut, dass sie die Wirkung einer Therapie oder eines Medikaments nur an Männern abbilden – konkret: an jungen, gesunden Männern zwischen 18 und 35 Jahren. Nur für diese vergleichsweise kleine Zielgruppe werden Medikamente entwickelt sowie deren Wirkungen, Nebenwirkungen und Sicherheit getestet. Tests an weiblichen Mäusen werden zu wenig gemacht, weil die Forscher befürchten, dass der Zyklus der Mäuseweibchen die Ergebnisse der Experimente beeinflussen könnte. Das bedeutet letztlich aber, dass die Frauen schlechter versorgt werden, weil sie Therapien und Medikamente, was die Sicherheit angeht, quasi »ins Blaue« hinein verordnet bekommen. Aus Studien wissen wir außerdem, dass Frauen meist die billigeren Medikamente und weniger Interventionen angeboten bekommen und später – manchmal zu spät! – behandelt werden. Medizin ist also auch ein Politikum und ein Gleichstellungsthema, denn es wird trotz 50 Jahren Frauenbewegung immer noch viel mehr Geld für die Erforschung und Behandlung von Krankheiten von Männern ausgegeben.

Patientinnen sind keine Patienten, das ist mittlerweile zunehmend klar. Aber diese Unterschiede gehen über rein biologische Unterschiede zwischen Männern und Frauen weit hinaus. Wir haben mit der Zeit immer mehr darüber herausgefunden, wie sich das soziokulturelle Frau- oder Mann-Sein (Gender) und das biologische Geschlecht wechselseitig beeinflussen. Heute befassen wir uns in der Gendermedizin mit diesen Interaktionen und versuchen herauszufinden, wie das ganz konkret geschieht und welche Folgen das hat. Dabei gibt es zwei Richtungen: Einmal beeinflusst die Biologie – wie etwa Körpergröße, Hormone und Immunsystem – das Verhalten, und auf der anderen Seite beeinflusst das Verhalten – etwa die Exposition gegenüber Umweltgiften, Viren, Rauchen, Bewegung, Essverhalten – die Biologie. Die moderne Biologie liefert dafür seit einigen Jahren Erklärungen in Form der sogenannten Epigenetik-Mechanismen, sodass moderne Genderforschung und moderne molekulare Biologie in der Gendermedizin zusammenkommen. Diese Wechselwirkung im Auge zu behalten ist uns wichtig, und zwar für Männer und für Frauen gleichermaßen.

Gendermedizin ist nicht vom Ursprung her feministisch, aber manche ihrer Ziele sind es, denn wir wollen mit unserer Forschung die Medizin für beide Geschlechter verbessern. So gelten zum Beispiel Depression oder Osteoporose als typische Frauenerkrankungen und werden von Männern und von Ärzt*innen oft unterschätzt und nicht rechtzeitig diagnostiziert. Bei diesen beiden Erkrankungen werden interessanterweise die Medikamente vor allem an Frauen getestet, was bedeutet, dass ihre Wirkung bei Männern möglicherweise nicht optimal ist. Meist ist es aber andersherum, insofern ist der Nachholbedarf an Wissen über Frauengesundheit deutlich größer als bei Männern.

Ein Beispiel dafür, wie sich der Geschlechterunterschied konkret in der Medizin und in der Forschung auswirkt, möge das illustrieren. Noch in den 1990er-Jahren wussten selbst Ärzt*innen nicht, dass sich ein Herzinfarkt bei Frauen oft anders zeigt als bei Männern, wodurch oft wertvolle Zeit verschenkt wurde. Sogar heute noch denken viele Frauen und manche Ambulanzärzt*innen bei unspezifischen Symptomen wie Luftnot und starker Übelkeit nicht an einen Herzinfarkt, und betroffene Frauen werden deshalb zu spät behandelt. Das Wissen einer geschlechtersensiblen Medizin kann also Leben retten oder Gesundheit verbessern, wenn es in der Praxis angewandt wird. Genau das wollen wir Ihnen, liebe Leserin, mit diesem Buch ermöglichen.

Prof. Dr. med. Dr. h.c. Vera Regitz-Zagrosek
Dr. med. Stefanie Schmid-Altringer

GESCHLECHTERSENSIBLE MEDIZIN: WAS IST GLEICH, WAS IST ANDERS?

Bestimmt erkennen Sie in Sekundenschnelle und oft schon von Weitem, ob es sich bei einer fremden Person um eine Frau oder einen Mann handelt: am Gang, am ganzen Erscheinungsbild und natürlich am Vorhandensein der sogenannten sekundären Geschlechtsmerkmale, sprich Bart oder Brüsten. Es ist also völlig klar, dass es handfeste, mess- und sichtbare körperliche Unterschiede zwischen Männern und Frauen gibt. Aber Vorsicht, nicht jeder Unterschied ist rein biologischen Ursprungs – wie zum Beispiel XX und XY –, vielfach sind Erziehung und äußere Einflüsse, also die Gesellschaft und die Herkunftsfamilien, mit an den Unterschieden beteiligt. Genau das macht die Gendermedizin so spannend und schwierig zugleich. Manchmal meinen wir, ein Symptom ist rein psychisch, doch bei genauem Hinsehen verbirgt sich dahinter zum Beispiel die deutlich andere Hormonkonstellation von Frauen und Männern. Dieser biologische Unterschied wirkt sich auf die Psyche aus. Ein hormonell bedingtes psychisches Ungleichgewicht wie beispielsweise in den Wechseljahren oder in der Schwangerschaft kann außerdem auch soziale Folgen haben. Um diese komplexen gendermedizinischen Zusammenhänge und Wechselwirkungen besser verstehen – und praktisch anwenden – zu können, haben wir das Buch in biologische und psychosoziale Unterschiede gegliedert, wohl wissend, dass beide untrennbar miteinander verbunden sind und sich gegenseitig beeinflussen. In diesem Sinn, viel Spaß beim Entdecken der Unterschiede und Gemeinsamkeiten: Let's go Gendermedizin, lesen Sie los!

WAS IST GENDERMEDIZIN?

Die relativ junge Forschungsrichtung der Gendermedizin entstand nach der Frauenbewegung in den späten 1980er-Jahren in den USA unter dem Begriff »Frauengesundheitsforschung« und kam dann mit der Jahrtausendwende nach Europa. In Deutschland wurde 2003 an der Charité in Berlin die erste Professur für *Herz-Kreislauf-Erkrankungen bei Frauen* eingerichtet, woraus dann das heutige interdisziplinäre Zentrum für Gendermedizin wurde. Erforscht wird in der Gendermedizin, wie sich biologische Unterschiede zwischen Frauen und Männern, zum Beispiel Körpergröße oder Sexualhormone, auf die Gesundheit auswirken und welchen Einfluss der Genderfaktor – also die je nach Geschlecht unterschiedliche Prägung durch Erziehung und Gesellschaft – auf die Entstehung von Krankheiten hat.

Der Begriff geschlechtersensible Medizin macht sogar noch deutlicher, dass nicht nur der Genderfaktor, sondern auch die biologischen Unterschiede zwischen Frauen und Männern erforscht werden. Beide Geschlechter sollen davon profitieren. In diesem Ratgeber stehen die Frauen im Zentrum, da sie bisher in der Medizin benachteiligt wurden. Moderne Forschungsansätze der Medizin liefern heute erstmals Ergebnisse, mit denen biologische Unterschiede, Genderfaktoren und die Wechselwirkung zwischen beiden wissenschaftlich erklärbar werden.

Worin sich Frauen und Männer unterscheiden, entwickelt sich aber kontinuierlich weiter. Dabei spielen vor allem sich ständig wandelnde gesellschaftliche Bedingungen und Werte eine wichtige Rolle, die sich wiederum auf das Gesundheitsverhalten von Frauen und Männern auswirken. Um dies messbar zu machen, beschäftigt sich die Gendermedizin aktuell mit der Entwicklung eines *Gender-Scores*, der die verschiedenen Faktoren in Punktesystemen getrennt erfasst und zusammen bewertet. Gendermedizin nützt also beiden

Geschlechtern, indem sie nicht nur das Geschlecht Frau oder Mann als Minimalvariante berücksichtigt, sondern immer wieder und ganzheitlich unterschiedliches Verhalten und andere Lebensumstände von Frauen und Männern in ihre Untersuchungen mit einbezieht.

FRAUEN SIND KEINE MÄNNER – BIOLOGISCHE UNTERSCHIEDE

In diesem ersten Kapitel betrachten wir das Dasein als Frau ab dem Augenblick, in dem sich Ei- und Samenzelle treffen, denn hier werden die allerersten Weichen gestellt. Sie erfahren, wie unterschiedlich die Entwicklung im Bauch der Mutter verläuft und welche lebenslangen Folgen das hat. Dabei geht es natürlich auch um Ihren typisch weiblichen »Bauplan«, in diesem Fall Ihre DNA oder Geninformation, und rein körperlich messbare Unterschiede wie Blutwerte, Muskel- und Fettgewebe, aber auch um den Dauerbrenner Hormone. Wenn Sie denken, dass Sie über diese Themen schon alles wissen, werden Sie staunen: Die Gendermedizin stellt auf den Kopf, was wir alle lange gedacht und einfach geglaubt haben. Ihrer Gesundheit zuliebe sollten Sie die kursierenden Gendermythen entlarven und echte Unterschiede kennenlernen.

Von Anfang an sind wir anders

Die geschlechtlichen Weichen für die Entwicklung zur Frau oder zum Mann werden schon bei der Zeugung im Bauch der Mutter gestellt. Bei uns Menschen sind zunächst die Gene entscheidend. Genau in dem Moment, wo die Eizelle mit ihren zwei weiblichen X-Chromosomen auf das männliche XY-Spermium trifft, entscheidet sich das kindliche Geschlecht. Unter dem Einfluss der Gene entwickeln sich die Geschlechtsorgane, die ab der siebten Schwangerschaftswoche mit der Hormonproduktion beginnen und die unterschiedliche Entwicklung beider Geschlechter steuern.

Jede Zelle Ihres Körpers enthält 44 Chromosomen und zusätzlich noch zwei Geschlechtschromosomen. Sind nach der allerersten Zellteilung zwei weibliche Geschlechtschromosomen am Start, so reifen weibliche Geschlechtsorgane heran. Damit verändert sich die gesamte Hormonsituation, und aus dem ersten Zellhaufen wird nach und nach ein Mädchen. Interessant, dass sich aus XY nur dann ein Junge entwickelt, wenn die weibliche Entwicklung durch spezielle »Hemmgene« auf dem Y-Chromosom unterbrochen wird.

Hätten Sie's gedacht?

Auf dem X-Chromosom gibt es mehr Gene als auf dem Y-Chromosom

Auf dem X-Chromosom befinden sich über 1500 Gene, die unseren Körper und vor allem das Herz, Gehirn und Immunsystem prägen. Das Y-Chromosom dagegen hat im Laufe der Evolution den Großteil seiner Gene verloren und trägt nur noch weniger als 100 Gene, alle mit dem Schwerpunkt Geschlechtsentwicklung und Sexualfunktion. Jede Ihrer Zellen als Frau enthält die Genbotschaft XX. Eigentlich sollte deshalb immer eines der beiden X-Chromosomen inaktiv sein. Aber in der Realität wird das zweite X-Chromosom nicht immer vollständig abgeschaltet. Rund 15 Prozent der daraufliegenden Gene bleiben trotzdem aktiv. Diese können im Fall krankhafter Veränderungen des aktiven X-Chromosoms einspringen und eine Schutzfunktion übernehmen, etwa vor Erkrankungen, die mit dem X-Chromosom zusammen vererbt werden. Bei Rot-Grün-Blindheit oder der Bluterkrankheit ist das beispielsweise der Fall.

Der Mix macht's – Gene steuern Hormone

Die Gene auf den beiden Geschlechtschromosomen XX und XY steuern jeweils die Produktion der weiblichen bzw. männlichen Sexualhormone, die wiederum bereits beim Ungeborenen das An- und Ausschalten zahlreicher anderer Gene und damit die weitere Entwicklung zum Mädchen oder Jungen beeinflussen. Es ist wichtig zu verstehen, dass beide Geschlechter sowohl männliche (Testosteron) als auch weibliche (Östrogen) Sexualhormone brauchen, jedoch in unterschiedlichen Mengen. Weibliche Embryos produzieren wenig Testosteron, aber viel Östrogen. Beim männlichen Embryo sieht es anders aus. Ab der siebten Schwangerschaftswoche wird in seinem Hoden bereits viel Testosteron produziert. Es regt beim männlichen Embryo die weitere Entwicklung des Hodens an und stimuliert das Wachstum, vor allem der Muskeln. Kein Wunder also, dass Jungen bei der Geburt durchschnittlich etwas größer sind und dies auch im Erwachsenenalter bleiben. Höhere embryonale Testosteronspiegel fördern außerdem die männliche Gehirnentwicklung und stehen möglicherweise im Zusammenhang mit dem späteren Verhalten von

Geschlechtsentwicklung in der Embryonalphase

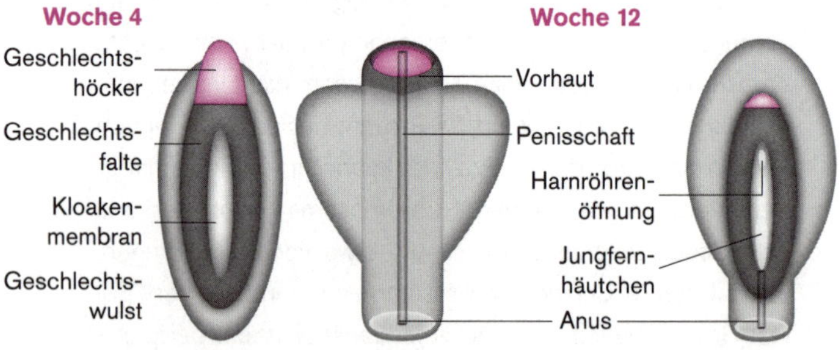

So entwickelt sich der Genitalbereich in der vierten bis zwölften Schwangerschaftswoche bei Mädchen (rechts) und Jungen (links).

Jungen und Männern.[1] Hohes Testosteron führt demnach zu weniger kommunikativen und sozialen Persönlichkeitsmerkmalen, manchmal sogar zu autistischen Zügen und einem risikofreudigen Verhalten – getestet wurde unter anderem die finanzielle Risikobereitschaft. Beim weiblichen Embryo bewirken der niedrige Testosteron- und der gleichzeitig höhere Östrogenspiegel eine etwas andere Gehirnentwicklung. Nachgewiesen wurden etwa der größere Wortschatz von Mädchen und ihr Einfühlungsvermögen, beides offenbar Folgen der niedrigeren Testosteronkonzentration im Mutterleib.

Hätten Sie's gedacht?

Gibt es das dritte Geschlecht?

Das Bundesverfassungsgericht hat 2018 entscheiden, dass im Geburtenregister künftig ein dritter Geschlechtseintrag für »diverses Geschlecht« möglich sein muss. Das betrifft zum Beispiel Intersexuelle. Was bedeutet Intersexualität? Zu Beginn der Schwangerschaft entwickelt sich je nach Genen etwa ab der 6. Woche aus den gleichen Anlagen das Geschlecht. Es kommt aber vor, dass bei Embryos Sexualchromosomen fehlen oder zu viele mit im Boot sind, zum Beispiel statt XX hat derjenige XXX oder XO, oder die Genitalien entwickeln sich anders. Dann hat das Kind im Gentest weibliche Chromosomen, entwickelt sich aber in der Pubertät äußerlich wie ein Junge. Das kann gesundheitliche Folgen haben, muss es aber nicht. Psychisch ist diese Grauzone belastend. Oft fragen Eltern oder Betroffene, welches Geschlecht sie denn nun haben, und das Wissen um die Intersexualität macht es nicht einfacher. Intersexualität ist keine Krankheit und vor allem kein Grund zur Diskriminierung. Die neue Regelung ist ein wichtiger Schritt, aber Probleme gibt es dennoch mit dem »dritten« Geschlecht.

Wie soll ein Kind mit nicht eindeutigem Geschlecht erzogen werden? Muss es sich irgendwann für Frau oder Mann entscheiden? Vielleicht ist die Diskussion darüber ganz hilfreich, damit wir die Rosa-blaue-Erziehung oder die Welt der Frauen- oder Männerklischees künftig etwas schneller hinterfragen.

Manche Babys kommen als »Zwitter« auf die Welt. Sie sind aufgrund ihrer Gene weder eindeutig Mädchen noch Junge und oftmals beides. Eine Krankheit ist es nicht und vor allem kein Grund zur Diskriminierung.

Transsexuell bedeutet etwas anderes, nämlich wenn jemand das eigene Geschlecht ablehnt. Die Gene sind hierbei eindeutig, die körperlichen Merkmale auch, aber die betroffene Person fühlt sich – anders als bei Transgender-Menschen – dauerhaft dem anderen Geschlecht zugehörig.

Gesund oder krank – neun entscheidende Monate

Ab wann beginnt Krankheit und wo werden die Weichen dafür gestellt? Erst seit einigen Jahren wissen Forscher, dass der noch unreife Organismus des Embryos oder später des Fötus nicht nur durch seine genetische Grundausstattung und vererbte Genvarianten, sondern auch in den neun Monaten der Schwangerschaft für das weitere Leben gesundheitlich geprägt wird. Dies wird fetale Programmierung genannt und kann sich auf weibliche und männliche Babys unterschiedlich auswirken.

Während der Entwicklung im Bauch der Mutter entsteht ein individuelles »Fenster« für die Entwicklung, sogenannte Setpoints. Sie spielen lebenslang eine Rolle, wenn es zum Beispiel um die richtige

Balance des Gewichts geht. Ist die Schwangere beispielsweise übergewichtig, wird der kindliche Stoffwechsel erst mal genauso eingestellt.[2] Dadurch erhöht sich das Risiko des Kindes, später überflüssige Kilos anzusammeln oder an Diabetes zu erkranken. Gleiches gilt für die Neigung zu Allergien und Gefäßverkalkung, was wiederum das Risiko für Bluthochdruck und Herzerkrankungen erhöht. Außerdem entdeckten Forscher, dass Gene eine Art Dimmer haben, mit dem ihre Wirkung reguliert werden kann *(siehe Seite 22, Gene haben Schalter – Epigenetik)* und revolutionierten damit die Medizin. Dies geschieht unter anderem über das, was die Mutter während der Schwangerschaft isst. Jedoch entscheidet die Grundausstattung der Gene nicht allein über Gesundheit und Krankheit: Hieran sind viele komplexe Prozesse und Wechselwirkungen beteiligt.

Die Gesundheit und das gesundheitsbewusste Verhalten der Mutter prägen, neben den Genen und Genvarianten, wie sich das Kind später entwickeln und mit welchen Krankheiten es kämpfen wird. Das bedeutet aber keineswegs, dass »Mama an allem schuld ist«, was nicht genetisch bedingt ist. Im Gegenteil, jede Schwangerschaft und jede Geburt fordert auch die Mutter in hohem Maße. Das Wissen um die fetale Programmierung soll Ihnen als Mutter und Großmutter deutlich machen, wie viel Sie in der Schwangerschaft körperlich (und seelisch) leisten, und ein Bewusstsein dafür schaffen, dass diese Arbeit Ruhe und liebevolle Unterstützung braucht, kein Multitasking bis in den Kreißsaal. Gehen Sie in der Schwangerschaft schlecht und nachlässig mit sich um, werden Sie das möglicherweise lange nach der Geburt noch merken. Denn es gibt nicht nur eine fetale Programmierung: Epigenetische Veränderungen in der Schwangerschaft beeinflussen den Gesundheitszustand der Mutter über Jahrzehnte. Darüber hinaus gibt es von Herz-Kreislauf-Erkrankungen, Diabetes, Erschöpfung bis Inkontinenz zahlreiche Erkrankungen, die sich durch die Schwangerschaften in unser Leben schleichen, wenn Frauen nicht bewusst dagegenhalten und gut für sich sorgen.

Hätten Sie's gedacht?

Schwanger mit einem Mädchen oder einem Jungen

»Hat man viel Hunger, wird es ein Mädchen!«, »Mädchen versauen die Figur.« – Ist an diesen negativen Sprüchen was dran? Macht es einen Unterschied, ob Sie mit einem Jungen oder einem Mädchen schwanger sind? Wer mit einem Jungen schwanger ist, hat wahrscheinlich etwas mehr Hunger. Denn wegen des stärkeren Wachstums durch das Testosteron braucht Ihr Körper bei einem Jungen geschätzte zehn Prozent mehr Kalorien, als wenn ein Mädchen in Ihnen heranwächst. Wichtig ist aber für alle Mütter: Essen für zwei ist Schnee von gestern. Erst in den allerletzten zwei Monaten brauchen Schwangere rund zehn Prozent mehr Kalorien, also rund 250 Kilokalorien mehr pro Tag. Das entspricht zum Beispiel einem Vollkornbrot mit fettarmem Käse. Aber von Anfang an bis nach der Stillzeit sollten Sie dem erhöhten Nährstoffbedarf Rechnung tragen und ausreichend Vitamine und Mineralien zu sich nehmen, am besten in Form einer gesunden Ernährung. In der Praxis heißt das, jede Frau sollte ihre Ernährung spätestens ab der ersten Schwangerschaft umstellen und dann lebenslang dabei bleiben. Aber Achtung: Nahrungsergänzungsmittel sind kein Ersatz für Nährstoffe aus frischen Lebensmitteln und nur bei ausgeprägtem Mangel sinnvoll.

Gene haben Schalter – Epigenetik

Von unseren Eltern erhalten wir jede Menge genetische Informationen, damit unsere Zellen genau wissen, was sie tun sollen. Dieser sogenannte Genotyp funktioniert als Bauplan und ist ab der Zeugung in jeder unserer Zellen vorhanden. Gespeichert und verwahrt wird die Information wie ein Schatz in der DNA (Desoxyribonukleinsäure; engl. *desoxyribonucleic acid*), einem in sich gedrehten, spiralförmigen Strang von Aminosäuren. Diese Erbinformation auf den Genen galt lange Zeit als unveränderlich. Aber so einfach ist es nicht: Die Ausrede »schuld sind meine Gene« gilt nicht mehr. Die Forschung kann seit Kurzem beweisen, dass der Körper Mittel und Wege findet, die bei der Geburt vererbten Gene zu regulieren und damit die Funktionsfähigkeit der Zellen nachträglich und immer wieder neu zu ändern.

Diese Genregulation kann – und das ist eine Sensation – die Gene in ihrer Wirkung an- oder abschalten. Allerdings läuft dieser Prozess sehr viel komplexer ab als bei einem Lichtschalter. Die Wissenschaft von der Epigenetik hat die Genetik in den letzten Jahren revolutioniert und ist für uns alle von großer Bedeutung. Dieses neue Fachgebiet befasst sich damit, wie unser Körper die Aktivität der Gene regulieren kann, ohne die Erbsubstanz DNA zu verändern. Durch die epigenetische Forschung wissen wir heute, dass unterschiedlichste

Doppelhelix

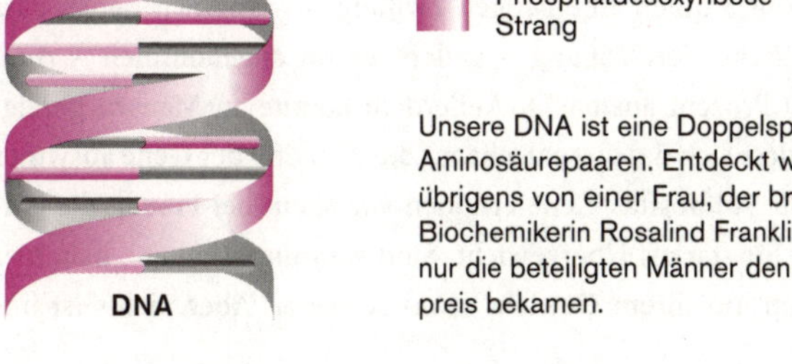

Unsere DNA ist eine Doppelspirale aus Aminosäurepaaren. Entdeckt wurde sie übrigens von einer Frau, der britischen Biochemikerin Rosalind Franklin, obwohl nur die beteiligten Männer den Nobelpreis bekamen.

Lebenserfahrungen ihre Spuren hinterlassen und vererbt werden können – und das ist Ihre Chance. Gesund leben lohnt sich also in mehrfacher Hinsicht, auch weil Sie dadurch sogar den Einfluss von ungünstigen Genkonstellationen abmildern können, die Ihnen vererbt wurden.

Die Bedeutung der Gene wird überschätzt

Ihr Genom hat natürlich einen wichtigen Einfluss, aber nicht das letzte Wort. Es bestimmt vor allem nicht, wie sich Ihr Leben in Bezug auf Gesundheit oder Krankheit entwickeln wird. Wir besitzen alle zwischen 20 000 bis 30 000 Gene, die aber noch nichts darüber aussagen, wie man als Baby zur Welt kommt und später als Erwachsener aussieht und sich verhält. Die Genetik unterscheidet deshalb zwischen *Genotyp* und *Phänotyp*, also zwischen Genen an sich und der tatsächlichen Ausprägung der Gene, die während der Schwangerschaft und später durch eine Vielzahl von Faktoren mitbestimmt wird.

Warum eine Frau besonders schnell zunimmt und trotzdem bis ins Alter gesund bleibt, während eine andere Frau zwar so viel essen kann, wie sie will, aber Brustkrebs bekommt, das lässt sich mit der Kombination aus Genetik allein nicht genau erklären. Erst durch die Epigenetik kann man dies besser verstehen. Spannend ist hierzu ein Blick in die Forschung zu Übergewicht:

Was meinen Sie, was ist der Grund für das ungeliebte Viel-zu-dick-Sein? Warum nehmen wir zu? Liegt es am undisziplinierten Essen, an der »sofaorientierten« Faulheit oder sind doch die Gene schuld? Aus Studien an eineiigen Zwillingen wissen wir heute, dass die genetische Veranlagung – anders als oft angenommen – rund 60 bis 70 Prozent ausmacht. Außerdem konnte an Mäusen gezeigt werden, dass sich das Geschlecht auf die Aktivität der Gene auswirkt. Bestimmte Adipositas-Gene erhöhen vor allem bei Frauen die Anfälligkeit für starkes Übergewicht. Sind sie »angeschaltet«, haben es die Frauen mit ihrem Gewicht etwas schwerer. Aber nichts ist unmöglich, es gibt immer noch genug epigenetischen Spielraum, um durch gesundes Essverhalten und Bewegung die Genschalter zu regulieren und dennoch schlank zu bleiben. Das bedeutet, sowohl die Gene als auch die Steuerung der Epigenetik bestimmen Hand in Hand, wie gesund wir sind oder wie krank wir werden.

ACHTUNG FALLE

Ein Gentest sollte wohlüberlegt sein

Der wachsende Markt an immer preiswerteren Gentests verspricht Ihnen als Werbebotschaft jede Menge Sicherheit. *»Der sichere und seriöse xx Test«* oder *»Durch moderne Gentests kann man Krankheiten wie Rheuma, Multiple Sklerose oder Osteoporose frühzeitig erkennen«*, so verspricht es zum Beispiel eine Internetseite. Das Werben mit angeblicher Sicherheit ist für Sie als Verbraucherin aber mehr als irreführend und kann weitreichende Folgen haben. Fakt ist, dass mit solchen Gentests nur die Anlagen eines Menschen bestimmt werden können, also keine Tatsachen, sondern nur ein statistisches Risiko für die jeweiligen Krankheiten. Außerdem fehlt oft die Unterscheidung zwischen mono- und polygenetisch vererbten Defekten, was ebenfalls entscheidend ist. Die Hautfarbe und bestimmte Gerinnungsfaktoren zum Beispiel werden in ihrer Ausprägung immer durch mehrere Gene festgelegt (polygenetisch). Ob Gentests sinnvoll sind, ist eine schwierige und individuelle Frage, deren Beantwortung oft eine fachlich kompetente Beratung erfordert und die keinesfalls einfach so über das Internet gemacht werden sollte. Tests, bei denen die »Neigung« zu bestimmten Krankheiten ohne Beratung bestimmt werden, sind rein kommerziell und damit unseriös.

Hätten Sie's gedacht?

Was hat grüner Tee mit Genetik zu tun?

Eine Menge, vor allem die Wirkung! Grünem Tee wird schon lange eine positive Wirkung auf die Gesundheit nachgesagt. Er soll sogar laut Studien in Japan die Zahl der Krebserkrankungen gesenkt haben. Nachgewiesen ist auch, dass grüner Tee die Fettverbrennung ankurbelt und sehr gut Krankheiten vorbeugt, die bei Frauen häufiger auftreten, zum Beispiel Osteoporose, Arthrose und Arthritis. Mithilfe der Epigenetik können wir dies erklären: Brühen Sie sich mit heißem, aber nicht mehr kochendem Wasser – so geht es richtig – ein Tässchen grünen Tee auf, löst sich dadurch das Antioxidans Epigallocatechin-3-Gallat. Diese Substanz bewirkt, dass ein Gen aktiviert wird, das den Code für ein körpereigenes Anti-Krebsmittel enthält. Gerade im Alter ist dieses Gen oft »ausgeschaltet«. Durch den täglichen Genuss von drei bis vier Tassen grünem Tee kann es wieder »eingeschaltet« werden.

Epigenetische Basics – die »Verpackung« macht den Unterschied

Wir wissen heute, dass Umwelteinflüsse ganz verschiedener Art – von unserer Ernährung bis zu Stress, von Traumata bis Schadstoffen – die Gene an- und abschalten oder sogar dimmen können. Bereits im Bauch der Mutter können die Erbinformationen je nach Bedarf und Geschlecht aktiviert oder deaktiviert werden. Wie das genau funktioniert, ist erst seit Kurzem bekannt. Zu den wichtigsten Mechanismen der Epigenetik zählt die Verpackung eines Gens durch Methylierung (Hinzufügen eines Methyl-Restes an die DNA) oder durch Verdichtung im Zellkern (Histon-Modifikation). Beides wird nach heutigem Wissen oftmals geschlechtsspezifisch durch Sexualhormone gesteuert und verläuft bei Frauen mitunter anders als bei Männern. Etwa bei der Hirnentwicklung des männlichen Fötus und bei der fetalen Programmierung.

Warum macht der Körper das? Sie können sich vorstellen, dass ein eingepacktes Gen nicht mehr abgelesen werden kann, es ist quasi versteckt. Das ist während der Schwangerschaft sinnvoll, denn der Körper muss aus den vielen Zellen mit identischem Bauplan – Sie erinnern sich, in jeder Zelle steckt die gleiche Erbinformation! – trotzdem verschiedene Zellen wachsen lassen. Gefragt sind die unterschiedlichsten Zellsysteme, von Hirnzellen bis Herzzellen, also das gesamte Programm mit über 200 verschiedenen Zelltypen. Dies ist natürlich eine komplexe und schwierige Aufgabe, die aber durch die epigenetische Verpackung oder Veränderung der Gene meisterhaft gelöst wird. Leider greift dieser Mechanismus auch bei schädlichen Einflüssen. Amerikanische Studien konnten beispielsweise zeigen, dass Rauchen in der Schwangerschaft die Methylierungsmuster der DNA des Kindes verändert und dadurch zu seinem Nachteil bestimmte Gene an- oder abgeschaltet werden. Gleiches gilt für andere Umwelt- und Zellgifte wie Toxine, deren Wirkung dadurch an die nächste und teilweise auch übernächste Generation weitergegeben wird.

Die epigenetische Regulation läuft aber auch nach den ersten neun Monaten weiter. Neueste Studien zeigen, dass der Körper schon beim Ablesen der genetischen Informationen zur Vervielfältigung einer Zelle eingreifen kann. Dabei kommt es zu einem »Dialog« zwischen DNA und den Mechanismen der Genregulation, beide beeinflussen sich gegenseitig.

Das Verpacken der Gene geschieht zum Schutz unseres Körpers, aber auch durch Krankheiten wie Krebs. Bei zahlreichen Krebserkrankungen sind Teile der Erbinformation zusätzlich zu Mutationen durch Methylierungen der DNA regelrecht stillgelegt, was zukünftig durch immer genauere Tests rechtzeitig sichtbar gemacht werden soll. Weil epigenetische Veränderungen anders als Mutationen rückgängig gemacht werden können, arbeitet die Forschung intensiv an neuen Therapien, deren Angriffspunkt die epigenetische Veränderung ist. Man hofft, mit deren Hilfe endlich eine Chance im Kampf gegen Krebs, aber auch gegen das bei Frauen häufigere Asthma und andere Erkrankungen zu haben. Das ist aber noch Zukunftsmusik. Bisher haben erste Medikamente dieser Art keine durchschlagende Wirkung. Das erste epigenetisch wirksame Medikament *Vidaza®* erhielt 2004 in den USA und 2008 in Europa seine Zulassung.

Das Leben hinterlässt Spuren

Alles, was wir erleben, hat einen Einfluss darauf, wie wir denken und fühlen. Das gilt gleichermaßen für positive, aber auch für negative Erlebnisse. Die Hirnforschung hat längst nachgewiesen, warum das so ist: Als Folge von wiederkehrenden, ähnlichen Erfahrungen bilden sich zum Beispiel unterschiedliche Gehirnstrukturen aus, die sich mit der Zeit verfestigen. Wer zum Beispiel Gewalt erlebt, ob real oder in Computerspielen, verändert seine neuronalen Netzwerke im Gehirn, und das bleibt nicht ohne Folgen. Doch das ist noch nicht alles. Die epigenetische Forschung konnte nachweisen, dass sich Erfahrungen sogar auf die Aktivität der Gene auswirken. Fehlende Fürsorge als Baby und Kleinkind verändert zum Beispiel über epigenetische Mechanismen die hormonelle Reaktion auf Stress. Mehr Ängstlichkeit und weniger Belastbarkeit können, müssen aber nicht die Folge sein. Nur die Neigung dazu kann vererbt werden, sozusagen als »epigenetisches Gedächtnis«.

Auf die Idee kam man zuerst aufgrund von holländischen Müttern, die im Winter 1944/45 extremen Hunger litten. Durch diesen »Hungerwinter« kamen viele untergewichtige Babys zur Welt. Im Laufe des Lebens entwickelten diese Kinder als Erwachsene relativ früh Erkrankungen, die eigentlich erst im Alter auftreten, wie Herzprobleme – und bei Männern in höherem Maße auch Diabetes. Noch erstaunlicher ist aber, dass die Frauen unter ihnen, obwohl sie selbst normal ernährt waren, untergewichtige Kinder zur Welt brachten.

Offenbar haben die Kinder der hungernden Kriegsmütter diese Disposition an ihre Enkel weitervererbt, nicht nur psychologisch, sondern auch über die epigenetische Veränderung der Gene. Die Forschung hat dies anhand zahlreicher Studien bestätigt.

Dieses Wissen über epigenetische Spuren durch Lebenserfahrungen hat für jede Frau erhebliche Auswirkungen – und offensichtlich bald für unsere Gesellschaft. Denn die Realität von Frauen sieht in vielen Punkten anders aus als die von Männern. Folgt man der Epigenetik, hat dies handfeste gesundheitliche Folgen für die Frauen selbst und kann bis in die nächsten Generationen vererbt werden. Welche Schlussfolgerungen die Politik aus dieser Forschung zieht, steht in den Sternen. Die Dringlichkeit nach mehr Beachtung der Epigenetik jedenfalls ist deutlich, denken wir nur an das Schattenthema Gewalt gegen Frauen.

Nach den offiziellen Zahlen gehören Gewalterfahrungen und Missbrauch in den verschiedenen Ausprägungen und Facetten von körperlicher Gewalt bis Stalking zur Realität vor allem von Frauen. Opfer von strafbarer Partnerschaftsgewalt sind nach der aktuellen Polizeilichen Kriminalstatistik (PKS) zu über 82 Prozent Frauen, wobei fast die Hälfte der betroffenen Frauen in einem gemeinsamen Haushalt mit dem Täter gelebt hat. Laut Bundesministerium für Familie, Senioren, Frauen und Jugend haben 40 Prozent der Frauen in Deutschland seit ihrem 16. Lebensjahr körperliche und/oder sexuelle Gewalt erlebt. Jede vierte Frau hat mindestens einmal in ihrem Leben körperliche oder sexuelle Gewalt in ihrer Partnerschaft erfahren. Betroffen sind davon, wie die #MeToo-Debatte zeigt, Frauen aller sozialen Schichten. Frauen brauchen also mehr Schutz und gezieltes Empowerment, damit sie trotz Gewalterfahrungen gesund bleiben oder werden. Dazu gehören viele Faktoren, zum Beispiel ein starkes Selbstbewusstsein, klare Strafgesetze und im Ernstfall eine gute therapeutische Begleitung. Erneute Traumatisierungen von Frauen mit Gewalterfahrungen, zum Beispiel während einer Entbindung, rücken zum Glück so langsam ins Bewusstsein der Verantwortlichen.

Was bedeutet das für Sie?

- Wenn Sie Gewalt erlebt haben (siehe Seite 124), durchbrechen Sie den Teufelskreis und sprechen Sie mit nahestehenden Menschen darüber. Suchen Sie sich, wenn erforderlich, professionelle Hilfe.
- Tun Sie im Sinne der Epigenetik alles, damit sich diese Erfahrung nicht dauerhaft in Ihren Genen einnistet und an die nächste Generation weitergegeben wird. Der Nachweis beim Menschen steht noch aus, aber in Tierversuchen konnte gezeigt werden, wie sich die Genaktivität der Kindergeneration durch liebevolle Fürsorge und Aufmerksamkeit positiv verändern ließ. Das gilt sicherlich auch für Selbstfürsorge: Kümmern Sie sich in schweren Zeiten gut um sich selbst. Eines Tages wird die Forschung den Erfolg davon auch auf der genetischen Ebene nachweisen können.

Als Frauen geben wir epigenetische Veränderungen von Generation zu Generation weiter. Das kann aus Sicht der Evolution große Vorteile haben. »Hierzulande musst du so schnell rennen, wie du kannst, wenn du am gleichen Fleck bleiben willst«, rät die rote Königin Alice in *Alice im Wunderland* von Lewis Carroll, weshalb das Kieler Evolution Center (KEC) folgende Hypothese Rote-Königin-Hypothese genannt hat. Danach funktioniert die Evolution so: Je besser ein Lebewesen an seine sich wandelnde Umwelt angepasst bleibt, desto größer ist die Chance, zu überleben und damit sein Erbgut weitergeben zu können. Aber um das Erbgut selbst zu verändern, dauert es in der Evolution enorm lange, oft zu lange.

Die gute Nachricht ist, dass der Mensch die Herausforderungen durch veränderte Umweltbedingungen auffangen kann, indem der Körper seine Gene durch epigenetische Regulation immer neu anpasst. Diese Feinjustierung läuft in jedem von uns ab und kann durch Frauen von einer Generation zur nächsten weitervererbt werden. Eine sagenhafte Chance, durch gezieltes Vorbeugen dem Schicksal die Stirn zu bieten!

Epigenetische Prägung

Von der Zeugung bis zum Tod bleibt Ihre Erbinformation gleich, dennoch wird sie aber auch durch verschiedene Faktoren – Gesellschaft, Lebensstil, Sexualhormone, Lebensalter, das soziale und biologische Geschlecht – in ihrer Ausprägung immer wieder feinjustiert und verändert.

Messbare Unterschiede – größer, weiter, schneller?

In der praktischen Medizin und Forschung wird oft nicht kritisch genug oder gar nicht zwischen Männern und Frauen unterschieden. Dennoch gibt es unendlich viele Mythen, angeblich sichere Zahlen, Behauptungen und sogar falsche Informationen über den »kleinen« Unterschied. Nach dem oft zitierten Motto »Männer sind vom Mars und Frauen von der Venus« gibt es zahlreiche messbare Unterschiede, die unsere Welt in zwei Geschlechter aufteilen sollen. Schwarz und weiß oder vielmehr rosa und hellblau. Im Hinblick auf Ihre persönliche Gesundheit lohnt es sich, diese stereotypen Bilder immer wieder zu hinterfragen. Wie oft haben wir beispielsweise gehört, dass Männer stärker sind, weil sie mehr Muskeln haben, und größer, weil sie eben Männer sind. Aber stimmt das? Wenn Frauen diese Verallgemeinerung für bare Münze nehmen, schwächen sie ihr Selbstbewusstsein, was im Fall, sich verteidigen zu müssen, fatal sein kann.

Selbst scheinbar gut messbare Unterschiede zwischen Frauen und Männern sind nicht immer eindeutig zu beurteilen, sondern komplex und müssen nicht immer zutreffen. Letztlich handelt es sich nur um Durchschnittswerte, die uns als Frau oder Mann kategorisieren. Frauen sind zum Beispiel im Durchschnitt kleiner und leichter als Männer, ihr Herz schlägt schneller, weil Lungen- und Herzvolumen geringer sind, ihre Leberenzyme sind weniger tatkräftig beim Alkoholabbau, sie haben einen niedrigeren Grundumsatz und brauchen deshalb weniger Energie in Form von Kalorien und nehmen beim Atmen weniger Sauerstoff auf und vieles mehr – aber das sind und bleiben Durchschnittswerte. Lassen Sie uns in diesem Kapitel anhand von konkreten Beispielen einen kritischen Blick auf die Welt der Zahlen und Klischees werfen.

Fazit

- Die in den Medien und in der Werbung häufig verbreiteten statistischen Unterschiede zwischen Frauen und Männern sind für die Wissenschaft und Gesundheitsversorgung wichtig, aber auf Sie als Einzelperson müssen sie nicht immer zutreffen. Sie verführen außerdem dazu, vorhandene Unterschiede zwischen Individuen – sozusagen von Mensch zu Mensch und nicht nur von Frau zu Mann – zu übersehen.
- Machen Sie sich klar: Jeder Mensch ist anders und einzigartig. Jeder hat individuelle Maße, die mal über, mal unter den Normwerten liegen, genauso wie jede individuelle und nicht nur statistisch messbare Stärken, Schwächen und Risiken hat.

Weniger Muskeln, mehr Fettgewebe: Mythos oder Realität?
Die Durchschnittsfrau gibt es nur als statistische Größe, doch sei's drum: Sie misst in Deutschland 1,66 Meter und wiegt 71 Kilogramm. Damit ist sie 14 Zentimeter kleiner und rund 18 Kilogramm leichter als der Durchschnittsmann, allerdings wissen wir das nur bezogen auf Männer und Frauen zwischen 18 und 40 Jahren. Diese Zahlen sagen aber noch nichts darüber aus, wie viel Muskelmasse beziehungsweise Fettgewebe Frauen im Vergleich zu Männern haben. Schauen wir also genauer hin:

Ja, Frauen haben mehr Fettgewebe, denn unabhängig davon, wie viele Kilos die Waage anzeigt, haben Frauen meist etwas mehr Fettgewebe im Körper als Männer. Das hört sich in unseren Frauenohren vielleicht nicht so attraktiv an, ist in gesundem Maße aber harmlos und birgt mitunter sogar Vorteile. Es bedeutet außerdem nur, dass der Anteil an Fettgewebe im Körper bei Frauen höher ist, nicht ihr Gesamtgewicht. Hinzu kommt, dass sich die wirklich überzähligen Kilos bei Frauen meist unter der Haut anlagern, bevorzugt an den Oberschenkeln und im Hüft- und Gesäßbereich. Diese subkutanen Fettdepots gelten oft als ungeliebte Schönheitsfehler, sind aber eigentlich nur harmlose, auf den Körper verteilte Energiespeicher. Das viel gefährlichere Bauchfett ist eher typisch für Männer. Hier liegt das Fett zwischen den Bauchorganen und beteiligt sich am Stoffwechsel. Es kann mehr als 200 verschiedene Botenstoffe bilden, die sich beispielsweise negativ auf den Blutdruck und das blutzuckersenkende Hormon Insulin auswirken und außerdem noch entzündliche Prozesse begünstigen.

In gewisser Hinsicht sind Frauen »fett-phob«, sie verabscheuen und bekämpfen jedes Pölsterchen, was medizinisch gesehen unnötiger Stress ist. Denn ein bisschen Fettgewebe ist aus vielen Gründen wichtig. So brauchen heranwachsende Mädchen ein bestimmtes Gewicht bzw. einen gewissen Körperfettanteil, damit die Pubertät einsetzen kann. Der entwicklungsgeschichtliche Hintergrund: Nur wenn der Körper über genügend Energiereserven verfügt, ist er fortpflanzungsfähig. In den Wechseljahren müssen Sie, anders als oft gesagt, nicht gertenschlank sein. Dieses Ziel macht nur Stress, und Stress verschlimmert die typischen Symptome wie Hitzewallungen. Dennoch müssen Sie in dieser Phase ein bisschen mehr abwägen und aufpassen, denn ähnlich wie Männer neigen Frauen ab etwa 45 bis 50 Jahren dazu, Fettpolster auch am Bauch anzulegen. Aber weil Bauchfett so stoffwechselaktiv ist, baut unser Körper dieses Fettdepot als Erstes ab. Aber wenn wir einfach etwas mehr Energie verbrauchen oder nur so viele Kalorien aufnehmen, wie wir benötigen, lässt sich Bauchfett und das damit verbundene Gesundheitsrisiko schnell wieder loswerden.

Fazit

- Frauen fühlen sich häufiger als Männer zu dick (68 Prozent denken das von sich!), aber laut Frauengesundheitsbericht (FGB) 2020 liegen in Wirklichkeit mehr Männer als Frauen über dem Normgewicht. Frauen haben zwar mehr Fettgewebe, aber bei gleichem Aktivitätsniveau haben sie einen niedrigeren Grundumsatz als Männer, und das spart Energie.
- Männer sind häufiger zu dick und essen oder trinken sich im Alter nicht selten einen Männerbauch an. Dadurch erhöht sich natürlich ihr individuelles Gesundheitsrisiko. Sie sehen: Die statistische Feststellung »Frauen haben mehr Fettgewebe« muss in der Praxis relativiert werden.
- Egal ob Sie in den Wechseljahren sind oder Kinder bekommen möchten, ob Sie jung oder alt sind, behalten Sie Ihr Gewicht und das damit verbundene Fettgewebe im Blick – aber wohlwollend.

Männer haben mehr Muskeln – Ein Blick ins Fitnessstudio genügt: Männer haben im Allgemeinen nicht nur mehr Muskelmasse, sie sind auch noch stolz darauf und bereit, dafür hart zu trainieren. Mit hochroten Gesichtern stöhnen sie laut hörbar bei jedem »Kraftakt«, Frauen atmen dagegen meist dezent ein und aus und gehen beim Krafttraining nicht so an oder über ihre Grenzen, wie Männer es tun. Auch im Alltag legen sie alltägliche Wege seltener als Männer zu Fuß oder per Rad zurück und sind insgesamt nach aktuellen Daten des FGB in ihrer Freizeit seltener sportlich aktiv. Dieser kurze, wissenschaftlich belegte Einblick in die Sportwelt zeigt etwas Typisches:

Ja, Männer haben mehr Muskeln – aber das hat Gründe: zum einen, weil Testosteron die Muskelentwicklung fördert, und zum anderen, weil Männer mehr Zeit haben – oder sich nehmen –, um zu trainieren. Nachgewiesen ist nämlich, dass Frauen durch Krafttraining genauso viel Muskelmasse aufbauen können wie Männer. Die Unterschiede ergeben sich nur dadurch, dass Frauen durchschnittlich kleiner und dadurch proportional mit weniger Muskelmasse ausgestattet sind. Der Grad des Muskelaufbaus ist aber bei beiden Geschlechtern potenziell gleich groß. Ohne gezieltes Muskeltraining geht es allerdings weder bei Männern noch bei Frauen.

Muskeln sind »männlich« – Krafttraining ist immer noch eine Männerdomäne, obwohl sich die Muskulatur bei Frauen nach dem Training offenbar besser regeneriert. Aber viele Frauen möchten nicht so viel trainieren, dass ihre Muskeln groß und gut sichtbar sind, denn das wird als unweiblich und wenig sexy empfunden. Sie wollen dagegen mit Sport etwas für ihre Gesundheit tun und insgeheim damit ihre Figur in Form halten. Deshalb steht für Frauen oft das Fettburner-, Cardio- oder Ausdauertraining im Vordergrund, während gezieltes Krafttraining mit Muskelaufbau zu kurz kommt. Ganz anders sieht es bei Männern aus: Sie wollen sichtbar stark sein und helfen diesem Ziel öfter, als gut ist, mit Aufbaupräparaten, Eiweißshakes und Co. nach.

Gerade Frauen brauchen Muskeln – denn ohne bewusste Gegensteuerung wird es um die Menopause kritisch und ab 65 Jahren sogar gefährlich. Warum? Die Abbildung *(Seite 36)* zeigt, dass bei Frauen um die Menopause der relative altersbedingte Abbau der Muskelmasse – dies berücksichtigt das Verhältnis von Fett zu Muskelgewebe – ohne Gegenmaßnahmen schneller und ungünstiger verläuft als bei Männern, und das ist riskant. Wer gut trainiert ist, lebt länger. Die gerade im *American Journal of Clinical Nutrition* veröffentlichte Auswertung zahlreicher Studien zeigt eindeutig, dass die Muskulatur ein elementarer Bestandteil von Gesundheit ist. Denn Muskeln spielen eine zentrale Rolle bei der Prävention von Krankheiten, Unfällen und chronischen Leiden, aber zum Beispiel auch beim Eiweißstoffwechsel. Muskeln können Aminosäuren speichern, die zum Aufbau von Gewebe und zur Energiegewinnung in der Leber benötigt werden. Und genau das brauchen Frauen!

Fazit

» Frauen könnten und sollten ihre Muskulatur hegen und pflegen. Denn gut trainierte, nicht überforderte Muskeln sind für Sie als Frau ein Garant für eine lange Phase, in der Sie frei von orthopädischen Problemen Ihr Leben genießen können.

» Jedes Training beeinflusst den Knochenstoffwechsel positiv. Davon profitieren vor allem ältere Frauen, sollten sie doch einmal stürzen. Eine stabile Knochensubstanz und starke Muskulatur von Kopf bis Fuß sind für Frauen ein wichtiger Schutz gegen den gefürchteten Oberschenkelhalsbruch, der nicht selten das Ende eines selbstständig geführten Lebens in den eigenen vier Wänden bedeutet.

Muskelmasse und Fettanteil

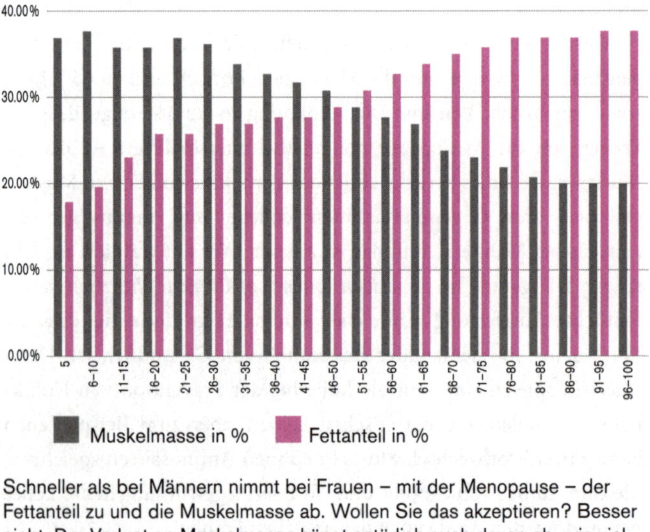

Schneller als bei Männern nimmt bei Frauen – mit der Menopause – der Fettanteil zu und die Muskelmasse ab. Wollen Sie das akzeptieren? Besser nicht. Der Verlust an Muskelmasse hängt natürlich auch davon ab, wie viel Sport eine Frau treibt.

Hätten Sie's gedacht?

Was die Pille mit Muskelaufbau zu tun hat

Trainieren Frauen, die nicht mit Hormonen verhüten, steigt laut einer US-Studie[3] im Blut der Wert von muskelaufbauenden anabolen Hormonen an. Anders sieht es offenbar aus, wenn Frauen die Pille nehmen. Ihnen fehlt dieser Extrakick des Körpers, wodurch die Erfolgserlebnisse beim Krafttraining oft länger auf sich warten lassen. Dies sind erste, überraschende Erkenntnisse, die aber noch durch weitere Forschung abgeklärt werden müssen. Dem möglichen Nachteil steht ein Vorteil gegenüber: Oft nimmt die Stärke der Blutung ab, wenn Sie mit der Pille verhüten. Dadurch ist Sporttreiben auch während der Periode für Sie angenehmer. Entscheiden Sie selbst. Jedoch sollten weder die Pille noch andere Hormonpräparate in den Wechseljahren Sie an Sport und Bewegung hindern.

Weibliche Normwerte im Blut

Im Rahmen der Vorsorge oder wenn Sie krank sind, werden Blutwerte bestimmt. Dies gehört oft zur ärztlichen Untersuchung dazu. Ist der Befund aus dem Labor zurück, erfahren Sie die Ergebnisse, und es heißt vielleicht »Alles im Normbereich«. Wussten Sie aber, dass viele Blutwerte bei Frauen und Männern nicht die gleichen Normbereiche haben? Ein Grund dafür ist die durchschnittlich geringere Körpergröße und entsprechend das kleinere Blutvolumen. Wenn ein Mann zum Beispiel ein Hämoglobin (Hb) von zwölf hat, gilt der Hb-Wert als zu niedrig, während er bei Frauen an der unteren Grenze des Normalen liegt. Interessant ist, dass manche Werte aber bei beiden Geschlechtern gleich ausfallen. Zum Beispiel haben die Hämoglobin-Menge pro rotem Blutkörperchen (MCH) oder sein durchschnittliches Volumen (MCV) exakt die gleichen Normwerte, ebenso wie weiße Blutkörperchen (Immunsystem) und die für die Blutgerinnung zuständigen Thrombozyten. Der Vitamin-D- und -B_{12}-Spiegel, Biotin und Folat sind für beide Geschlechter gleich, mehr oder weniger verschieden aber sind die Referenzwerte für die Vitamine A, C, E, Thiamin, B_6 und die meisten Mineralstoffe bei Erwachsenen. Die Empfehlungen der Deutschen Gesellschaft für Ernährung (DGE) beispielsweise sind lediglich Richtwerte, die im Einzelfall neu und vor allem geschlechtersensibel geprüft werden sollten.

Ihr Tagesbedarf für Vitamine und Co.

Vitamin	Referenzwert (Tagesbedarf)	In 100 g Lebensmittel sind enthalten ...
Vitamin A ß-Carotin	Frauen: 0,8 mg Männer: 1,0 mg	Kalbsleber 21,9 mg, Karotten 1,7 mg, Eier 0,27 mg, Tomaten 0,11 mg, Makrele 0,1 mg
Vitamin D	Frauen: 20 µg Männer: 20 µg	Hering (Atlantik) 25 µg, Lachs 16 µg, Eier 2,9 µg, Champignons 1,9 µg
Vitamin E	Frauen: 12 mg Männer: 14 mg	Weizenkeimöl 185 mg, Sonnenblumenöl 50 mg, Rapsöl 30 mg, Haselnüsse 26,6 mg, Mandeln (süß) 25,2 mg
Vitamin K	Frauen: 60 µg Männer: 70 µg	Grünkohl 817 µg, Spinat 200–400 µg, Brokkoli 99–205 µg, Kalbsleber 89 µg, Haferflocken (Vollkorn) 63 µg, Eier 8,9 µg, Emmentaler (45 % F.i.Tr.) 2,6 µg
Vitamin B1	Frauen: 1,0 mg Männer: 1,2 mg	Schweinefleisch (Muskel, ohne Fett) 0,9 mg, Haferflocken (Vollkorn) 0,55 mg, Bohnen (weiß, reif) 0,5 mg, Vollkornbrot mit Sonnenblumenkernen 0,21 mg, Scholle 0,21 mg, Blumenkohl 0,1 mg
Vitamin B2	Frauen: 1,1 mg Männer: 1,4 mg	Eier 0,41 mg, Kalbfleisch (Muskelfleisch, ohne Fett) 0,27 mg, Brokkoli 0,2 mg, Joghurt (1,5 % Fett) 0,18 mg, Haferflocken (Vollkorn) 0,15 mg

Vitamin	Referenzwert (Tagesbedarf)	In 100 g Lebensmittel sind enthalten ...
Niacin	Frauen: 12 mg Männer: 15 mg	Putenfleisch (Brust, ohne Haut) 11,3 mg, Rindfleisch (Muskelfleisch, ohne Fett) 7,5 mg, Lachs 7,2 mg, Vollkornbrot mit Sonnenblumenkernen 4,9 mg, Kartoffeln (gekocht, mit Schale) 1 mg, Eier 0,1 mg, Milch (1,5 % Fett) 0,1 mg
Vitamin B6	Frauen: 1,2 mg Männer: 1,5 mg	Walnüsse 0,87 mg, Schweinefleisch (Muskelfleisch, ohne Fett) 0,5 mg, Putenfleisch (Brust, ohne Haut) 0,46 mg, Bananen 0,37 mg, Karotten 0,3 mg, Vollkornbrot mit Sonnenblumenkernen 0,25 mg, Kartoffeln (gekocht, mit Schale) 0,19 mg
Vitamin B12	Frauen: 3,0 µg Männer: 3,0 µg	Kalbsleber 60 µg, Hering (Atlantik) 8,5 µg, Camembert (30 % F.i.Tr.) 3,1 µg, Eier 1,9 µg, Joghurt (1,5 % Fett) 0,4 µg
Folat	Frauen: 300 µg Männer: 300 µg	Feldsalat 145 µg, Spinat 145 µg, Brokkoli 114 µg, Rosenkohl 101 µg, Eier 67 µg, Joghurt (1,5 % Fett) 13 µg, Forelle 9,4 µg
Pantothensäure	Frauen: 6 mg Männer: 6 mg	Kalbsleber 7,9 mg, Champignons 2,1 mg, Eier 1,56 mg, Brokkoli 1,3 mg, Haselnüsse 1,2 mg, Weizenvollkornbrot 0,65 mg, Putenfleisch (Brust, ohne Haut) 0,59 mg, Tomaten 0,31 mg
Biotin	Frauen: 30-60 µg Männer: 30-60 µg	Rosenkohl 0,4 µg, Rindsleber 100 µg, Erdnüsse 34 µg, Eier 25 µg, Haferflocken (Vollkorn) 20 µg, Naturreis 12 µg, Spinat 6,9 µg
Vitamin C	Frauen: 95 mg Männer: 110 mg	Orangen 50 mg, Paprika 120 mg, Johannisbeeren (schwarz) 177 mg, Grünkohl 105 mg, Brokkoli 115 mg, Sanddornbeeren 450 mg, Tomaten 25 mg

Auf diese Referenzwerte für den Tagesbedarf von Frauen und Männern haben sich die Fachgesellschaften in Deutschland, Österreich und der Schweiz verständigt.

(Quelle: Elmadfa/Aign/Muskat/Fritzsche: Nährwert-Kalorien-Tabelle; öffentliches Gesundheitsportal Österreichs, www.gesundheit.gv.at)

Diese Unterschiede im Bedarf zwischen Frauen und Männern zu kennen ist wichtig, wenn Sie zum Beispiel **Nahrungsergänzungsmittel** nehmen. Der Markt der Nahrungsergänzungsmittel ist stark umkämpft. Seien Sie deshalb besonders skeptisch bei reißerischen Empfehlungen, die keinen Unterschied machen. Wie sehr sich die Bedürfnisse für Vitamine und Mineralstoffe unterscheiden können – und auch Symptome eines Mangels –, zeigt das folgende Beispiel:

Magnesium – Laut Deutscher Gesellschaft für Ernährung (DEG) benötigen Frauen zwischen 25 und 51 Jahren angeblich 300 Milligramm Magnesium am Tag, Männer dagegen 350 Milligramm und bis 25 Jahre sogar 400 Milligramm. Doch gerade Frauen haben in bestimmten Lebensphasen und Situationen einen höheren Bedarf an Magnesium, wissen das aber nicht – und das hat Folgen: So haben stillende Mütter einen Magnesiumbedarf von mindestens 390 Milligramm pro Tag. Rutschen sie mit der Zeit in einen Mangel, fühlen sie sich dauermüde und verspannt und stillen nicht selten ab, um auch mal wieder durchzuschlafen. Grund scheint der babybedingte Schlafmangel, vielleicht war aber nur der Magnesiummangel die Ursache für die Beschwerden. Der Magnesiumbedarf wird unter anderem durch viele gängige Medikamente wie Säureblocker bei Stress, wenn wir Alkohol trinken, in der Schwangerschaft und beim Sport deutlich erhöht. Lassen Sie sich also nicht durch statistisch ermittelte Referenzwerte davon abhalten, unter diesen Belastungen mehr Magnesium zu sich zu nehmen als empfohlen.

Es lohnt sich also, genau hinzuschauen und Symptome »geschlechterbewusst« zu hinterfragen. Wussten Sie, dass sich ein Magnesiummangel durch ständiges Frieren, Kopfschmerzen oder Depressionen äußern kann? Diese Beschwerden und Krankheiten werden oft als typisch weiblich abgetan oder falsch behandelt, anstatt den wirklichen Grund anzugehen. Die Bestimmung des Magnesiumspiegels im Blut ist nämlich keine Kassenleistung und wird insofern meist nur auf Nachfrage angeordnet.

Fazit

» Die Unterscheidung zwischen den Geschlechtern ist wichtig, genauso wichtig ist aber auch die Frage nach Ihrem Lebensstil, den Belastungen und Symptomen.

Blutwerte – Normwerte für Frauen (und für Männer)

Abkürzungen	Beschreibung	Normalwerte
Ery	Anzahl der Erythrozyten (rote Blutkörperchen)	Frauen: 4,1 – 5,2 Mio. pro µl Männer: 4,5 – 5,9 Mio. pro µl
Leuko	Anzahl der Leukozyten (weiße Blutkörperchen)	Frauen: 4000 – 10 000 pro µl Männer: 4000 – 10000 pro µl
Thrombo	Anzahl der Thrombozyten (Blutplättchen)	Frauen: 150 000 – 380 000 pro µl Männer: 150 000 – 380 000 pro µl
Hkt	Hämatokrit: prozentualer Anteil der Blutzellen im Blut	Frauen: 37 – 45 % Prozent Männer: 42 – 50 % Prozent
Hb	Hämoglobin(konzentration) des roten Blutfarbstoffs	Frauen: 12 – 16 g pro dl Männer: 13 – 17 g pro dl
MCH	Hämoglobinmenge pro Erythrozyt	Frauen: 27 – 34 pg (pro Zelle) Männer: 27 – 34 pg (pro Zelle)
MCHC	durchschnittliche Hämoglobinkonzentration pro Erythrozyt	Frauen: 32 - 36 g pro dl Männer: 32 – 36 g pro dl
MCV	durchschnittliches Volumen eines Erythrozyten	Frauen: 85 – 98 fl Männer: 85 – 98 fl
Retis	Retikulozyten: Anteil pro 1000 Erythrozyten	Frauen: 3 – 18 pro 1000 Erys Männer: 3 – 18 pro 1000 Erys

Hinterfragen Sie immer die **Normbereiche** von Blutwerten, Vitaminen und Mineralstoffen und achten Sie darauf, dass die Blutprobe wenn möglich vom gleichen Labor ausgewertet wird. Hinweis zu den Abkürzungen: ein Deziliter (dl) entspricht 10 Milliliter. Ein Mikroliter (µl) ist ein Tausendstel Milliliter. Ein Femtoliter (fl) ist ein Milliardstel Milliliter.

(Quelle: www.blutwert.net)

Das Geschlechterparadox: Frauen haben eine höhere Lebenserwartung, aber mehr Beschwerden

Dank des medizinischen Fortschritts ist die allgemeine Zukunftsprognose positiv. Bis 2020 sollen laut WHO-Gesundheitsberichten jährlich immer weniger Menschen an Herz-Kreislauf-Erkrankungen, Krebs, Diabetes und chronischen Atemwegserkrankungen vorzeitig sterben, also noch bevor sie ihre statistische Lebenserwartung erreicht haben – und die ist heute auf einem Höchststand.

Noch bis ins 19. Jahrhundert lag die durchschnittliche Lebenserwartung eines Menschen bei 40 Jahren. Seitdem leben wir kontinuierlich immer etwas länger, vor allem aber die Frauen. Die durchschnittliche Lebenserwartung von Frauen in Deutschland beträgt laut RKI 83,3 Jahre (2021). Wer als Frau zur Welt kommt, lebt heute in allen westlichen Industrienationen im Schnitt 6,6 Jahre länger als ein Mann. In Deutschland beträgt laut FGB der Unterschied derzeit 4,8 Jahre. Darüber könnten Sie sich natürlich erst einmal freuen, doch diese Ergebnisse bieten nicht nur Anlass zur Freude. Nach dem neuesten Europäischen Gesundheitsbericht der WHO[4] leben wir heute zwar länger und sind im Alter insgesamt gesünder als früher, aber bei genauerer Betrachtung hat die Sache vor allem für Frauen gleich zwei Haken:

1. **Wir leben alle durchschnittlich ein Jahr länger als noch vor fünf Jahren,** aber dieser Zuwachs an gelebten Jahren sieht bei Männern mit 1,3 Jahren heute etwas besser aus als bei Frauen. Hier beträgt der aktuelle Anstieg nur ein Jahr. Das ist erstaunlich und soll laut WHO beobachtet werden. Außerdem hängt die Lebenserwartung auch davon ab, in welchem Land Sie leben, sie variiert zwischen 71 und 83 Jahren …
2. **Frauen geben mehr Beschwerden an, gehen öfter zum Arzt und sind im Alter häufiger krank.** Die Weltgesundheitsorganisation (WHO) überprüft, wie sich die Lebenserwartung in Europa verändert, und unterscheidet dabei nur nach Geschlecht und Her-

kunftsland, nicht aber nach Lebensqualität. Eigentlich haben Männer wie Frauen nach dem 65. Geburtstag durchschnittlich noch rund zehn gesunde Jahre vor sich, bevor die Phase der Krankheiten beginnt. Länger leben heißt also für Frauen nicht, dass sie dieses Mehr an Jahren auch uneingeschränkt genießen können. Laut Statistik sind Frauen in dieser Zeitspanne häufig krank und dadurch in ihrer Unabhängigkeit möglicherweise eingeschränkt.

Dies ist das sogenannte Geschlechter-Paradox der Gesundheitsforschung[5] – doch das muss ja nicht so bleiben! Kümmern Sie sich rechtzeitig um Ihre Gesundheit, können Sie die Zahl der beschwerdefreien Jahre erhöhen. Das ist Ihre Chance für ein gesundes Altwerden.

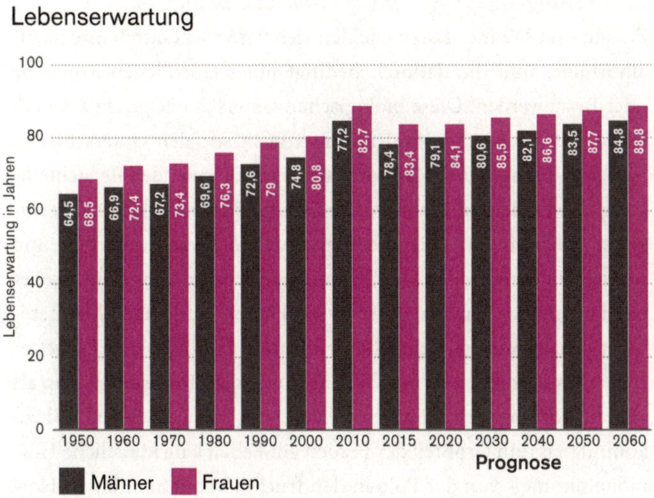

Die Lebenserwartung in Deutschland ist seit dem 19. Jahrhundert kontinuierlich gestiegen, nutzen Sie diese Chance und leben Sie gesund – oder zumindest gesünder.[6]

Fazit

- Nehmen Sie diese Zahlen zum Anlass, darüber nachzudenken und konkret zu planen, wie Sie persönlich möglichst gesund älter werden können.
- Lassen Sie sich zum Beispiel von Ihrem Hausarzt oder Ihrer -ärztin beraten, wie Sie den normalen Alterserscheinungen wie Gelenkschäden und Arthrose rechtzeitig vorbeugen können oder welche Faktoren Sie beachten müssen, damit Schmerzen nicht chronisch werden.
- Nicht allein die Zahl der Lebensjahre ist für Sie als Frau entscheidend, sondern auch Ihre Lebensqualität im Alter.

Lebenslang – geprägt von Sexualhormonen

Frauen und Männer unterscheiden sich besonders durch ihre Sexualhormone und die dadurch bedingt unterschiedlichen Probleme oder Beschwerden. Diese biologischen Unterschiede gehen Hand in Hand mit psychischen und mitunter auch sozialen Unterschieden zwischen Frauen und Männern, wie zum Beispiel der Benachteiligung von Frauen im Job inklusive Gender Pay Gap, also dem geringeren Einkommen, auch bedingt durch Schwangerschaften und Muttersein *(siehe Seite 121)*. Obwohl die Sexualhormone uns ein Leben lang im Griff haben, wissen viele Frauen – und auch Männer – nicht genau, was die weiblichen Hormone Östrogen und Progesteron eigentlich machen und welche Aufgaben Testosteron, das als »Potenzhormon der Männer« bekannt ist, bei Frauen hat. Hinzu kommt, dass ein Großteil der Frauen ein Leben lang künstliche Hormone nimmt – von der Pille in den fruchtbaren Jahren bis zu Hormonersatzpräparaten oder auch der Anti-Hormontherapie bei Brustkrebs, einem der häufigsten Tumore bei Frauen. Es gibt also gute Gründe, sich diese »Verursacher« von Geschlechterunterschieden genauer anzusehen.

Kurz und knackig: Die Hormonbasics

Der weibliche Zyklus – Ab der Pubertät ist der Beginn der Menstruation der Tag 1 des neuen Zyklus, in dem der Körper einer Frau jeden Monat wieder eine befruchtungsfähige Eizelle bereitstellt und sich die Gebärmutterschleimhaut für die Einnistung eines befruchteten Eis aufbaut. Damit dies gelingt, verändert sich der Hormonspiegel in einem monatlichen Rhythmus: Bis zum Eisprung – also dem Sprung der Eizelle aus den Eierstöcken heraus in die Eileiter – steigen die Spiegel von Östrogen, FSH (follikelstimulierendem Hormon) und LH (luteinisierendem Hormon) an und fallen danach wieder ab. Ab Zyklusmitte übernimmt Progesteron die Regie und steigt an, um im Falle einer Schwangerschaft den Körper vorzubereiten. Ohne Befruchtung fällt das Progesteron wieder ab, und Ihr Zyklus beginnt von vorne.

Östrogen und Progesteron: Diese Sexualhormone werden nicht nur in den Keimdrüsen, wie den Eierstöcken, gebildet, sondern an vielen Orten im Körper, sogar im Gehirn. Deshalb haben sie nicht nur einen Einfluss darauf, wie sich das Geschlecht von Anfang an entwickelt, sondern wirken modulierend auf die Funktion von Organen und zahlreiche Stoffwechselvorgänge. Östrogen ist nach neuster Forschung daran beteiligt, das Gleichgewicht der Zelle auch unter Stress aufrechtzuerhalten. Östrogen verändert sogar das Nervensystem, es aktiviert die Fähigkeit des Gehirns, sich zu erneuern, und fördert abwehrbedingte Entzündungsprozesse, während Progesteron das Gegenteil tut. Entscheidend für das Wohlbefinden und für viele Stoffwechselprozesse ist aber vor allem, in welchem Verhältnis beide Sexualhormone zueinander stehen. Die sogenannte Östrogendominanz kann hinter zahlreichen Krankheitssymptomen stecken.

Testosteron: »Testosterongesteuert« gilt als Schimpfwort für aggressives Verhalten oder einen starken Sexualtrieb bei Männern – doch das stimmt so nicht und ist ein Mythos. Tatsächlich ist Testosteron laut neuester Forschung wichtig für das soziale Verhalten und ebenso wichtig für das Sexualverhalten von Frauen.[7] Denn das angebliche Männerhormon Testosteron – der Name leitet sich vom lateinischen *testis* = Hoden ab – gibt es nämlich auch bei Frauen. Der Testosteronspiegel von Frauen entspricht in etwa einem Zehntel des Testosterons bei gesunden Männern. Gebildet wird es hauptsächlich in den Eierstöcken und in der Nebennierenrinde, aber auch im Fett und Muskelgewebe. Insgesamt fördert es wie bei Männern beispielsweise den Muskel- und Knorpelaufbau, die Produktion roter Blutkörperchen, den Energielevel und natürlich auch das Lustempfinden. Je nach Anforderungen kann Testosteron das zentrale Nervensystem aber auch hemmen. Wichtig ist, dass der Blutwert normalen Schwankungen unterliegt, die durch verschiedene Faktoren ausgelöst werden können. Zum Beispiel steigt der Testosteronlevel laut einer Studie der Universität Hamburg nach einem gewonnenen Fußballspiel bei Männern, aber, Sie haben es sich fast gedacht, auch bei Frauen. Ist der absolute Wert von Testosteron zu hoch und das Verhältnis beider Sexualhormone zueinander aus dem Gleichgewicht gekommen, macht sich das bemerkbar. Etwa fünf bis zehn Prozent der Frauen in Deutschland produzieren zu viele männliche Hormone und sind am sogenannten polyzystischen Ovarialsyndrom (PCOS) erkrankt. Zyklusprobleme, Akne, Hirsutismus (eine ungewöhnlich starke Körperbehaarung) oder Haarausfall, aber auch Fehlgeburten und Unfruchtbarkeit sind die häufigsten Beschwerden.

Hätten Sie's gedacht?

Doping mit Testosteron ist keine gute Idee

Natürliches Testosteron ist für den Aufbau Ihrer Muskulatur zuständig, aber es ist bei Frauen anders als bei Männern nicht unabkömmlich. Hier spielen sogenannte Wachstumsfaktoren die größere Rolle. Warum das so ist, muss noch erforscht werden. Wer allerdings synthetisches Testosteron als Dopingmittel nimmt, pusht damit zwar den Muskelaufbau, riskiert aber unabhängig vom Geschlecht langfristig schwere Organschäden, hormonelle Störungen mit Folgekrankheiten und psychische Probleme und, was die Männer betrifft, Erektionsstörungen. Die oberste US-Behörde FDA hat deshalb den im Sport und Bodybuilding leider sehr verbreiteten Missbrauch von Testosteronpräparaten zum Anlass genommen, die Warnhinweise deutlich zu verschärfen.

Sexualhormone und Immunsystem

Warum haben Frauen öfter Allergien als Männer? Richtig erforscht ist das noch nicht, aber die Menge an weiblichen und männlichen Sexualhormonen, die im Körper gebildet werden, spielt bei Allergien offenbar eine wichtige Rolle. Forscher aus den USA zeigten kürzlich im Tierversuch, dass Testosteron bei einer allergischen Reaktion die Entzündung über verschiedene Botenstoffe dämpft, während die weiblichen Sexualhormone verstärkend wirken. Das ist ein Nachteil, aber als Ausgleich haben Frauen weniger Infektionen als Männer, möglicherweise weil sie das »stärkere« Immunsystem im Kampf gegen Bakterien und Viren haben, vielleicht aber auch, weil sie sich gesünder und weniger riskant verhalten als Männer.

Schmerzen reagieren auf Hormone

Hormone regulieren übrigens auch unsere Schmerzempfindlichkeit. Östrogen wirkt sich beispielsweise auf das Schmerzempfinden aus, weil es auf die Nervenzellen wirkt und zugleich die Andockstellen für körpereigenes Morphin blockiert – je nach seiner Konzentration im Blut, also abhängig davon, in welchem Bereich des Zyklus Sie sich gerade befinden. Die Folge ist eine erhöhte Empfindlichkeit in der ersten Zyklushälfte beziehungsweise bei abfallendem Östrogenspiegel vor der Menstruation, der sogenannte Östrogenmangel-Kopfschmerz oder die »menstruelle Migräne«. Ein Effekt, der bei sensiblen Frauen sogar durch die Pille ausgelöst und auch nach dem Absetzen eine Weile anhalten kann. Hier ist eine gute Frauenärztin und Neurologin gefragt, denn die sonst bei Migräne wirksamen Triptane helfen beim hormonell bedingten Kopfschmerz oft nicht so gut.

Hohe Progesteronspiegel in der zweiten Hälfte des Zyklus oder während des Stillens dämpfen die Schmerzwahrnehmung. Jetzt ahnen Sie, wann beispielsweise der Besuch beim Zahnarzt etwas erträglicher wird. Aber Schmerzen entstehen nicht nur körperlich, sondern auch psychisch. Insofern bleibt es spannend!

Selbst der Blutzucker tanzt nach der Hormonpfeife

Kurz vor der Menstruation haben viele Frauen ordentlich Appetit, da darf es dann eine zweite und dritte Portion geben oder auch schon mal ein dickes »Käsebütterchen« zwischendurch. Dick belegt, versteht sich. Aber fast immer isst das schlechte Gewissen mit, die Angst vieler Frauen vor dem Dickwerden ist enorm groß. Das muss zumindest in diesem Fall nicht sein, denn der Körper reguliert das! Ihre Sexualhormone beeinflussen nämlich nebenbei noch das Hormon Insulin, das den Blutzucker senkt.

Konkret bedeutet das: In der Woche vor der Menstruation, also nach dem Eisprung, ist der Blutzuckerspiegel meist erhöht. Der Grund dafür ist in dieser Zyklusphase eine leichte Unempfindlichkeit gegenüber Insulin – eine sogenannte latente Insulinresistenz. Beginnt die Blutung, normalisiert sich der Blutzuckerspiegel.

Kein Diabetes und trotzdem unterzuckert – Wer in der ersten Zyklusphase bei einem Blutzuckerabfall mit Beschwerden durch Unterzuckerung wie Zittern, Heißhunger, Kopfschmerzen, Unruhe oder Schwindel reagiert, sollte gut für den Blutzucker sorgen und zum Beispiel regelmäßig essen. Ab wann Ihr Körper einen Blutzuckerwert als zu niedrig ansieht und spürbar reagiert, ist individuell verschieden. Eine latente Unterzuckerung liegt durchschnittlich ab einem Blutzuckerwert von 50 mg/dl vor, allerdings nur, wenn Sie keinen Diabetes haben. Manche Frauen reagieren aber schon ab einem Wert von 70 mg/dl, besonders Schwangere sind dahingehend häufig sehr sensibel. Hinzu kommt, ob und wie viel Alkohol, Fette und welche Kohlenhydrate Sie vorher zu sich genommen haben. Denn Alkohol hemmt die körpereigenen Mechanismen, die eine Unterzuckerung bekämpfen sollen, und dämpft die Wahrnehmung für erste Warnsymptome. Ein bisschen Fett im Essen ist dagegen gut, denn das Fett bremst den Blutzuckeranstieg nach dem Essen, genauso wie Vollkornprodukte, Hülsenfrüchte, Gemüse und Obst den Zuckerspiegel nur langsam ansteigen lassen. Der Zuckerknaller sind dagegen Kohlenhydrate, die sofort ins Blut gehen. Hier schießt der Blutzucker rasant in die Höhe und fällt dann ebenso schnell in die Tiefe, was Sie deutlich spüren können. Typische Verursacher sind Brot und Brötchen aus Weißmehl, Nudeln, Marmelade und Softdrinks.

Testen und Vorbeugen – Dieser »Zuckerpunk« ist anstrengend und mitunter gefährlich. Wer solche Schwankungen an sich selbst beobachtet, sollte den Blutzucker beim Hausarzt testen lassen *(siehe Seite 226, Diabetes)* und sich selbst bei Entwarnung sorgsam und bewusst um die Stabilisierung des Blutzuckerspiegels kümmern. Das tut übrigens allen gut, denn in unserer Gesellschaft werden wir, und in erster Linie unsere arme Bauchspeicheldrüse, permanent durch Zucker – auch in versteckter Form – auf Trab gehalten. Die ansteigenden Diabetesraten sprechen hier eine deutliche Sprache. Richtig gut hilft Ihnen beim Stabilisieren das Allheilmittel Bewegung und Sport, aber auch wenn Sie sich vom Übermaß an Kohlenhydraten verabschieden. Ernährung nach dem Low-Carb-Prinzip muss nicht sein, aber etwas weniger Kohlenhydrate sind hilfreich. Ältere Frauen entwickeln übrigens manchmal kurz vor der letzten Menstruation genauso eine Insulinresistenz wie oben beschrieben und haben deshalb andauernd einen leicht erhöhten Blutzuckerspiegel. Deshalb nehmen Frauen um die Wechseljahre möglicherweise leichter zu und nicht nur, »weil es eben im Alter so ist«.

Das können Sie für sich tun

Östrogenschwankungen können Sie intelligent ausgleichen und den Teufelskreis aus latenter Insulinresistenz, erhöhtem Östrogenspiegel, Gewichtszunahme und Blutzuckerproblemen bis zum handfesten Diabetes sehr einfach austricksen. Vorausgesetzt, Sie sind so weit gesund und brauchen keine Behandlung wegen eines noch nicht erkannten Diabetes mellitus.

» Vermeiden Sie in erster Linie alles, was die Bauchspeicheldrüse anregt: Essen Sie morgens in der Früh statt Baguette mit Marmelade einen Frühstücksbrei mit Obst. Verzichten Sie grundsätzlich auf schnelle Kohlenhydrate und versuchen Sie, dieses Prinzip tagsüber, so gut es geht, durchzuhalten: Statt Hartweizennudeln wählen Sie Reis oder Kartoffeln, statt Schoko lieber ein zuckerfreies Pflaumenkompott mit Zimt und so weiter.

» Gegen Erschöpfung und den Süßhunger am Nachmittag hilft es, wenn Sie zu jeder Mahlzeit etwas Eiweißhaltiges zu sich nehmen, wie Nüsse, Fisch oder Quark. Ein Glas Apfelschorle wirkt im Notfall Wunder. Auf diese Weise lassen Sie Ihren Blutzuckerspiegel nach Ihrer eigenen Pfeife tanzen und verhindern den großen Appetit, von dem Sie zunehmen.

» **Tipp 1:** Verursacht eine »Östrogendominanz« die Beschwerden, ist es sinnvoll, diese zu behandeln. Progesteron stabilisiert nämlich den Blutzucker, wenn in ausreichendem Maße vorhanden.

» **Tipp 2:** Stress, Diäten, schweißtreibender Sport oder eine kohlenhydratreiche Mahlzeit können bei einem Östrogenhoch schlechter kompensiert werden. Sich regelmäßig und gut zu ernähren ist dann – und sonst auch! – die beste Strategie der Selbstfürsorge und Prävention von Zuckertiefs.

Achtung: Kosmetika und Co. sind hormonaktiv

Die Industrie kehrt es unter den Teppich und auch viele Ärzt*innen wissen nichts davon: Hinter zahlreichen Erkrankungen können hormonelle Probleme stecken, die wiederum zum Beispiel durch hormonwirksame (= endokrine) Faktoren verursacht werden. Und jetzt kommt's: Diese potenziell sehr gefährlichen Stoffe befinden sich hoch konzentriert in Kunststoffen – unter anderem in Plastikfolien um Obst und Gemüse – und in vielem, was Frauen pflegen und schön machen soll. Im Kosmetikregal enthält laut BUND-Studie etwa jedes dritte Produkt mindestens eine hormonähnliche Substanz und jedes fünfte sogar zwei und mehr – wobei es wohl keine Frage des Preises ist. Betroffen sind außerdem Sonnencremes und möglicherweise Bestandteile von Sojabohnen, die in den Wechseljahren helfen sollen, und sogar die Verhütungspille.

Endokrin aktive Substanzen haben laut Umweltbundesamt möglicherweise einen Einfluss, während **endokrine Disruptoren** hochgefährliche, doch trotz Warnungen immer noch überall vorhandene Chemikalien sind, die unsere Hormone auf unterschiedlichste Weise hemmen oder durcheinanderbringen. Die Folgen sind teilweise nicht rückgängig zu machen und schwerwiegend, denn sie betreffen etwa die Fortpflanzung und können zur Entstehung von Krebs führen. Disruptoren bewirken, dass mehr Fettzellen als Muskel- oder Knochenzellen gebildet werden, besonders bei Mädchen! Vermutlich besteht laut Expert*innen deshalb ein Zusammenhang zwischen der immer früheren Pubertät von Mädchen, zunehmender Unfruchtbarkeit von Männern und steigenden Tumorerkrankungen von Drüsengeweben, wie Schilddrüse oder Brustdrüse. Nachgewiesen ist dies allerdings bisher noch nicht endgültig. Urin-Messungen bei Schwangeren zeigen aber, dass die Belastung sogar an das Ungeborene weitergegeben wird. Die Weltgesundheitsorganisation WHO spricht seit 2012 von einer globalen Bedrohung durch Disruptoren und verlangt schärfere Grenzwerte – bislang leider ungehört und ohne Erfolg.

Das können Sie für sich tun

- Benutzen Sie Kosmetika, über deren Inhaltsstoffe Sie sich im Detail informieren können, und vermeiden Sie Produkte mit hormonwirksamen Substanzen. (Hier hilft die App ToxFox vom BUND.)
- Verzichten Sie auf Kosmetika, die Inhaltsstoffe wie Parabene (die als Konservierungsmittel in vielen Körperpflegeprodukten eingesetzt werden) und den UV-Filter Ethylhexyl Methoxycinnamate (OMC) enthalten.[8]
- Kaufen Sie keine Lebensmittel mehr, die in Plastik verpackt sind – das gilt besonders für Gemüse, Obst und fetthaltige Lebensmittel wie Fleisch, Wurstwaren und Käse.

Meine Hormone und ich

Die Gesellschaft verlangt von uns Frauen, dass wir im Job, aber auch als Mutter, Tochter und Partnerin gleichbleibend stark und leistungsfähig zu sein. Frauen – und sicherlich auch Männer – meinen, öfter als gesund für sie ist, diesen Forderungen unter allen Umständen nachkommen zu müssen. In viel höherem Maße als bei Männern ist das Frauenleben aber zusätzlich noch durch hormonelle Achterbahnfahrten gekennzeichnet. In diesen Phasen machen die meisten Frauen sowohl körperliche als auch psychische Veränderungen durch. Das Energietief oder die Beschwerden der Menstruation, Schwangerschaft oder Wechseljahre wären an sich kein Problem, wenn Frauen dafür genug Schonraum hätten oder gelernt hätten, diesen einzufordern.

Nach dem Motto »Horror sells« wird in den Medien mit Vorliebe ausgiebig über die düsteren, negativen Folgen von Hormonschwankungen wie Stimmungstiefs vor den Tagen, dem Babyblues oder der Depression im Wochenbett berichtet. Über Risiken und Gefahren der Hormontiefs wissen viele Frauen deshalb besser Bescheid als darüber, wie sie mit ihren hormonellen Schwankungen besser umgehen könnten. Je mehr Sie versuchen, immer gleich leistungsfähig und leistungsbereit zu sein, desto stärker leben Sie gegen Ihren Körper.

Das ist sehr anstrengend und letztlich ungesund: Da die Sexualhormone eng mit den anderen Hormonsystemen verbunden sind, beispielsweise Schilddrüsen-, Blutzucker- und Stresshormonen, bringt dies sehr schnell den gesamten Hormonhaushalt durcheinander oder sogar aus dem Lot. Besser ist es, wenn Sie die unterschiedlichen Zyklusphasen mit ihren Auswirkungen so gut kennen, dass Sie durch geschicktes Planen davon sogar profitieren können *(mehr dazu lesen Sie ab Seite 86, Weibliche Lebenserfahrungen)*. Vielleicht schaffen Sie es ja sogar, auf den Wellen von an- und absteigenden Hormonspiegeln gut gelaunt zu »surfen«. Wussten Sie, dass Frauen je nach Zyklusphase beispielsweise schmerzunempfindlicher, hungriger, müder oder dynamischer sind? Selbst die Darmflora hat nach Studienergebnissen in der ersten Zyklushälfte eine andere Zusammensetzung als nach dem Eisprung am 14. Tag.

PRAXISTIPP

Wenn Ihre dynamische Seite gebraucht wird, ist die erste Zyklushälfte mit steigendem Östrogen besser geeignet. Deshalb sollten Sie zum Beispiel energieaufwendige Aktivitäten – wie eine wichtige Präsentation halten, aber auch eine Operation – nach Möglichkeit in diese Phase verlegen.

FRAUSEIN 2.0 – PSYCHOSOZIALE UNTERSCHIEDE

Haben Sie Fieber oder eine Blinddarmentzündung, ist die Sache eindeutig, Sie sind krank. Gründe dafür sind bestimmte Ursachen – Viren oder Bakterien oder auch Verschleiß –, die auch im Doppelpack auftreten können. Viel komplizierter ist die Frage nach Ihrer Gesundheit. Sind Sie gesund, wenn es nirgendwo wehtut und Ihr

Körper reibungslos funktioniert? Nein, so einfach ist es nicht. Hier die Antwort nach Definition der Weltgesundheitsorganisation (WHO): »Gesundheit ist ein Zustand des vollständigen körperlichen, geistigen und sozialen Wohlergehens und nicht nur das Fehlen von Krankheit oder Gebrechen.« Vielleicht können Sie zustimmen?

Frauengesundheit neu gedacht

Gesund ist, wer körperlich und psychisch gesund ist, doch hinzu kommt immer ein dritter Gesundheitsfaktor, der für Frauen auch heute noch eine größere Rolle spielt als für Männer: soziales Wohlergehen. Denn es hat gesundheitliche Auswirkungen, wie wir aufwachsen und wie viel Geld uns zur Verfügung steht, ob wir die angebotene Gesundheitsversorgung wahrnehmen können und welche Grenzen und Freiheiten die Gesellschaft uns vorgibt. All dies ermöglicht oder erschwert Gesundheit. Die aktuelle Forschung und auch Studien zur Geschlechtergesundheit während der Corona-Pandemie weisen ganz klar nach, dass Gesundheit in Europa vom sozialen Status abhängt – also von materiellen und gesellschaftlichen Bedingungen. Hier sind Frauen und Mädchen auch heute noch häufiger im Nachteil – und das ist wissenschaftlich gut belegt. Frauen stellen die Mehrheit der Beschäftigten in Gesundheits- und Pflegeberufen, aber nicht in der Chefetage. Carework ist also immer noch überwiegend Frauensache. Denken Sie daran, wie oft Frauen bei gleicher Leistung weniger verdienen als Männer, dass Armut häufig Alleinerziehende oder alte Frauen betrifft. Oder denken Sie an alle Frauen, die pflegebedürftige Angehörige versorgen und trotzdem Vollzeit arbeiten müssen, oder an berufstätige Mütter mit kleinen Kindern und so weiter … Die Liste der sozialen Ungerechtigkeit oder Ungleichheit zwischen den Geschlechtern lässt sich problemlos fortsetzen.

In der WHO-Definition bleibt die Tatsache unberücksichtigt, dass chronische Erkrankungen, vor allem im Alter, fast schon zum Normalzustand geworden sind. Müsste nicht, angesichts dieser kleinen und großen Unterschiede und aufgrund der verschiedenen Lebensumstände von Frauen und Männern, die Definition von Gesundheit positiver lauten: »Gesundheit ist im Idealfall ein Zustand des vollständigen körperlichen, geistigen und sozialen Wohlergehens sowie, je nach den Lebensumständen, auch die Akzeptanz und positive Bewältigung von Krankheit, Gebrechen und/oder sozialer Ungerechtigkeit.«

Die außerordentliche Lebenskompetenz von Frauen, ihr Leben als Töchter, Mütter und Großmütter oftmals trotz ungleicher Start- und Lebensbedingungen, mit etlichen Belastungen und, wie *#MeToo* gezeigt hat, manchmal sogar mit Gewalterfahrungen zu meistern, sollte durch eine neue Definition von Gesundheit viel klarer gewürdigt werden – als Signal an die Politik, an Menschen im Gesundheitswesen und letztlich auch, um den Frauen bewusst zu machen, was sie täglich leisten.

Die Gesundheitsrevolution: Ab heute bin ich Patientin

Die Gendermedizin kommt vor allem für Frauen einer Gesundheitsrevolution gleich. Medizinische Fortschritte gibt es quasi täglich, aber nur selten haben sie für Frauen so revolutionäre Auswirkungen wie das relativ neue Wissensgebiet der Gendermedizin. Zum ersten Mal werden nämlich nicht nur das biologische Geschlecht Mann oder Frau, sondern auch biologische Unterschiede (etwa bei der Verarbeitung von Arzneimitteln oder bei der Nierenfunktion), psychische Faktoren und soziale Umstände gezielt berücksichtigt: in der Diagnostik und Therapie, in den Angeboten zur Prävention und in der medizinischen Forschung. Dieses Wissen ist noch nicht überall angekommen, das Fachgebiet der Gendermedizin – umfassender wäre der Ausdruck geschlechtsbewusste oder geschlechtssensible Medizin – hat noch einen langen Weg bis in die Praxen und Kliniken vor sich. Doch daran arbeiten Politikerinnen und Forscherinnen weltweit mit großem Engagement. Was heißt das konkret?

Aus Sicht der Gendermedizin spielt es zum Beispiel bei ein und derselben Krankheit eine große Rolle, welches Geschlecht ein Mensch hat und ob jemand als das »schwache« oder »starke« Geschlecht erzogen wurde oder sich so verhält. Hätten Sie zum Beispiel gedacht, dass sich eine Depression beim sogenannten starken Geschlecht häufig in Form von Aggression ausdrückt, während sie sich bei Frauen häufiger in Niedergeschlagenheit und Apathie zeigt? Bei Erkrankungen der Herzkranzgefäße können das biologische Geschlecht und psychosoziale Faktoren sogar einen größeren Einfluss auf den Verlauf der Krankheit haben als das Alter oder mögliche Begleiterkrankungen: Ist ein Herzgefäß blockiert, steht beim männlichen Herzinfarkt der starke, in den Arm ausstrahlende Brustschmerz im Vordergrund, während Frauen häufig über unspezifische Beschwerden und Übelkeit berichten. Es verwundert also nicht wirklich, dass viele Erkrankungen ohne gendermedizinisches Wissen oft nicht oder zu spät erkannt werden, doch mehr dazu im Praxisteil *ab Seite 187*.

Ob diese Unterschiede mehr mit handfesten biologischen oder doch eher mit nicht so einfach zu messenden psychosozialen Genderfaktoren zu tun haben, wird zum Glück immer öfter in internationalen Studien und Forschungsverbünden untersucht. Dieser neue Blick auf Patientinnen und Patienten ist eine echte Revolution, denn die Medizin wurde bisher überwiegend von Männern bestimmt, die als Ärzte, Forscher und Gesundheitspolitiker das Wissen und die Strukturen bestimmten. Die Gendermedizin sorgt hier neben Fakten für eine Erweiterung des Bewusstseins in allen Köpfen und hat das Ziel, Ihnen als Frau – und allen Männern – zukünftig besser passende Behandlungen und vorbeugende Maßnahmen anzubieten, die wirklich helfen.

Extra: Pandemie-Folgen für Frauen

»Bis sich medizinische Strukturen ändern, kann es dauern. So lange sollten Frauen nicht warten, bis sie von den Erkenntnissen der Gendermedizin profitieren«, dieses Fazit vor dem Ausbruch der Corona-

Pandemie hat durch die seit 2020 andauernde Krise noch deutlich an Brisanz zugenommen. Lesen Sie hier, was Frauen aus der Krise lernen können und wie dringend der politische Handlungsbedarf ist. Auf der Basis aktueller Forschungsergebnisse lässt sich die Botschaft der Pandemie kurz und knapp so zusammenfassen:

Frauen sollten lieber heute als morgen und so schnell wie möglich lernen, wie sie sich selbst besser schützen, finanziell absichern und im Alltag entlasten. Speziell Frauen sollten den Rat berücksichtigen, der »Pandemie-Panik« jeden Tag etwas entgegenzusetzen und den Stresspegel von Doppel- und Dreifachbelastung bewusst zu senken. Denn abzuwarten, bis sich gesellschaftliche Strukturen ändern und die Bedürfnisse von Frauen fair berücksichtigt werden, kann in einer Pandemie vor allem für Frauen gesundheitlich schädlich und bei einer Infektion sogar lebensgefährlich sein.

Frauen haben eigentlich ein stärkeres Immunsystem, aber …

Die Abwehr von Keimen verläuft zwar grundsätzlich gleich, aber dennoch gibt es wichtige Unterschiede zwischen Frauen und Männern. Wissenschaftliche Untersuchungen zeigen, dass Frauen oft besser gegen akute Infektionen geschützt sind als Männer. Das gilt sowohl für Bakterien als auch für Viren. Zum Beispiel stellte sich heraus, dass Lungenentzündungen bei Männern häufig schwerer verlaufen als bei Frauen, und zwar auch in gut ausgestatteten deutschen Krankenhäusern. Dies scheint auch bei COVID-19 so zu sein.[1] Der Grund dafür wird zum einen darin vermutet, dass Männer häufiger rauchen, zum anderen geht man jedoch davon aus, dass noch weitere, bisher unbekannte Faktoren beteiligt sind. Umso wichtiger ist es, dass Frauen diesen relativen Schutz nicht durch Stress aufs Spiel setzen. Denn der weibliche Organismus reagiert darauf stärker als der männliche mit einer nachweisbaren Schwächung des Immunsystems. Aktuelle Forschung zeigt im Tierversuch und in Studien am Menschen, dass anhaltende Stressgefühle bestimmte Gehirnregionen aktivieren und dies gefährliche Entzündungsreaktionen im Körper von Frauen fördert. Dies kann ein Risiko für Herzinfarkte darstellen – und vielleicht auch für andere Erkrankungen (siehe auch Seite 242).

Hinzu kommen allgemeine Wirkungen von Stress auf den Organismus, die sehr komplex sind. Hier sind noch viele Fragen offen, aber eindeutig belegt ist: Stress und Immunsystem stehen in einem direkten Zusammenhang. Vereinfacht gesagt, aktivieren wir unter Belastung das sogenannte sympathische Nervensystem, das den Körper in den Fluchtmodus versetzt. Dabei steigen die Adrenalin- und Cortisolwerte, die zum Beispiel dafür sorgen, dass sich die Atemwege erweitern und die Muskeln anspannen, während gleichzeitig das Verdauungssystem heruntergefahren wird. Dieser Mechanismus hat sich im Lauf der Evolution als sehr sinnvoll erwiesen, um rasch Energie freizusetzen, die nötig ist, um in einer akuten Gefahrensituation zu flüchten oder zu kämpfen. Gleichzeitig dämpft Cortisol jedoch das Immunsystem. Das ist kein Problem, wenn nach der akuten Stresssituation eine Erholungsphase eintritt. Hält der Stresszustand jedoch länger an, kann es passieren, dass das Immunsystem in seiner Aktivität dauerhaft herunterfährt und es eine Infektion nicht mehr abwehren kann. Oder es gerät aus dem Lot und richtet sich gegen den eigenen Körper.

Fakt ist: Stress schwächt das weibliche Immunsystem mehr als das männliche. Ein gutes Stressmanagement lohnt sich also für Frauen doppelt!

Dabei kommt es natürlich immer auch auf die Art von Stress an, die jemand erlebt. Es gibt positiven Stress durch gewollte Herausforderungen und negativen Stress durch das Gefühl, die Kontrolle zu verlieren und keinen Handlungsspielraum zu besitzen wie zum Beispiel im Fall einer Pandemie. Dabei sind Frauen auch unabhängig von COVID-19 deutlich öfter mit eingeschränkten Handlungsspielräumen, Mehrfachbelastungen und Kontrollverlust – zum Beispiel bei Gewalterfahrungen – konfrontiert als Männer und damit stärker von krank machendem Stress betroffen. Zugleich werden sie aber immer noch im Medizinsystem häufiger als Männer mit »Psycho«-Diagnosen abgewertet und mit Psychopharmaka behandelt, auch wenn eigentlich handfeste Krankheiten dahinterstecken (siehe Seite 200f., 221f.) oder Psychotherapien bzw. Training in Selbstfürsorge wesentlich effektiver wären.

Seien Sie Ihr eigener Bodyguard, denn jetzt ist höchste Zeit zum Umdenken

Wie durch ein Brennglas hat die Corona-Pandemie bestehende Missstände klar sichtbar gemacht und – in Zahlen und Fakten nachweisbar – deutlich und teilweise dramatisch verstärkt. Aber wie jede Krise enthält auch diese Pandemie eine Chance auf einen Lernprozess. Unser hier gewagter, wissenschaftlich exakter und offener Blick auf die verschärfte Benachteiligung von Frauen soll Sie nicht in die »Opferrolle« katapultieren und dadurch schwächen, sondern ganz im Gegenteil Ihre Entschlusskraft und Motivation steigern, endlich und ab sofort Ihre beste Anwältin zu sein, Ihr eigener Bodyguard und so etwas wie Ihre beste Freundin. Nutzen Sie ganz bewusst die nun folgenden Zahlen und Fakten, um umzudenken und, wenn nötig, neu anzufangen:

Frauen sind von der Pandemie mit COVID-19 quer durch alle Generationen und Kulturen besonders hart betroffen. Warum?

1. **Front-Work ist schlecht bezahlt und deshalb oft Frauensache:** Frauen arbeiten überdurchschnittlich oft in ökonomisch schlechter bezahlten Jobs (gender pay gap), in Arbeitsbereichen mit wenig Infektionsschutz und hoher psychischer bzw. körperlicher Belastung, zum Beispiel als Pflegekraft, Reinigungskraft oder Kassiererin. Gleichzeitig fehlt aber der gendermedizinisch als nötig erachtete spezielle Arbeitsschutz, der besondere Bedürfnisse und Lebensphasen von Frauen in der Pandemie berücksichtigt.
2. **Care-Work übernehmen mehrheitlich Frauen:** Frauen sind nach wie vor deutlich mehr als Männer für alle Bereiche der »Care-

Work« zuständig – von Haushalt über Kinderbetreuung, Verantwortlichkeit bzw. Mental load für die gesamte Familie bis hin zur Pflege von Angehörigen. Dadurch hatten Frauen in der Pandemie durch Homeschooling der Kinder, Homeoffice, mehr Haushaltsarbeit, da die Familie den ganzen Tag zu Hause war, und die teilweise Versorgung älterer Angehöriger eine Drei- bis Vierfachbelastung zu stemmen. Dies hatte laut Müttergenesungswerk drastische Erschöpfungs-Syndrome vor allem von Müttern zur Folge.

3. **Frauen werden zunehmend Opfer von Gewalt:** Frauen haben in allen sozialen Schichten durch die Kontakt- oder Ausgangssperre deutlich mehr häusliche Gewalt erlebt, wie u.a. die im November 2020 veröffentlichte Kriminalstatistik zur Partnerschaftsgewalt des Bundeskriminalamts (BKA) erschütternd zeigt (siehe auch Seite 124). In Deutschland hat sich nach einer Presseauskunft des Bundesfamilienministeriums ab Mitte April die Zahl der Anrufe beim deutschlandweiten Hilfetelefon »Gewalt gegen Frauen« um 17,5 Prozent gegenüber den zwei Wochen zuvor erhöht.[II] Gleichzeitig fehlen flächendeckende Angebote für Frauen und Kinder, für Migrantinnen und geflüchtete Frauen, die bei Gewalt traumasensibel beraten, therapieren und konkreten Schutzraum bieten. In Frauenhäusern, die von Gewalt akut betroffene Frauen aufnehmen und wenn nötig angemessen medizinisch versorgen, fehlten aber schon vor der Pandemie benötigte Plätze. Wichtige Hilfsangebote im Umgang mit Alkoholkonsum, der ebenfalls während der Krise stark zugenommen hat, fehlten in den ganzen ersten Monaten in Deutschland und sind immer noch verbesserungsbedürftig.
4. **Vereinsamung müsste nicht sein:** Existenzielle Sorgen und Nöte von alleinerziehenden Frauen, Schwangeren, Krebspatientinnen, Teilzeitangestellten und ganz besonders von alten Frauen wurden durch die Krise ebenfalls verstärkt. Besonders Letztere müssen im hohen Alter oft gepflegt werden und lebten während der Pande-

mie in Altersheimen in strenger Isolation. Alle ohnehin schon sozial benachteiligten Frauen hatten unter den notwendigen, aber menschlich harten, wenig abgefederten Kontaktsperren besonders stark zu leiden.

So braucht man sich nur vorzustellen, was eine Geburt ohne Partner an der Seite, aber dafür mit FFP-Maske im Gesicht bedeutet; wie es sein muss als Sterbende, allein, ohne dass einem die Hand gehalten wird; welche Anstrengungen im Alltag nötig sind, um das zum Beispiel durch Kurzarbeit fehlende Geld für den täglichen Bedarf der Familie aufzufangen; oder aber, wie es sich anfühlt, wenn die dringend benötigte Operation um Monate verschoben wird, vor allem wenn es sich dabei um einen Schwangerschaftsabbruch handelt ... Die Umstände der Pandemie haben, wie es scheint, Frauen deutlich mehr betroffen als Männer. Studien müssten dies noch wissenschaftlich belegen, aber auch in der gegenwärtigen Corona-Forschung wird zu wenig »Wert gelegt« auf einen geschlechtersensiblen Fokus. In zahlreichen Erzählcafés der internationalen Erzählcafé-Aktion berichteten Frauen jedoch davon, wie Pflegekräfte in der Geburts-, aber auch Sterbehilfe, wie Mütter beim Homeschooling, im Haushalt und bei der Pflege von Angehörigen etc., die Mehrbelastung der Krise tragen und sich zunehmend alleingelassen und tief erschöpft fühlen. Dieses Gefühl oder auch die Realität einer um sich greifenden Vereinsamung – in jedem Alter – hat vor allem Frauen während der Corona-Pandemie zusätzlich belastet. Dies sollten Sie weder bei sich noch bei Frauen in Ihrer Umgebung hinnehmen. Wie wichtig ein gegenseitiger Austausch und Solidarität sind, ist zum Glück durch die Pandemie vielen Menschen wieder als Wert bewusst geworden. Gleiches gilt für Gerechtigkeit und Würde, aber diese Werte müssen nun endlich auch in der medizinischen Versorgung – Stichwort: mehr gut erreichbare digitale Gesundheitsangebote und Strukturen für Frauen – und in der Politik Gehör finden, beispielsweise bei der Vergabe von

Unterstützungsleistungen – Stichwort »geschlechtergerechter Bundeshaushalt«. Dazu können Sie beitragen, indem Sie sich engagieren, für sich selbst, Ihr Umfeld und, wenn Zeit bleibt, in der Politik!

Das können Sie für sich tun

Gesundheit fällt nicht vom Himmel, sie muss aktiv gepflegt werden, auch jetzt und gerade jetzt. Seien Sie dabei so kreativ und entschlossen wie möglich und so diszipliniert wie nötig. Im Grunde ist es mit einer Pandemie wie mit einem Marathon: Um durchzuhalten, müssen Sie jeden einzelnen Tag etwas für Ihre Lebensfreude und Ihre Gesundheit tun. Nur so bleiben Sie auf lange Sicht stabil und an Deck Ihres eigenen Lebensschiffs.

» Die fünf Powerstrategien für ein stabiles Immunsystem: Manchmal ist es einfacher, als Sie denken. Wirkliche Starkmacher sind: für ausreichend Schlaf sorgen, lecker und gesund kochen, regelmäßig mit Fun-Faktor bewegen, davon immer auch 15 Minuten an der frischen Luft, Ressourcen stärken, zum Beispiel durch Hobbys und soziale (jetzt Corona-gerechte) Kontakte, aber auch den Nachrichten-Input über die Corona-Krise auf einmal täglich reduzieren.
Tipp: Statt Live-Kursen können Sie alternativ kostenlose Online-Portale oder Angebote auf YouTube für Yoga und Fitness, aber auch für Entspannung nutzen. All diese Aktivitäten, die Ihren Körper und Ihre Psyche stärken, können Sie auf diese Weise täglich selbst durchführen. Natürlich macht es in der Gruppe mehr Spaß, aber auch hier gibt es kreative Ideen. So kann frau sich zum Beispiel auch für ein Meditationszoom verabreden …

» Hilfsangebote planen, einfordern und nutzen: Superwoman hat spätestens seit der Pandemie ausgedient, Perfektionismus auch: Nehmen Sie sich die Zeit und das Recht, den Haushalt und die Kinderbetreuung fair aufzuteilen. Am besten in einem ruhigen Gespräch und nicht im Streit oder zwischendurch. Dazu gehört

übrigens auch, den »Mental load« – also die vielen tausend Gedanken an Geburtstagsgeschenke, Impftermine der Kinder, Wasserhahn reparieren, sich bei Freunden melden etc. – zu teilen.
Frauen dürfen in Ausnahmezeiten und sonst auch, emotionale und finanzielle Angebote zur Unterstützung annehmen. Prüfen Sie dabei nur sorgfältig, dass damit keinerlei Verpflichtungen – weder real noch psychisch – verknüpft sind.
Tipp: Hilfsangebote für Frauen sollten Sie kennen und bei Bedarf nutzen: So gibt es Hotlines, wo man als Frau bei angedrohter oder tatsächlicher Gewalt Hilfe bekommt. Wenn es Ihnen in letzterem Fall nicht möglich ist zu telefonieren, können Sie zum Beispiel beim Besuch jeder Apotheke in Deutschland das Code-Wort »Maske 19« verwenden.

Gesund als Mädchen, gesund als Frau

Ob Sie in einen Kinderwagen schauen oder Kindern eine Weile beim Spielen zuhören, schnell wird deutlich, was die Forschung bestätigt: Im Grunde werden Mädchen immer noch als Mädchen erzogen. Selbst im 21. Jahrhundert unterscheiden sich Mädchen und Jungen äußerlich sichtbar, aber auch im Verhalten und im Denken. Schon kleine Jungen wollen wilde Kerle sein, haben Angst, als Weichei zu gelten, und sollen bloß nicht »wie Mädchen« kämpfen. Mädchen finden ihr Mädchensein dagegen schön, möchten aber maximal so wild sein wie Pippi Langstrumpf. Sie verkleiden sich mit Ausdauer als Prinzessin Lillifee und gehen lieber zum Kindertanzen als auf den Fußballplatz. Welche gesundheitlichen Folgen hat nun aber diese klischeehafte Geschlechterprägung für Mädchen und später für uns als Frauen?

Wer ist gesünder, Mädchen oder Jungs?

Nachdem Sie erfahren haben, wie unterschiedlich die Entwicklung im Bauch der Mutter verläuft *(siehe Seite 16–22)*, stellt sich die Frage nach der weiteren Entwicklung. Wie gleich oder anders gesund sind

Mädchen und Jungen? Von wenigen Ausnahmen abgesehen, belasten soziale Unterschiede die Gesundheit beider Geschlechter etwa gleich stark, so lauten die Ergebnisse der neusten Studie zur Gesundheit von Kindern und Jugendlichen in Deutschland (KiGGS Welle 2, 2014–2017)[9]. Ganz anders sieht es bei den Krankheiten aus:

Asthma, Heuschnupfen und Neurodermitis – Diese allergischen Erkrankungen sind für viele Familien eine echte Plage. Mehr als jedes sechste Kind (16,1 Prozent) leidet heute an mindestens einer dieser drei Erkrankungen, und mit fortgeschrittenem Alter steigt das Risiko zu erkranken sogar noch. Allerdings sind Jungen (4,4 Prozent) deutlich öfter von Asthma betroffen als Mädchen (2,6 Prozent). Gleiches gilt für Heuschnupfen (10,4 Prozent gegenüber 7,2).

Übergewicht und Adipositas – Hier sieht es ganz ähnlich aus. Insgesamt sind rund 26 Prozent der Kinder und Jugendlichen von Übergewicht und Adipositas betroffen. Aber in der Altersgruppe der Fünf- bis 17-Jährigen sind es deutlich mehr Jungen als Mädchen.

Und die Psyche? – Zum Glück zeigten die meisten Kinder und Jugendlichen bei der KiGGS-Studie keine auffälligen Symptome. Doch sehr spannend ist hier der Unterschied zwischen Jungen und Mädchen. Jungen haben generell deutlich mehr emotionale und verhaltensbezogene Probleme. Allerdings nur bis zur Pubertät, dann dreht sich die Situation, und Mädchen werden schneller krank. Interessant ist außerdem, wie unterschiedlich sich psychische Probleme äußern können: Die Statistik deutet darauf hin, dass Jungen mehr zu extrovertierten, nach außen gerichteten Symptomen neigen, wie ungesunde Aggressivität und Konzentrationsstörungen, während Mädchen öfter in Richtung Angst und Depression tendieren. Sie wenden die Probleme nach innen und ihre Aggressionen gegen sich selbst. Vermutlich fällt es Mädchen schwerer, ihre Außenwelt mit ihren Problemen zu konfrontieren. Kommt Ihnen das bekannt vor? Viele Frauen und Männer scheinen dieses Muster auch als Erwachsene fortzusetzen.

Psychisch auffällig

	Prozent
Mädchen	**14,5**
Altersgruppe	
3- 5 Jahre	13,9
6- 8 Jahre	13,8
9-11 Jahre	16,4
12-14 Jahre	13,9
15-17 Jahre	14,6
Jungen	**19,1**
Altersgruppe	
3- 5 Jahre	20,9
6- 8 Jahre	22,3
9-11 Jahre	22,2
12-14 Jahre	19,2
15-17 Jahre	12,2
Gesamt (Mädchen und Jungen)	**16,9**

Nach dem aktuellen Kindergesundheitsbericht (KiGGS) waren 16,9 Prozent der in Deutschland lebenden Kinder und Jugendlichen nach Angaben ihrer Eltern psychisch auffällig, davon deutlich mehr Jungen als Mädchen.[9A]

Interessant sind die Wendepunkte der Entwicklung, zum Beispiel die Pubertät. Jungen sind vor allem bis zum Ende der Grundschulzeit auffälliger, danach geht es ihnen mit jedem Jahr besser. Für Mädchen sind die ersten Lebensjahre bis zum Beginn der Pubertät offenbar unproblematisch. Psychische Probleme nehmen bei Mädchen aber zwischen dem 15. und dem 17. Lebensjahr deutlich zu. Kommt es in dieser sensiblen Phase zu Turbulenzen, haben Mädchen oft noch länger damit zu kämpfen als Jungen. Was bedeutet das für Sie?

Die körperlichen und seelischen Veränderungen der Pubertät sind für beide Geschlechter eine heikle Phase. Bei Mädchen unter anderem auch deshalb, weil sie dann plötzlich zum ersten Mal den Druck spüren, »perfekt« sein zu müssen. Ein Ausdruck davon sind

Essstörungen und psychische Erkrankungen, die bei Mädchen mit der Pubertät zunehmen. Kann es sein, dass sich in diesem Alter bei Mädchen der kindliche Blick auf die Welt von innen nach außen umkehrt? Der regelmäßig aktualisierte Kinder- und Jugendgesundheitsbericht und zahlreiche wissenschaftliche Untersuchungen lassen vermuten, dass der typisch weibliche kritische Blick von außen schon ab der Pubertät zur lebenslang vorhandenen inneren Nörgelstimme wird. Das ist alles andere als gesund!

»Psycho-Diagnosen« sollten gerade bei Jugendlichen mit großer Vorsicht gestellt werden. Oft verbirgt sich dahinter eine mehr oder weniger normale Entwicklungskrise der Pubertät, die sich in vielen Fällen mit etwas liebevoller Unterstützung »auswächst«. Dennoch sollten wir uns als Eltern, Expert*innen und Politiker*innen auf der Grundlage der aktuellen Studien fragen, was Mädchen und Jungen heute wirklich brauchen und wo die Unterschiede liegen. Eine gezielte, jeweils andere Unterstützung oder Erziehung für Mädchen oder Jungen macht möglicherweise beide Geschlechter gesünder, und das ist heute dringend nötig. Es kann nicht sein, dass so viele Kinder und Jugendliche schon früh mit chronischen Erkrankungen – also den sogenannten Zivilisationskrankheiten – und psychischen Problemen zu kämpfen haben. Hier sollten wir »Großen« umdenken und den Genderfaktor stärker berücksichtigen.

Fazit

» Ihre eigene Gesundheitsbiografie beginnt nicht erst als erwachsene Frau, genauso wie Ihre Sexualität nicht mit dem ersten Freund beginnt.

» Wer als Frau gesund sein will, braucht dazu schon als Mädchen und junge Frau eine Umgebung und Bedingungen, die Gesundheit fördern. Von der Qualität dieser Unterstützung hängt sehr stark ab, ob Mädchen diese Lebensphase und die anstehenden Entwicklungsschritte gut bewältigen oder nicht.

- Wenn Sie schon als Mädchen gelernt haben, sich selbst zu akzeptieren, und Ihren Körper wirklich mögen, haben Sie es später deutlich leichter mit sich. Jede Frau war mal ein Mädchen!
- Fragen Sie sich selbst, was Sie für Kinder tun können: an eine gute Organisation spenden, aufmerksam und zugewandt reagieren oder vielleicht einfach nur ein gutes Vorbild in Sachen Gesundheit sein – als Frau für Mädchen.

Erwünscht oder unerwünscht? So wichtig ist Eltern das Geschlecht

Was hat Ihre Mutter gesagt und gefühlt, als sie erfuhr, dass sie eine Tochter bekommt? Können Sie sich an den Moment erinnern, als das Geschlecht Ihres Babys feststand? Warum ist es uns so wichtig zu wissen, wie Eltern das Geschlecht ihres Kindes angeblich beeinflussen können?

Ob im Internet oder in diversen Online-Chats, aber auch schon in antiken Quellen oder ganz offiziell in der *Deutschen Medizinischen Wochenschrift* von 1930 – das Thema bleibt heiß diskutiert: Wer einen Stammhalter zeugen möchte, soll wegen der empfindlichen Spermien Wärme meiden, Stellungen von hinten bevorzugen, in jungen Jahren starten (Frauen unter 35 und Männer unter 40 Jahren), der Liebsten kalorienreiche Mahlzeiten servieren und so weiter. Alles Humbug, der wissenschaftlich nicht belegbar ist! Doch der Mythen nicht genug, so soll ein alkalisches Scheidenmilieu angeblich für Jungen günstiger sein. Beim Orgasmus scheidet die Frau ein Sekret aus, das den pH-Wert alkalischer macht. Wer ein Mädchen bevorzugt, soll dann bitte keinen Orgasmus haben, oder wie? Eine amerikanische Firma bietet Produkte an, mit deren Hilfe der pH-Wert in die gewünschte Richtung manipuliert werden kann. Zum Glück gibt es in Deutschland – anders als in anderen Ländern – ein Embryonenschutzgesetz, das die Geschlechterselektion nur bei bestimmten Erbkrankheiten erlaubt, ansonsten aber streng verbietet.

Der Schwangerschaftstest ist positiv, und die Eltern wissen jetzt, dass sie guter Hoffnung sind. Aber worauf hoffen sie? Auf ein Baby oder insgeheim auf eine Tochter oder auf einen Sohn? Zwar steht das Geschlecht des Babys ab der Befruchtung fest, aber die Eltern brauchen noch viel Geduld, bis sie wissen, ob sie ein Mädchen oder einen Jungen bekommen: Erst ab der elften Schwangerschaftswoche entwickelt sich eine Geschlechtsknospe, die im Ultraschall einen Hinweis auf das Geschlecht geben kann. Laut Gendiagnostikgesetz (GenDG §15) darf das Geschlecht in Deutschland aber nicht vor Beginn der 13. Woche mitgeteilt werden, und das ist gut so. Zum einen, weil vor diesem Gesetz auch in Deutschland Abtreibungen nur aufgrund des Geschlechts vorgenommen wurden. In vielen Kulturen und Ländern sind vor allem Mädchen nicht immer erwünscht und werden gezielt abgetrieben.[10] Außerdem gleicht die Ultraschallbestimmung des Geschlechts ungefähr bis zur zwölften Woche doch eher einem Würfelspiel. Wenn das Baby den Blick freigibt, kann ab der 13. Woche mit 80-prozentiger Wahrscheinlichkeit das vorhandene Geschlecht erkannt werden. Meist erfahren Sie aber erst beim Basisultraschall in der 19. bis 22. Woche, ob Sie ein Mädchen oder einen Jungen bekommen. Doch was bedeutet das dann für die Eltern?

In diesem Fall: Enttäuschung erwünscht

»Hauptsache, es ist gesund«, denken die meisten Eltern zunächst und sagen es auch so. Insgeheim sieht es dann aber doch anders aus. Nicht selten fließen erst einmal Tränen, wenn es beispielsweise auch beim dritten Kind keine Tochter wird beziehungsweise kein Sohn. Kein Wunder, denn Klischees sind hartnäckig und verursachen Wunschvorstellungen. Mittlerweile gibt es für diese Enttäuschung sogar einen Fachbegriff: Gender-Disappointment. Die Gründe, warum ein Elternteil unbedingt einen Sohn oder unbedingt eine Tochter haben möchte, sind sehr unterschiedlich.

»A daughter is a daughter all her life, a son is a son until he gets a wife.« Übersetzt bedeutet dieser Spruch, dass Töchter immer Töchter bleiben, während Jungen nur so lange Söhne bleiben, bis eine Partnerin auftaucht. In Internetforen träumen Mütter beispielsweise von einem beeindruckenden, starken Sohn an ihrer Seite oder vom innigen Kontakt zu ihrer zukünftigen Tochter. Sie stellen sich vor, wie sie mit der kleinen Tochter niedliche Haarspangen kaufen und später gemeinsam shoppen. Während Väter sich offenbar darauf freuen möchten, der Held im Leben von »daddy's girl« zu sein oder mit dem Sohn, der später »das Geschäft übernehmen wird«, Fußball zu spielen. Diese Klischees sind, obwohl wir es heute besser wissen, tief in den Köpfen und Gefühlswelten von Eltern verankert. Wenn sich diese Träume in Luft auflösen, sind manche Eltern regelrecht traurig, unzufrieden oder sogar niedergeschlagen. Nein, keine Moralpredigt. Denn diese Gefühle sind in Ordnung. Das offene Gespräch zwischen den Eltern über die Enttäuschung ist der beste Weg, damit umzugehen.

Fazit

» Sehen Sie es positiv! Nutzen Sie den Effekt der »Ent-Täuschung« und lassen Sie die Erwartung an Ihr Kind los. Solche bewussten und unbewussten Ansprüche an ein Kind als Tochter oder Sohn, Mädchen oder Jungen haben wir alle mehr als genug.

» Vielleicht kommt es ohnehin ganz anders, als Sie denken, und es wird, um in den Klischees zu bleiben, ein sonniger, verträumter Junge oder ein freches Revoluzzer-Girl.

» Ohne Erwartungen aber sind Sie frei, sich wirklich auf Ihr Kind zu freuen und die Weichen neu zu stellen.

Mädchen-Challenge: Gesund aufwachsen heißt stark werden

»Groß werden« sagen wir und meinen die Zeit der Kindheit und Jugend. Aber wie viele Kinder werden heute innerlich groß und stark? Gerade für Mädchen ist es in smarten Selfie-Zeiten eine echte

Herausforderung, groß zu werden und sich nicht andauernd kleinzumachen. Ist es heute schlimmer als früher oder besser? Was hat sich für Mädchen geändert?

Nach dem Krieg orientierte sich jeder daran, was »man« macht. Die Rollenbilder waren festgelegt: Die Mädchen halfen im Haushalt, während Jungen davon befreit waren. Bloß keine Extrawürste! Selbstverwirklichung galt in dieser Zeit als verwerflicher Egotrip oder exzentrisch. Über 70 Jahre später, und nach den 68er-Protesten, verortet uns die soziologische Forschung heute in der sogenannten Spätmoderne, die anders als früher vom Streben nach Einzigartigkeit bestimmt ist. Also lieben wir Highlights statt Vereinsleben, suchen nach dem ultimativen Schnäppchen und sind ständig auf der Jagd nach dem neuesten, optimalen Selfie.

Der Blick auf den einzelnen Menschen wäre in der Medizin wünschenswert, in unserer Gesellschaft dagegen stellt diese Haltung inzwischen aber ein narzisstisches Problem dar. Wenn immer nur die Wirkung auf andere und die eigene Darstellung im Vordergrund stehen, sind wir sehr viel anfälliger für Kränkungen und nehmen das Urteil von außen als Maßstab aller Dinge. Gerade in den verletzlichen und unsicheren Zeiten der Pubertät führt dies sehr schnell dazu, dass sich Mädchen mit ihrem Körper minderwertig fühlen. Sie stylen sich, aber bauen kein echtes Selbstvertrauen von innen heraus auf, vor allem wenn im Elternhaus Krisen und Trennungen anstehen und das stützende System von Familie bis Kirche wegfällt. Falsche, nicht zu erreichende Schönheitsideale von sehr dünnen Models fast ohne Busen oder digital bearbeitete Frauenfotos bringen das Gleichgewicht der Mädchen ab der Pubertät – und auch später noch *(siehe auch Seite 77–86)* – aus dem Lot.

So wie Öl, das man ins Feuer gießt, wirken moderne Medien als Multiplikatoren dieser Ansprüche an uns selbst. Das Internet, Soaps, soziale Netzwerke und sogar Printmedien bombardieren Mädchen – und erwachsene Frauen – heute im Sekundentakt mit

News aus allen Sparten. Außerdem vervielfachen sie, wie der Spiegel der bösen Königin bei Schneewittchen, nicht nur Schönheit und Lebendigkeit, sondern verursachen negative Selbstgefühle – öfter, als uns guttut.

»Jungs machen Probleme – Mädchen haben welche!«

In der Schule läuft es für Mädchen meist besser als für Jungen. Nach aktuellen Analysen brechen Jungen häufiger die Schule ab, bleiben öfter sitzen und schaffen es seltener bis zum Abitur. Sie leben deutlich riskanter und nehmen weniger Hilfe und Beratung an. Doch bei Mädchen ist auch nicht alles rosa. Sie fressen so einiges in sich rein, wie die Kurven in Sachen Essstörungen zeigen, und passen sich an. Das ist genauso ungesund wie das riskante Verhalten der Jungen, nur eben anders. Unter diesen Bedingungen gesund aufzuwachsen ist in der Tat eine Herausforderung, die es in sich hat. Wer stützt Jugendliche bei dieser Aufgabe? Welche Strukturen fangen Probleme auf? Unser Gesundheitssystem jedenfalls nicht oder nicht so, wie es nötig wäre. Immer noch gibt es viel zu wenig mädchen- und jungenspezfische Angebote zur Prävention und Beratung, darin sind sich Expert*innen einig. Und das hat heute – und wenn sich nichts ändert auch in Zukunft – gesundheitliche und manchmal sogar tödliche Folgen: Selbstmord ist direkt nach Verkehrsunfällen mit 17 Prozent die zweithäufigste Todesursache von Kindern und Jugendlichen.

Die aktuelle Forschung zeigt, dass Mädchen heute unter hohem Leistungsdruck stehen, mit allen bekannten Auswirkungen von Stress. Dem Kindergesundheitsbericht KiGGS[11] zufolge zeigt beispielsweise jedes dritte Mädchen zwischen 14 und 17 Jahren Zeichen einer Essstörung. Mädchen beginnen immer früher zu rauchen, obwohl ihre Lungen viel empfindlicher sind. Wenn Jungen in Krisen sind, machen sie sich bemerkbar und werden »verhaltensauffällig«. Mädchen kämpfen dagegen in der Regel etwas weniger laut. Zum

Beispiel, indem sie das Problem gegen ihren eigenen Körper richten – vom Nägelkauen über Essstörungen bis zum Ritzen.

Aus Mädchen werden Frauen, aber nach einer großen Dreiländerstudie starten sie in ihr Frauenleben »overnewsed und underinformed«. Das bedeutet im Computerzeitalter: Ihre Festplatte ist völlig »zugemüllt«, und dennoch fehlen ihnen ganz wichtige Informationen, zum Beispiel über Sexualität, Verhütung und Selbstfürsorge. Und das ist in Zeiten frei zugänglicher Pornografie ein gesundheitliches Desaster. Nur scheinbar aufgeklärt und oft früh sexualisiert, wissen Mädchen zu wenig über ihren eigenen Körper, um standzuhalten und in eine gesunde Balance zu kommen. Sie sind mehrere Stunden pro Tag online, aber wenig in Kontakt mit sich selbst. Hier gilt es, neue Wege zu gehen, damit Mädchen ihre Ressourcen entdecken und gesund groß werden können.

Fazit

- Um gesund aufzuwachsen, bräuchten Mädchen gerade heute mehr echtes Selbstbewusstsein und im übertragenen Sinne gute Abwehrkräfte.
- Mädchen brauchen ganz offenkundig Unterstützung, um mehr nach ihren ureigensten Bedürfnissen zu leben und sinnvolle Lebensziele zu entwickeln. Weniger Topmodel-Marketing und durch Werbung wachgehaltene Konsum- und Lifestyle-Wünsche wären für Mädchen, aber auch für uns Erwachsene hilfreich.
- Der erste und nicht der leichteste Schritt: Machen Sie sich immer wieder klar, dass wir gemeinsam als Mit- und Vorlebende die gesundheitliche Entwicklung von Mädchen und die Bedingungen dafür mitprägen. Je mehr Sie Ihren eigenen Konsum reduzieren, den kritischen Blick auf sich selbst ausbremsen und möglichst gesund leben, umso größer sind die Chancen, dass Ihre Umgebung das auch macht – inklusive Töchtern und Enkelinnen.

Erziehung durch die Hintertür

Fast alle Eltern möchten es heute richtig machen. Das war auch früher so, bloß mit anderen Methoden. Die Zeiten, in denen Mädchen zur Unterwürfigkeit oder Zurückhaltung erzogen wurden und nur minimale Schulbildung erhielten, sind in Deutschland zum Glück vorbei, genauso wie die Prügelstrafe. Trotzdem wirken die alten Rollenbilder noch nach. Sie schleichen sich durch die Hintertür ein und erziehen mit. Offiziell möchten wir Mädchen und Jungen gleichberechtigt erziehen, unbewusst und ganz subtil setzen sich dann aber doch antiquierte Erwartungen durch.

Zwei Beispiele: Noch immer sollen Mädchen sozial sein und Jungen sich durchsetzen können. Mädchen bekommen mehr Bilderbücher geschenkt, Jungen öfter Legosteine. Meist unbewusst verstärken wir Erwachsenen über Lob und Tadel, was gewünscht ist und was nicht. Wenn dann die Kindergarten-Gang oder Schulfreunde typische Mädchen- oder Jungenklischees bedienende Konsumprodukte als Must-Haves ins Spiel bringen, entsteht Sozialstress. Das führt letztlich zu einem Konflikt zwischen Kindern, Eltern und Kommerz, einem Teufelskreis gleich, der die trotz Gleichberechtigung immer noch vorhandenen, ungesunden Klischees in der Erziehung erklärt. Es ist vielleicht ansteckend, aber nicht genetisch, dass Mädchen zu Rosa greifen – zumindest wurde das Gen noch nicht entdeckt.

Da stellt sich die Frage, wie man ein Mädchen denn ohne Klischees gut erziehen soll und ob nicht die Unterscheidung heute überflüssig ist. Vielleicht gäbe es ohne die Zuordnung Mädchen/Junge gar keine Probleme mehr. Aber so einfach ist es nicht, unsere Identität im Leben geht ganz wesentlich auch auf unsere Identität als ein körperliches und geschlechtliches Wesen zurück. Das ist vergleichbar mit dem Verlangen nach Süßem: An sich ist am Süßhunger nichts Schlechtes, es kommt aber auf den Umgang damit an. Ähnlich wie mit einem Überangebot an Süßigkeiten verhält es sich mit den raffiniert ausgedachten Angeboten speziell für Mädchen oder für Jungen. Deren Grundbedürfnisse werden heute kommerziell ausgenutzt, geschickt vermarktet und damit fehlgeleitet.

Gendermarketing

Mädchen brauchen Rosa und Jungen Hellblau, sagt das Gendermarketing – das Geschäft mit dem Geschlecht. Es ist noch nicht lange her, da waren Autos, Smartphones und Computer für Frauen rot, rosa, pink oder orange.

Wichtig ist also herauszufinden, was ein Mädchen im positiven Sinne zum Mädchen macht. Immer lieb sein, rosa Kleidchen und Schmollmund dürfen dazugehören – doch nicht nur. Entscheidend ist, so scheint es, das positive Gefühl zu sich selbst und zum eigenen Körper von klein auf zu erfahren. Nur wenn Mädchen sich selbst schätzen, können sie sich besser schützen und aus dem Vollen leben. Achtung Mütter, hier ist wieder die Vorbildfunktion »Lernen durch Nachahmen« gefragt und stark machen statt verunsichern. Angst haben Mädchen genug. Sie brauchen Zuspruch und nahe, liebevolle Beziehungen.

Hätten Sie's gedacht?

Lehrerin oder Lehrer?

Jungen und Mädchen lernen anders. Spielt es also beim Lernen eine Rolle, welches Geschlecht die Lehrperson hat? Ja, es bedeutet vor allem für Mädchen einen Unterschied, wenn es ein Lehrer ist. Wissenschaftliche Studien der Universität Freiburg zeigten, dass Mädchen im Unterricht wesentlich schlechter als Jungen abschneiden, wenn vorne ein männlicher Lehrer steht. Dieser Unterschied wird ganz klein, wenn eine Frau unterrichtet. Gerade bei naturwissenschaftlichen Fächern brauchen Mädchen erklärende Beispiele, die für sie einleuchtend und nachvollziehbar sind. Sicher nicht alle, aber viele Mädchen arbeiten vor allem bei diesen Fächern mit anderen Denkwegen und Vorstellungen, die im Schulalltag oft nicht berücksichtigt werden. Getrennte Klassen sind keine gute Lösung, mögliche Unterschiede sollten am besten im Unterricht angesprochen werden. Dadurch werden verschiedene Lösungsstrategien als Perspektivenwechsel für alle positiv nutzbar gemacht.

Defizite sind erlernbar, Stärken auch

Von klein auf begleiten Mädchen und Frauen jede Menge Vorurteile und Klischees darüber, wie Frauen so sind. Im besten Fall sind diese Ansichten einfach nur dumm, im schlechtesten Fall werden sie zu sich selbst erfüllenden Prophezeiungen und wirken nach. Um die Wirkung zu verstehen, überlegen Sie einmal, welche Sätze Ihr eigenes Leben besonders geprägt haben. Vielleicht *»Hübsche Frauen haben es im Job leichter«*, *»Du musst etwas aus dir machen«*, *»Frauen können nicht einparken«*, *»Wer sich so anzieht, findet keinen Mann«*, *»Frauen haben es mit Gefühlen leichter«*, *»Frauen sind sozialer«*, *»Mit einem Mann an der Seite fühle ich mich sicherer«* … Je länger Sie darüber nachdenken, desto mehr solcher vermeintlichen Weisheiten werden Sie aufdecken. Doch ganz unabhängig davon, ob sie stimmen oder nicht, wirken diese vorgefertigten Bilder in unser Denken und Fühlen hinein und verändern etwas.

Jedes Vorurteil und jede Bewertung unserer Bedürfnisse und Fähigkeiten als Frau trifft auf eine innere Landschaft, die aus den gesammelten Lebenserfahrungen und familiären Prägungen entstanden ist. Wie eine Säure ätzen sich schwächende Botschaften in die eigene Bewertung ein, umgekehrt wirken stärkende Botschaften wie

Katalysatoren für das Selbstvertrauen. In jedem Fall setzt das von außen an uns herangetragene Klischee so etwas wie eine innerchemische Reaktion in Gang, die dann unser Denken, Fühlen und schließlich unser Handeln beeinflusst. Das kann enorme Auswirkungen haben, nicht nur darauf, wie Frauen ihre Berufstätigkeit gestalten, sondern vor allem auch darauf, wie gesund und lebensfroh, entdeckungsfreudig oder zurückhaltend Sie Ihr Leben angehen.

Um gesund zu bleiben oder zu werden, ist es besonders wichtig, dass Sie sich sehr bewusst mit diesen überall präsenten, manchmal verborgenen »Typisch Frau«-Botschaften beschäftigen, die Ihre innere Landschaft verändert haben und es bis heute tun.

Hätten Sie's gedacht?

Wie gleichberechtigt werden Frauen und Männer im Arbeitszeugnis bewertet?

Noch immer wird mit zweierlei Maß gemessen: Verschiedene Studien kamen zu dem Ergebnis, dass Empfehlungsschreiben für den nächsten Job sehr oft auf Klischees zurückgreifen. Frauen werden bei positiven Zeugnissen als »gemeinschaftsorientiert« und »kommunikativ« beschrieben, während Männer öfter »leistungsstark« und »entscheidungsfreudig« als Eigenschaften zugesprochen bekommen. Textstellen, die von »intellektueller Brillanz« sprechen, finden sich trotz gleicher Eignung viel seltener bei Frauen. Diese Bewertungen haben gerade für Frauen Nachteile, denn die bei ihnen als Lob erwähnten Eigenschaften wirken sich laut Forschung im Vergleich mit männlichen Bewerbern negativ darauf aus, ob sie den Job bekommen oder nicht.

Wie oft haben wir beispielsweise gehört, dass Männer stärker sind, weil sie angeblich mehr Muskeln haben und größer sind. Trainer*innen für Selbstverteidigung und Kampfsport bescheinigen Frauen jedoch, dass sie unabhängig von der Muskelmasse durch regelmäßiges Training und mithilfe der richtigen Techniken genauso stark, wenn nicht sogar stärker als Männer sein können. Manchmal hängt Kraft eben nicht nur von der reinen Muskelmasse ab, sondern viel mehr davon, ob wir uns trauen, unsere Muskelkraft gezielt einzusetzen. Wut gilt zum Beispiel immer noch als das Stiefkind der Gefühle von Frauen. Frauen, die laut schreien und sich so richtig ärgern können, werden als hysterisch abqualifiziert, setzen aber in Sachen Kampftechnik jede Menge Energie frei. Wenn Sie sich jedoch immer einreden, schwächer zu sein, dann sinken Ihre Chancen, diese Kräfte und Ihre tatsächlichen Stärken im Ernstfall mutig einzusetzen. Eine sich selbst erfüllende Prophezeiung!

Fit, schlank, schön?

Der Körperkult hat Hochkonjunktur. Es gibt unzählige Möglichkeiten, sich permanent zum eigenen Nachteil zu vergleichen – und sich den perfekten Körper zu wünschen. Doch alles ist relativ: Was als perfekt empfunden wird, hat sich in den letzten Jahrzehnten immer wieder radikal geändert. In den 1950er-Jahren war kurvig sein wie Sophia Loren angesagt, um dann in den 1960er-Jahren vom extrem dünnen Twiggy-Model abgelöst zu werden. Dieser Trend setzte sich – kurz unterbrochen von der sportlichen, schlanken Idealfrau der 1980er-Jahre – weiter fort und endete in den 1990er-Jahren mit Mager-Models wie Kate Moss. Im 21. Jahrhundert darf es auch wieder etwas kurviger sein, ein großer Busen gilt – solange er prall und standfest ist (doch wie lange ist er das ohne Silikon und Straffung?) – als schön, ebenso wie ein runder Po, allerdings nur mit schmaler Taille. Was früher das Korsett bewirken sollte, muss heute durch Bodyshaping, das heißt mit gezieltem Sport oder durch Operationen, erreicht werden. Hinzu kommen so merkwürdige Schönheitsideale, wie »Thigh Gap«, die begehrte Lücke zwischen den Oberschenkeln. Wer sich solche Idealmaße ausgedacht hat, ist wirklich die Frage. Denn wir alle sind Lebewesen, die nun einmal der Schwerkraft des Älterwerdens unterworfen sind. Außerdem ist jeder Mensch ein Individuum. Dem Vergleich mit genormten Körpern kann niemand standhalten – doch scheinbar wollen Frauen das.

Schönheitsoperationen:
Das erhoffen sich Frauen und Männer

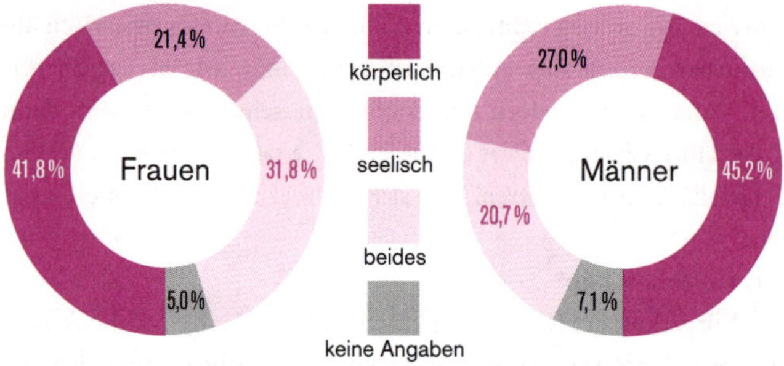

Vor allem Frauen empfinden einen vermeintlichen körperlichen Makel als psychisch belastend und erhoffen sich durch kosmetische Eingriffe und Schönheitsoperationen tatkräftige Hilfe für ihre Stimmung. Das funktioniert aber, wenn überhaupt, nur kurzfristig.

Von einer perfekt geformten Nase, den angesagten Brüsten bis hin zur Genitalregion gibt es ausreichend Möglichkeiten, sich für viel Geld zu optimieren oder nachzubessern. Laut der Deutschen Gesellschaft für Ästhetisch-Plastische Chirurgie (DGÄPC) stiegen die Patientenzahlen auch 2018 weiter an.[12] Über 80 Prozent der Kunden sind Frauen, die sehr oft immer wieder wegen minimalinvasiver Verfahren in die Praxen kommen, zum Beispiel weil sie sich das muskellähmende Botox als vorübergehende Maßnahme gegen Falten spritzen lassen. Sogar vor jungen Frauen macht der Schönheitswahn nicht halt. Ein Drittel der Kundinnen ist zwischen 18 und 30 Jahre alt.

Was Frauen in Sachen Schönheits-OP machen lassen

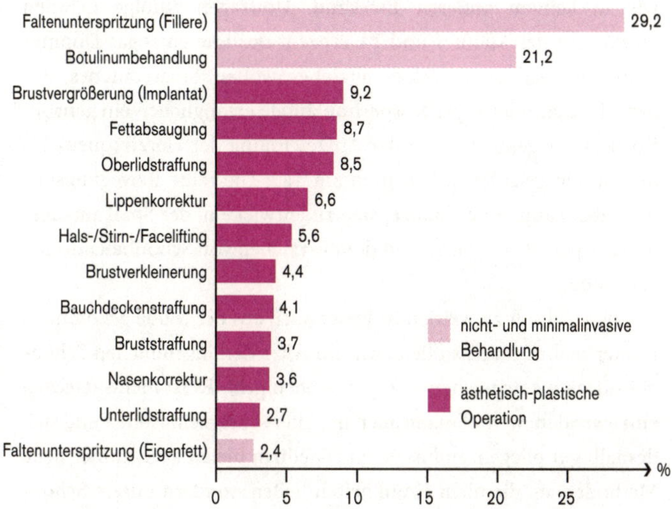

Diese Übersicht über die Rangfolge der beliebtesten Behandlungen und Operationen in Sachen Schönheit 2018 macht deutlich, dass die Möglichkeit, durch minimalinvasive Maßnahmen einige Jahre jünger zu wirken, offenbar auf eine große Nachfrage trifft.

Nicht nur bei jugendlichen, sondern auch bei erwachsenen Frauen dreht sich heute alles um Schönheit, die man kaufen, schminken oder operativ erwerben kann. Jedes vierte Mädchen würde eine Schönheitsoperation machen lassen, wenn sie die Kosten nicht tragen müsste, und das, obwohl die Berufsbezeichnung Schönheitschirurg*in nicht klar definiert und geschützt ist. Aber es wird heute nicht nur trainiert, versteckt und kaschiert, sondern auch betont, was man zu bieten hat. In Deutschland werden jährlich 450 000 Tonnen Schönheitsmittel für Gesicht und Haare verkauft.

Ein zunächst gesunder Weg, um den eigenen Körper in Form zu bringen, ist das sogenannte Bodyshaping durch Sport. In Deutschland trainieren 9,1 Millionen Menschen in Fitnessstudios, so viel wie in keinem anderen EU-Land. Umfragen zufolge nehmen 26 Prozent der Männer und 14 Prozent der Frauen sogar Dopingpräparate, weil sie »knackig« aussehen wollen. Smartwatches, Fitness-Tracker oder sogar Körperimplantate ermöglichen ein genaues Körpermanagement – von der Aufzeichnung der Herzfrequenz bis hin zu den gelaufenen Schritten am Tag. Die reine Bewegungslust hat dabei kaum eine Chance, sich zu entwickeln, der Spaß am eigenen Körper ist fast immer mit dem Erreichen von Schönheitsidealen verbunden.

In Würde alt zu werden ist leider auch aus der Mode gekommen. Immer mehr Frauen wollen auch im Alter den jugendlichen Schönheitsidealen entsprechen – so gut es eben geht. Es ist nichts dagegen einzuwenden, wenn Frauen auch im Alter schön sein wollen und sich deshalb gut pflegen. Industrie und Medizin bieten aber immer neue Methoden an, die nicht Krankheiten heilen, sondern unsere Schönheit retten sollen. Altersflecken auf der Haut und Falten finden viele Menschen unschön, nicht selten aber wird sogar das Normale als korrekturbedürftig betrachtet. »Ästhetische Dermatologie« nennt sich der Fachbereich, der kosmetische Operationen wie die Straffung der Lider, Faltenbehandlungen oder Anti-Aging-Therapien anbietet. »Intimchirurgie und Genitalästhetik« steht auf den Praxisschildern von Ärzt*innen, die für ein jugendliches Aussehen der intimsten Stellen sorgen wollen.

Kommen in diesem Kampf um Schönheit Krankheiten wie Brustkrebs hinzu, erleben viele Frauen ihre durch Operation oder Bestrahlung veränderte Brust als große Belastung, obwohl sie eigentlich um das Überleben gekämpft haben. Dies ist sehr verständlich, zeigt aber möglicherweise, wie sehr Frauen unter dem Druck stehen, schön und makellos sein zu müssen.

Das Spektrum möglicher Methoden und Therapien wächst jedes Jahr, ebenso wie die Bedürfnisse von uns Frauen, der Schönheitsnorm zu entsprechen. Aber wo ist die Grenze der Korrektur und wie entstehen diese so mächtigen Schönheitsnormen? Und: Von welchem Schönheitsbegriff reden wir überhaupt?

Durch Alltagserotik unter Druck gesetzt

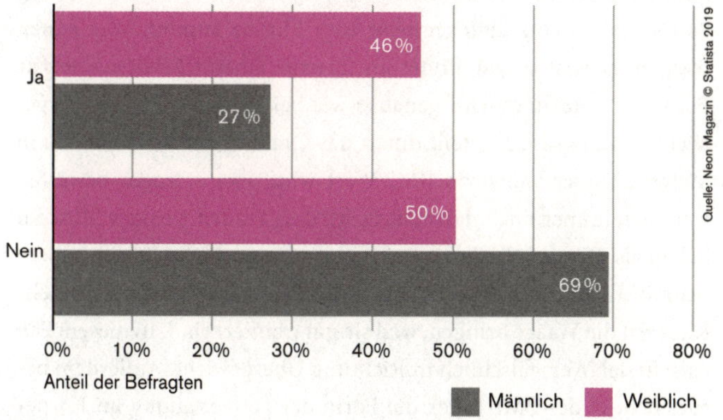

Frauen fühlen sich durch das Frauenbild, das die Medien von den Geschlechtern zeichnen, stärker unter Druck gesetzt (46 Prozent) als Männer durch das Männerbild (27 Prozent).

Wie normal ist das »Normgewicht«?

Frauen finden sich häufig zu dick, selbst wenn sie dies objektiv nicht sind. Das ist eine Störung der Körperwahrnehmung. Diese verzerrte Selbstbewertung beginnt in der Pubertät und ist in dieser Zeit noch in Ordnung, zumindest in gewissem Maße. Frauen, die andauernd hungern, untergewichtig sind und sich immer noch zu dick finden, haben aber ein Problem, das behandelt werden muss *(siehe ab Seite 135, Essstörungen)*. Wollen Sie abnehmen und sind tatsächlich etwas zu »kompakt«, sollten Sie dies mit einer Diätstrategie tun, die sich als optimal für Frauen herausgestellt hat *(siehe Seite 84ff. und 135ff.)*.

Aber was verbirgt sich hinter dem sogenannten Normgewicht?
Das Normalgewicht setzt sich aus verschiedenen Faktoren wie Alter, Größe und anderen Durchschnittswerten zusammen und wird zur groben Einschätzung gesundheitlicher Risiken genutzt. Der *BMI-Index* ist eines von mehreren Bewertungstools, das zur Berechnung des Normgewichts üblicherweise zum Einsatz kommt. Wer seinen BMI-Index wissen will, findet im Internet einen **BMI-Rechner für Frauen.**[13] Berechnet wird genauso wie bei Männern das Körpergewicht in Kilogramm geteilt durch das Quadrat der Körpergröße in Metern. Dieser weibliche BMI-Wert wird aber strenger bewertet, weil man immer noch davon ausgeht, dass Frauen weniger Muskeln haben als Männer. Trifft das bei Ihnen zu? Sportliche Frauen sollten beim BMI-Wert berücksichtigen, dass nicht erfasst wird, ob sie mehr Kilos auf die Waage bringen, weil sie gut trainiert sind. In diesem Fall rutscht der Wert fälschlich in Richtung Übergewicht. Außerdem berücksichtigt der BMI-Index die Form der Fettverteilung im Körper nicht, die wichtig ist, um möglichen Risiken durch zu viel Bauchfett rechtzeitig entgegenzuwirken.

Fazit

» Wo Ihr persönliches Wohlfühl- oder Gesundheitsgewicht liegt, können nur Sie selbst für sich beantworten!

» Beobachten Sie genau, wie sich Ihre Stimmung und Ihr Energielevel ändern – in Bezug auf plus/minus zwei bis drei Kilogramm, maximal fünf Kilogramm.

» Es gibt übrigens Lebensphasen, da sind ein paar Pölsterchen ein guter Schutzwall gegen Stress oder ein Zeichen dafür, wie »hungrig« Sie sind, Neues aufzunehmen, zum Beispiel zu Beginn eines neuen Lebensabschnitts. Also: Gehen Sie freundlich mit sich um und seien Sie offen für das, was Sie jetzt gerade brauchen.

Schönheitsideale – zum Greifen nah und unerreichbar

Sich perfekt, unangreifbar und schön in Szene setzen ist heute einfacher denn je. Die Idealmaße stehen fest, und Instagram und Co. tragen einen erheblichen Teil zu ihrer Verbreitung bei. Nur leider gibt es vor allem für uns Frauen ein paar echte Probleme, die Sie sich gut ansehen sollten.

Digital schön – Am Computer bearbeitete Gesichter gelten nach aktuellen Studien aus der Attraktivitätsforschung als besonders anziehend.[14] Dieses Schönheitsideal der harmonischen Symmetrien ist definitiv nicht erreichbar. Dennoch wird es aber über die Medien verbreitet, und wir orientieren uns daran – Frauen übrigens sehr viel stärker als Männer.

Klein gemacht und verfügbar – In den Medienbildern finden Sie bei genauem Hinsehen vor allem Frauen, die sich drehen, nach vorne abstützen oder sich liegend rekeln. Posen, in denen Frauen sich in aufrechter Haltung und kraftvoll zeigen, sind eher die Ausnahme.[15]

Ewig jung – Sex sells und nicht die Falten einer älteren Frau. Natürliche Prozesse wie das Altwerden werden meist als Gegenbild zum Schönsein inszeniert. Alt wird meist gleichgesetzt mit hässlich. Aber ältere Models abzubilden ist offenbar auch keine Lösung, das Problem sitzt tiefer. Sich zu den eigenen Ungunsten zu vergleichen scheint eine Art spontaner, menschlicher und vor allem weiblicher Reflex zu sein. Anhand von Testreihen zu Oversize-Models konnte gezeigt werden, dass es beim Vergleichen keinen großen Unterschied macht, welches Model wir zu sehen bekommen. Frauen vergleichen sich, ob dick oder dünn, alt oder jung, oft zu ihrem Nachteil.[16]

Wenn Sie einmal genau darauf achten, sehen Sie überall, wie die »Schönheitsindustrie« unser weibliches Bedürfnis, schön zu sein, regelrecht ausnutzt und viel Geld damit verdient. Besonders anfällig sind wir Frauen in verletzlichen Phasen, wenn das Selbstbewusstsein aus dem Lot geraten ist: Das sind Übergangszeiten wie Pubertät und Wechseljahre, aber auch Krisen, die durch Arbeitslosigkeit, Trennung und Krankheiten hervorgerufen werden. Doch es geht auch anders. Lassen Sie uns herausfinden, was Frauen resistent macht gegenüber unrealistischen, biestigen Idealen und schwach machenden Bildern in den Medien und in unseren Köpfen.

Hätten Sie's gedacht?

Ab wann machen Mädchen zum ersten Mal Diät?

Sehr früh, viel zu früh! Fast jede zweite 14-Jährige hat in Deutschland schon mindestens eine Diät gemacht. Dies zeigt eine Studie des Internationalen Zentralinstituts für Jugend- und Bildungsfernsehen. Aber gerade in der Pubertät sind wiederholte Diäten besonders schädlich, sowohl psychisch als auch körperlich. Warum wollen Mädchen trotzdem dünner werden? Die Zahlen geben deutliche Hinweise: Jedes zweite Mädchen zwischen zwölf und 21 Jahren, das regelmäßig *Germany's Next Topmodel* sieht, möchte später Model werden. Sogar Fünftklässlerinnen wünschen sich einen Körper wie ein Model, anstatt sich von diesem mediengemachten Schönheitsdiktat abzuwenden und unbeschwert zu spielen und sich aktiv zu erleben.

Schönheit ist Lust am Leben

Dabei ist unser Schönheitsideal, das alte Chamäleon, einfach nur eine der jeweiligen Mode geschuldete Konstruktion. Im echten Leben geht es zwar auch darum, ob ich jemanden »schön« finde, aber dazu gehört viel mehr als nur ein perfekter Body und ein Schmollmund. Anziehend sind viele Eigenschaften, die individuell sehr verschieden sein können und so manchen scheinbaren »Makel« vergessen machen. Männer sind übrigens nach den Ergebnissen der Attraktivitätsforschung gar nicht so kritisch, wie Frauen meinen. Wichtiger als Perfektion ist ihnen offenbar, ob das weibliche Gegenüber gesund aussieht – die Evolution lässt grüßen! Aber genug von Männern, jetzt sind Sie an der Reihe. Frauen können Schönheit für sich selbst definieren, neu erleben und umlernen. Schön sein können Sie unabhängig davon, ob Sie wunderschön, chronisch krank, alt, jung oder gesund sind oder aber am Ende Ihres Lebens stehen. Wie das geht?

Als Erstes stellen Sie den für viele Frauen und Mädchen so typischen kritischen Blick auf sich selbst in den nächstbesten Schrank und schließen ihn gut ab. Ab jetzt richten Sie Ihre Energie nicht mehr auf das Bewerten und Vergleichen, denn das macht unglücklich. Lernen Sie, sich selbst jeden Tag ein bisschen liebevoller und anteilnehmend zu betrachten. Probieren Sie achtsam aus, was Sie persönlich brauchen, um Ihren Körper und sich selbst als schön-kraftvoll, schön-lustvoll, schön-liebenswert, schön-wohltuend und so weiter zu erleben. Zwei Dinge sind besonders wichtig und hilfreich beim Umdenken:

Gesund sein macht schön – Üblicherweise handeln wir so: Wenn ich beispielsweise dünn sein will, muss ich die tägliche Kalorienmenge reduzieren, und um volle, rote Lippen zu haben, besitze ich einen »longlasting« Volumenlippenstift. Eigentlich irre, was wir Frauen uns antun, um endlich schön genug zu sein. Ganzheitliche Heilverfahren haben da eine ganz andere Sicht zu bieten: Schön ist, wenn ich gesund bin! Diese Ansicht teilt die Schulmedizin nur in gewissem Maße. Anders sieht es zum Beispiel in der Traditionellen Chinesischen Medizin (TCM) aus. Hier sind fehlende Schönheitsmerkmale, wie grau werdende Haare oder schlaffere Haut, ein Zeichen für fehlende Energien oder Blockaden, die ausgeglichen werden müssen. Abnehmen funktioniert nach TCM nicht für alle Menschen gleich über weniger essen und Kalorien zählen, sondern vor allem über die individuell richtige Auswahl stärkender Nahrungsmittel. In der TCM unterscheidet man beim Abnehmen fünf Typen, die jeweils andere Strategien brauchen, damit die Gewichtsabnahme funktioniert. Blasse Lippen können für eine Schwäche in der Milzleitbahn sprechen, die typischerweise nach einer Schwangerschaft auftritt, die Sie aber mit Lippenstift sicher nicht behandeln können. Statt teurer Kosmetik und Diätenterror können Sie also viel mehr erreichen, wenn Sie sich auf einen ganzheitlichen Weg machen, gesund zu leben. Ob Sie mit dem Rauchen aufhören, Homöopathie, TCM oder andere wunderbare Gesundheitswege ausprobieren, bleibt Ihrem Bauchgefühl vorbehalten. Sie selbst sind der beste Maßstab, wie gut eine Therapie zu Ihnen passt und Sie gesund machen kann.

Sich selbst mögen macht schön – Nur die Hälfte aller deutschen Frauen findet sich schön, obwohl die meisten laut Global Beauty Index 2018 wissen, dass Schönsein etwas mit emotionalem Wohlbefinden zu tun hat. Das sind volle 50 Prozent zu wenig! Der ewige Kampf mit oder gegen den eigenen Körper strengt enorm an, außerdem können wir den Wettlauf mit der Zeit sowieso nicht gewinnen. Es sei denn, wir hören mit der typisch weiblichen Selbstsabotage auf und verstehen endlich aus tiefster Seele, dass Körper und Psyche – Body & Soul – zusammengehören. Wenn unsere Psyche es gut sein lässt und aufhört, den Körper mit spitzen Kommentaren niederzumachen oder anzutreiben, können wir die größten Erfolge in Sachen echter Schönheit feiern und haben jede Menge Energie für stärkende Dinge frei. Fachleute sprechen hier von einem Zuwachs an *Resilienz,* das ist unsere Widerstandskraft, wenn das Leben nicht rundläuft oder sogar mit uns Achterbahn fährt.

Weibliche Lebenserfahrungen

In jedem Frauenleben gibt es bestimmte Erfahrungen, die Männer grundsätzlich nicht machen können. Schwangerschaft und Geburt stehen hier an erster Stelle, aber auch Menstruation und 99 Prozent aller Verhütungsmethoden. Was passiert nun mit diesen Erfahrungen? Wie gehen Sie selbst damit um? Der Reichtum und die Chance dieser geballten weiblichen Lebenserfahrung wird oft – zum Beispiel in den Medien, aber auch im ärztlichen Gespräch – nicht als Kraftquelle erkannt oder deutlich gemacht. Im Gegenteil: Angst und Schrecken scheinen bei Frauenthemen immer wieder das Brennglas zu sein, durch das einseitig berichtet und aufgeklärt wird. Der Fokus richtet sich viel zu oft auf das Negative, zum Beispiel: die »Last der Verhütung«, das »Risiko durch Schwangerschaften und Geburten«, die »frauentypische Doppel- und Dreifachbelastung« durch Kinder plus Pflege von Angehörigen oder die stark betonte Aussicht auf »Altersarmut, Falten und Brustkrebs«, wenn es um das Älterwerden geht. Diese Sicht auf Ihre Lebenserfahrung sollten Sie nicht einen Tag länger akzeptieren, weder bei sich selbst noch bei anderen. Denn nicht nur die eigene Lebenserfahrung, sondern auch wie über das Älterwerden gesprochen und gedacht wird, wirkt sich unmittelbar auf das Lebensgefühl und damit auf die Gesundheit von Frauen aus. Wie ist das gemeint? Jede Lebenserfahrung schafft, je nachdem, wie sie erlebt und verarbeitet wird, nachweislich eine neue, ganz eigene Realität – in Ihrer Seele und auch in Ihrem Körper.

Das können Sie für sich tun

Entdecken Sie also den Schatz Ihrer Lebenserfahrungen und betrachten Sie ihn mit ganz neuem Fokus: nüchtern und lösungsorientiert die belastenden Erfahrungen und mit wachem Blick die Vorteile und Ressourcen, welche in jeder Ihrer Lebenserfahrung als Frau stecken!

Schluss mit der Baustelle »Frau«

Die folgenden beiden Beispiele stehen für zahlreiche wissenschaftliche Studien und Berichte, die deutlich machen, welche Auswirkungen das Gefühl von Frauen haben kann, nicht perfekt, gesund oder schön genug zu sein. Dabei gibt es in der Regel keine vernünftigen

Gründe dafür, sich selbst als lebende Dauerbaustelle zu betrachten. Gehen Sie andere Gesundheitswege: Push up your life!

Nahrungsergänzungsmittel – Jeder dritte Erwachsene nimmt nach Angaben des Bundesinstitutes für Risikobewertung (BfR) regelmäßig Nahrungsergänzungsmittel – dazu gehören Vitamine, Mineralien und Spurenelemente. In der Europäischen Union gilt Deutschland mit einem Umsatz von rund einer Milliarde Euro, die innerhalb eines Jahres für Nahrungsergänzungsmittel ausgegeben werden, als einer der größten Absatzmärkte, Tendenz steigend. Und wer sind die Hauptabnehmer? Frauen über 35 Jahren mit höherem Bildungsstatus, die ohnehin gesünder leben und häufig keinen Mangel haben. Machen Sie sich klar, dass die meisten Vitalstoffe sehr viel effektiver wirken, wenn sie als Nahrungsmittel gegessen statt geschluckt werden. Einen ungesunden Lebensstil können sie nämlich nicht ausgleichen, und oft werden die Risiken unterschätzt.[17]

Gebärmutterentfernungen – Sogar aus medizinischer Sicht sind zu viele Frauen davon betroffen! Die Entfernung der Gebärmutter[18] gehört zu den häufigsten gynäkologischen Eingriffen, ist aber längst nicht immer nötig. Jeder sechsten Frau zwischen 18 und 79 Jahren wurde in Deutschland nach offiziellen Angaben die Gebärmutter meist wegen gutartiger Erkrankungen entfernt. Am häufigsten wird der Eingriff bei Frauen zwischen 40 und 49 Jahren vorgenommen. Denn die Entscheidung für eine Operation hat oft nichts mit einer dringenden Indikation zu tun (etwa bei einem bösartigen Tumor), sondern wird in der Mehrzahl der Fälle wegen gutartigen Erkrankungen getroffen, zum Beispiel Myomen. Oft wird wegen Blutungsstörungen, Schmerzen und einzelnen Myomen operiert, die hormonell oder durch eine operative Aushöhlung des jeweiligen Myoms in den meisten Fällen behandelbar wären. Eine entscheidende Rolle spielt der soziale Status und leider zu oft, wie gut oder schlecht die Frauen beraten werden. Angesichts der Tatsache, dass jede fünfte Totaloperation überflüssig ist und dass bei jeder Operation Komplikationen wie

Gebärmutterentfernungen

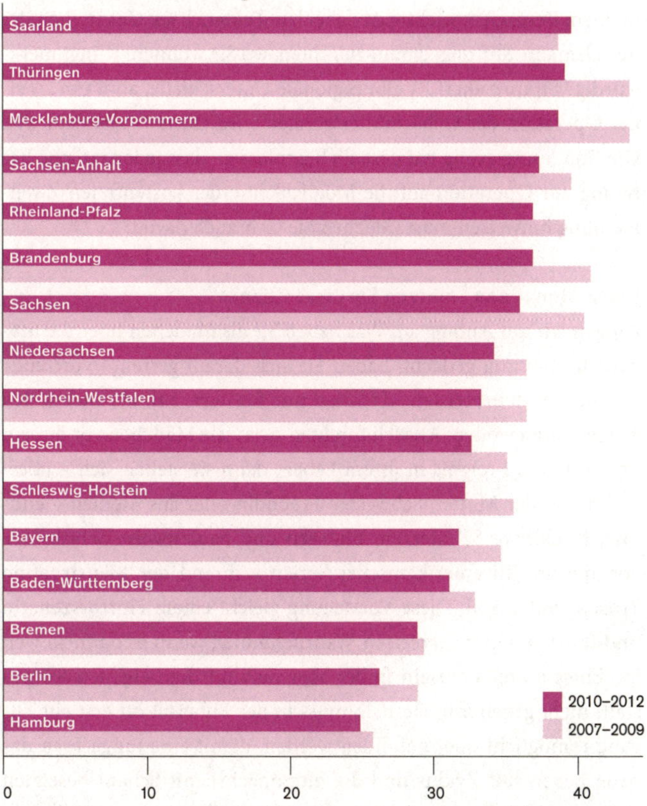

Quelle: Statistisches Bundesamt (DRG_OPSvier, Stat_Bev_EA), eigene Berechnung und Darstellung (IGES 2014).

Die Zahl der Gebärmutterentfernungen hat seit 2010 zwar abgenommen. Andererseits kommt dieser operative Eingriff in einigen Bundesländern häufiger zum Einsatz. Im Saarland und in Thüringen bei 43 Prozent aller Frauen, in Hamburg bei nur knapp über 25 Prozent! Warum?

Verletzungen von Nerven, Gefäßen oder Organen vorkommen können, wäre es viel sinnvoller, die Frauen bei leichteren Beschwerden über alternative Therapien aufzuklären. Das Spektrum an Möglichkeiten ist heute größer, als viele Patientinnen und manche Ärzt*innen meinen. Besonders wichtig ist dabei laut Faktencheck Gesundheit der Bertelsmann-Stiftung, darauf zu achten, wo Sie wohnen. Klingt merkwürdig? Stimmt aber! Es gibt regionale Unterschiede, ab wann zu einer Operation der Gebärmutter geraten wird *(siehe Grafik Seite 89)*. Die Bundesregierung hat deshalb beschlossen, dass jede ärztliche Beratung zur Operation auf die Möglichkeit einer kostenfreien Zweitmeinung hinweisen muss. Machen Sie Gebrauch davon!

Jeden Monat neu – nutzen Sie diese Chance

Fangen wir am Anfang an. Was haben Sie als Mädchen über die monatliche Blutung gedacht, haben Sie sich darauf gefreut? Vorfreude kommt bei den meisten Mädchen nur insofern auf, als sie endlich dazugehören wollen. An sich fürchten sich viele Mädchen vor diesem unbekannten Ereignis in ihrem Leben, denn sie stellen sich – überliefert von der Mutter, Schwester, Freundin oder aus Medien – endlose, furchtbare Schmerzen, Blutseen und haufenweise Schokolade vor, die im Stil amerikanischer Serien während der Menstruation Trost spenden soll. Diese Vorstellung gleicht einem Horrorszenario und führt zu einer verzerrten Wahrnehmung, wenn es dann so weit ist. Entspanntes Frausein findet aber nur mit dem eigenen Körper statt, nicht gegen ihn. Deshalb muss in der Pubertät oft erst ein Zugang ermöglicht oder gefunden werden, damit eine junge Frau das neue Leben mit Zyklus und die oft zunächst mit Scham besetzten sichtbaren Zeichen ihrer körperliche Veränderung in ihr Bild von sich selbst integrieren kann.

Der erste Besuch bei einer Frauenärzt*in kostet Überwindung, völlig klar. »Muss ich mich da ausziehen?«, ist eine berechtigte Sorge von Mädchen in einer Phase großer Schamgefühle, in der sogar die eigene Mutter manchmal nicht mehr ins Bad darf. Optimal wäre, wenn bei diesem Erstkontakt mit der Frauenheilkunde nicht der strenge medizinische Blick die Oberhand bekäme. Seit einigen Jahren bieten manche Praxen für Frauenheilkunde spezielle Mädchensprechstunden an, und vor allem jüngere Ärztinnen gehen anders auf die Bedürfnisse von jungen Frauen und Mädchen ein, als das früher der Fall war.

Aber selbst als erwachsene Frau erleben Sie Ihr zyklisches Leben bis zur Menopause abhängig davon, welche Meinung in der Gesellschaft vorherrscht und wie Ihr medizinisches Gegenüber im konkreten Fall reagiert oder behandelt. Die negative Bewertung des weiblichen Zyklus und der Menstruation ist allerdings nicht neu, sie hat Tradition. Anfangs galt der »Ausgleich der Säfte« durch die Menstruation als gesundheitsförderlich. Mit der Aufklärung aber bekam das monatliche Bluten mehr und mehr das Etikett des Unreinen oder sogar Gefährlichen, weshalb eine Frau dann zum Beispiel vom Kochen oder auch vom ehelichen Pflichtsex freigestellt war. Diese Pause hatte für die Frauen damals Vorteile, dennoch bleibt die Verteufelung falsch und macht uns Frauen den eigenen Körper suspekt. Und heute?

Als nach dem Krieg Damenbinden zum Wegwerfen in Serie gingen und der erste Tampon auf den deutschen Markt kam – man nannte ihn O.B., also »ohne Binde« –, veränderte sich das Verhältnis zur Menstruation noch mal. Frauen waren in dieser Zeit »unpässlich«, versuchten aber diesen Umstand möglichst zu vertuschen. Die Zeiten, in denen sie während der monatlichen Blutung Pause machten, waren vorbei. Trotz aller Fortschrittlichkeit blieb die negative Bewertung tief verankert. Bis Wissenschaftler 1958 offiziell Entwarnung gaben, glaubte man immer noch, dass Menstruationsblut giftig sei. So viel zum aufgeklärten 20. Jahrhundert.[19]

Diese gesellschaftlichen Zerrbilder, die sich sogar in der Medizin finden, prägen uns möglicherweise immer noch. Viele Frauen kennen heute das Prämenstruelle Syndrom (PMS) als Krankheit und Problem, wissen aber sehr wenig darüber, welche Entwicklungschancen die Menstruation für Frauen bereithalten kann. Wer damit zu kämpfen hat, soll im schlechtesten Fall die Zähne zusammenbeißen oder eine »Ibu«, also das Schmerzmittel *Ibuprofen,* schlucken. Werden die Schmerzen unerträglich, bleibt die Antibabypille als Alternative. Aber ist das immer die beste Lösung? Viel zu selten erhalten Frauen Tipps zu naturheilkundlichen Maßnahmen oder werden nach eventuellem Stress oder psychischer Belastung gefragt.

Obwohl schon unsere Großmütter wussten, dass alles zwei Seiten hat, fehlen in der Medizin sehr oft die positiven Seiten, auch wenn es hierzu jede Menge Hilfreiches zu sagen gäbe. Denken Sie jetzt an eine Wiederkehr von Menstruationstassen, Flower Power und Esoterik, weibliche Urkraft und Co.? Das kann, muss aber nicht sein. Die folgenden zwei Denkanstöße können Ihnen helfen, im Alltag umzudenken und diesen Part des Frauenlebens positiver zu erleben:

Pausenkultur – Wir wissen heute, dass Dauerstress Frauen krank macht. Unsere Muskeln und Gefäße funktionieren am besten mit abwechselnder Anspannung und Entspannung – unsere Psyche auch. Das ständige Ankämpfen gegen das Bedürfnis nach Entspannung strengt enorm an, das Pulsieren zwischen Spannung und Entspannung lädt dagegen die Batterien immer wieder auf und setzt Kräfte frei. Wenn Sie die verschiedenen Phasen im Zyklus akzeptieren, kann das helfen, den Stecker Ihrer Daueranspannung zu ziehen und sich kraftvoller zu fühlen. Das Leben mit dem Zyklus lehrt Sie, dass Sie jeden Monat aufs Neue für einige Zeit powern können, leistungsfähig und lustvoll sind, um sich dann auszuruhen und den Rückzug zu genießen. Bewerten Sie deshalb Menstruationsschmerzen und damit verbundene Beschwerden neu. Diese werden Sie so nicht belasten, sondern vielmehr daran erinnern, Pause zu machen.

Lebensweisheit – Jeder Zyklus durchläuft, wenn wir genau hinsehen, die Entwicklungsstadien des gesamten Lebens: Nach den wilden Jahren der Pubertät starten wir mit 20 bis 30 Jahren voller Kraft und Neugier. Das entspricht der ersten Zyklushälfte, wenn der Östrogenspiegel steigt. Lust und Fruchtbarkeit erreichen in der Mitte des

Zyklus, rund um den Eisprung, aber auch in der Lebensmitte bis um den 40. Geburtstag, ihren Höhepunkt. Frauen haben jetzt Erfahrung in Sexualität – und zugleich tickt die »biologische Uhr«. In dieser Phase wächst das Bedürfnis herauszufinden, was das Leben sinnvoll macht. Wenn sich dann gegen Ende der zweiten Zyklushälfte der weibliche Körper bemerkbar macht, ist das oft so lästig wie das Altwerden auf den ersten Blick auch. Wer mag es schon, wenn die Brüste spannen, der Bauch gebläht ist und sich Kopfschmerzen einstellen. Aber positiv betrachtet, trainieren Sie in dieser Zyklusphase jeden Monat Fähigkeiten, um gut und gesund alt zu werden, denn das Altwerden ist auch erst mal nicht so prickelnd. Sie lernen also jeden Monat, dass Sie sich um sich kümmern müssen. Diese Selbstfürsorge – statt Kinder-, Mann- oder Job-Fürsorge – fällt uns allen nicht leicht, ist aber die wichtigste Voraussetzung für Gesundheit und für ein zufriedenes, würdevolles Altwerden. Bei jeder Wärmflasche, die Sie sich ab sofort während Ihrer Menstruation auf den Bauch legen, versprechen Sie sich bitte schmunzelnd, dass Sie dem Anti-Aging-Kult abschwören und sich im Alter gut um sich kümmern werden.

Verhütung ist meist Frauensache – Ihre Haltung dazu auch

Mit der Menstruation tritt für Mädchen das Thema Sexualität in ihr Leben und damit die Frage nach Verhütung. Hier stehen zahlreiche Methoden zur Verfügung, die bis auf Kondome fast alle von Frauen angewendet werden müssen. Nach wie vor gilt die Verhütungspille als Methode der ersten Wahl. Allerdings ist sie heute zu einer Art Lifestyle-Pille geworden, und mit der Einnahme wird – einfach um dazuzugehören – häufig schon lange vor dem ersten Geschlechtsverkehr begonnen. Für junge Männer ist das praktisch und nimmt ihnen den Druck der Mitverantwortung. Die jungen Frauen verpassen dadurch aber die erste Begegnung und das Sich-Anfreunden mit ihrem natürlichen Zyklus. Viel zu selten wissen junge Frauen, die die Pille nehmen, welche körperlichen Zeichen auf die fruchtbaren Tage hindeuten – was sie dann später, wenn sie schwanger werden wollen, erst mühsam lernen müssen. Die Pille macht es insgesamt schwerer zu wissen, welche Beschwerden Nebenwirkungen der Pille sind oder andere Ursachen haben.

Die Menarche setzt immer früher ein

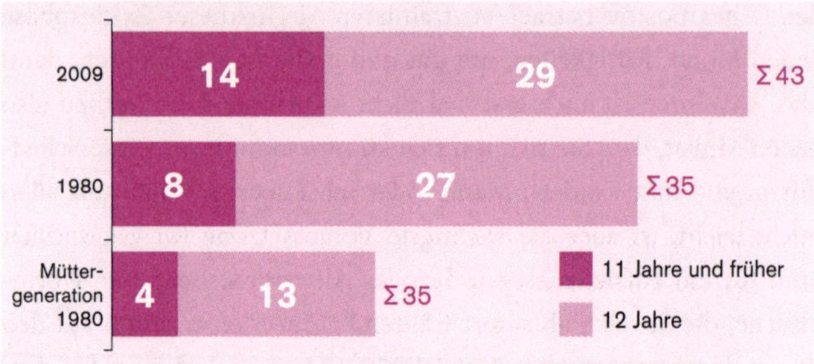

Mädchen bekommen immer früher ihre Tage. Im Durchschnitt setzt die erste Blutung heute mit zwölfeinhalb Jahren ein. Das bedeutet, dass die Mädchen geistig und psychisch noch im Kindheitszustand sind, während ihr Körper zur Frau wird.

Natürlich wäre es fairer, gesünder und entlastend, wenn sich Männer und Frauen gleichermaßen die Verhütung teilen könnten und nicht nur die Verantwortung oder die Kosten dafür. Aber da Kondome als einzige Verhütungsmethode für Männer – abgesehen von der Sterilisation – relativ unsicher sind, liegt die Aufgabe und Belastung weiterhin aufseiten der Frauen. Diese Tatsache ist an sich schon mit gesundheitlichen Risiken und Einschränkungen für Frauen verbunden, noch schlimmer ist aber unser Umgang damit. Die meisten Frauen nehmen die Pille stillschweigend oder lassen sich Hormonspiralen und Co. einsetzen und sprechen nicht weiter darüber, so als ob nichts wäre. Dabei reicht allein der kurze Blick auf den Beipackzettel, um das Gruseln zu bekommen. In Deutschland gibt es derzeit 50 verschiedene Pillensorten – mit beiden Geschlechtshormonen oder nur mit Gestagenen (Mini-Pille), mit zwei Phasen oder immer gleicher Dosierung. Jede Variante hat ihre Tücken, und jede Frau reagiert individuell darauf. Abgesehen vom Thromboserisiko, kann es beispielsweise zu Kopfschmerzen, Spannungsgefühlen in der Brust, Gewichtszunahme und depressiven Verstimmungen kommen. Zwischen- oder Schmierblutungen treten oft bei der Einnahme der Mini-Pille auf, stärkere Blutungen und Schmerzen zeigen sich manchmal bei einer Spirale. Das ist der Normalzustand von Frauen, die verhüten. Außer über zahlreiche Skandale rund um schädigende Verhütungsmittel, die dann vom Markt genommen werden mussten, ließe sich noch von ganz anderen Erfahrungen berichten, die immer auf Kosten der Frauen gehen.

Die ständige Sorge vor einer ungewollten Schwangerschaft kommt noch hinzu, mitunter auch wenn die Pille genommen wird. Mit diesem körperlichen und seelischen Ballast des Verhütens gehen Mädchen jeden Tag zur Schule und Frauen zur Arbeit, versorgen die Familie oder Angehörige. Kurz: Wir stehen unsere Frau, als wenn nichts wäre. Genau das können Sie ändern!

Beginnen Sie damit, dies zunächst einmal vor sich selbst als »Last der Verhütung« anzuerkennen und entsprechend zu würdigen. Wenn Sie sich ein Bein brechen und dennoch weiter jeden Mittag kochen oder am PC arbeiten müssten, würden Sie sich das auch als außerordentliche Tapferkeit anrechnen. Gleiches gilt doch erst recht für Verhütung und das ständige Risiko, ungewollt schwanger zu werden, das Frauen fast den größten Teil ihres Lebens tragen. Hinzu kommen weibliche Lebenserfahrungen durch Verhütungspannen, also Schwangerschaftsabbrüche. Aber auch wenn Frauen nicht schwanger werden können, ist das eine große Belastung. Auch die vielen großen und kleinen gynäkologischen Erkrankungen, von harmlosen vaginalen Pilzinfektionen bis zum dramatischen Brustkrebs, dürfen nicht unterschätzt werden. Diese Schicksale und die belastenden Erfahrungen, die Männer ihren Frauen nicht abnehmen können, lassen sich nur bedingt ändern, aber ihre Haltung dazu sehr wohl.

Lassen Sie uns jetzt einen Schritt weitergehen und am Beispiel von Schwangerschaften und Geburt zeigen, welche Ressourcen in diesen Erfahrungen rund um das Muttersein stecken.

Muttersein hat Potenzial

Jeder von uns hätte am liebsten die Garantie eines Null-Risiko-Lebens, das ist verständlich. Aber Angst und Risiken gehören zum Leben, und positiv betrachtet lassen sie uns als Herausforderung wachsen. Doch das wollen wir meist nicht akzeptieren, vor allem, wenn es um Kinder geht. Hier soll alles maximal sicher sein, aber nicht jedes Risiko lässt sich vermeiden. Ängste sind außerdem laut Risikoforschung sehr oft irrational und Argumenten nicht zugänglich. Ein Beispiel: 2016 wurden zwölf Menschen in Deutschland Opfer eines Terroranschlags, und es gab über 3000 Verkehrstote. Wovor müsste man also mehr Angst haben? Trotzdem fürchtet sich niemand davor, am Straßenverkehr teilzunehmen, aber viele Menschen sorgen sich vor einem Anschlag. Wir fürchten uns also oftmals vor den falschen Risiken, und in der Konsequenz versuchen wir dann mit aller Kraft auch das Falsche, um die Ängste in den Griff zu bekommen. Das gilt auch für Schwangerschaft, Geburt und die Zeit danach, wenn wir die Kinder ins Leben begleiten.

Schwangerschaft und Geburt als Risiko

Auch wenn die Geburtenrate aktuell leicht gestiegen ist: Verglichen mit früher kommen hierzulande weniger Kinder zur Welt, dafür aber mit wachsendem medizinischem Aufwand. Paradoxerweise sind Schwangerschaft und Geburt viel stärker mit Angst besetzt als früher. Das hat viele Gründe: Unter jungen Frauen und Männern kursieren beispielsweise die Vorstellungen, Schwangerschaft und Geburt würden die Figur, das Sexual- und nicht selten auch das Eheleben ruinieren. Kinder führen zu Trennungen, vermasseln Karrierechancen und sind ein finanzielles Desaster. Aber auch wer schwanger ist, hat Ängste, zum Beispiel vor Behinderung oder Fehlgeburten. Diese Angst passt dabei auf verhängnisvolle Weise mit der ärztlichen Sorge vor juristischen Auseinandersetzungen und medizinischen Gefahren zusammen. Man könnte annehmen, dass mehr Kontrolle mehr hilft, aber das Gegenteil ist der Fall: Deutschland gilt als eines der Länder mit den meisten Risikoschwangerschaften, was bei den heute gültigen 52 möglichen Risikofaktoren im Mutterpass nicht verwundert. Nach den aktuellen Mutterschaftsrichtlinien gibt es über 120 Vorsorgetests, und 50 weitere Tests stehen auf eigene Kosten zur Wahl. Wissenschaftliche Studien weisen allerdings nach, dass die Wahrscheinlichkeit für einen Kaiserschnitt steigt, je mehr pränatale Diagnostik durchgeführt wird. Der Fachbegriff dafür lautet Interventionskaskade und macht die Verunsicherung deutlich, die das »System Gebären« aus dem Lot gebracht hat.

Aber trotz dieser ständig wachsenden Kontrolle und Technisierung von Geburt hat sich laut *Eurostat-Report 2009* das sogenannte Outcome nicht wesentlich verbessert: Schwangere und ihre Babys überstehen die Geburt heute insgesamt genauso gesund wie vor 20 Jahren, allerdings sind Mütter – und sicher auch Väter – so besorgt und ängstlich wie nie zuvor. Wie kommt das? Heute wird offiziell betont, dass Schwangerschaft keine Krankheit sei, aber zugleich »muss« eine Schwangere sehr oft medizinisch betreut und die Geburt maximal ärztlich überwacht werden. Nach dem Motto »Vertrauen ist gut, Kontrolle ist besser« drehen sich ärztliche Beratungen von werdenden Eltern heute zu viel um mögliche Risiken – die »German Angst« ist eben auch in der deutschen Geburtsmedizin zu Hause. Diese doppelte Botschaft aktiviert wie eine Alarmsirene die Urinstinkte von Frauen und macht sie bereit, alles zu tun, nur um Gefahren abzuwenden, auch wenn sie nüchtern betrachtet irrational sind. Damit sabotiert sich die Geburtsmedizin im Grunde selbst, denn die durch Hightech-Medizin geschaffene Sicherheit macht Frauen ohne gezielte, beruhigende Begleitung faktisch unsicher, ein erneutes Sicherheitsrisiko.

Traumata erkennen und behandeln

Geburtserfahrungen sind für Frauen prägend. Läuft es gut, stärken sie das Gefühl der Elternkompetenz, also wie sicher und gut sie sich als Mutter fühlen. Schlechte, nicht verarbeitete Erfahrungen wie zum Beispiel während der Corona-Pandemie durch Geburten mit Maske, ohne Vorbereitung und Unterstützung durch den Partner wie im Lockdown 2020 oder Traumata stellen die Weichen anders. Beides hat neuesten wissenschaftlichen Erkenntnissen zufolge für Sie als Frau und für Ihr Kind gesundheitliche Auswirkungen. Insofern lohnt es sich, den Start ins Leben als Mutter bewusst so positiv wie möglich zu gestalten und sich für die eigenen Bedürfnisse gegenüber Geburtshelfenden einzusetzen bzw. diese Aufgabe rechtzeitig an den Partner zu delegieren. Dazu gehört ausreichend Zeit vor und nach der Geburt, die frei von Erledigungen aus der Abteilung des typisch weiblichen Perfektionismus bleiben sollten. Die Elternzeit sollte immer noch ein Mutterschutz sein und nicht für Ziele genutzt werden, wie das Renovieren der Wohnung, »damit fürs Baby alles schön ist«. Gestatten Sie sich eine stressfreie Elternzeit! Und: Holen Sie sich unbedingt Hilfe, von Freund*innen, Familie und Fachleuten.

Nach der Geburt ist es wichtig, dass Frauen mit allem, was nicht gut gelaufen ist oder nicht gut läuft, wie Babyblues oder depressiven Verstimmungen als frischgebackene Mutter, aufmerksam und liebevoll umgehen. Auf der körperlichen Ebene kann dies bedeuten, nach einem latenten Diabetes oder einer neu entstandenen Schilddrüsenerkrankung zu fahnden. Immer noch werden diese hormonell getriggerten Erkrankungen bei Frauen nach der Geburt zu oft übersehen, obwohl sie körperlich und psychisch enorme Beschwerden verursachen können. Schicken Sie Ihre Enttäuschungen, zum Beispiel über einen hektischen Notkaiserschnitt oder schmerzliche Erfahrungen bei der Geburt, nicht in die Untiefen Ihrer Seele, um als Mutter reibungslos zu funktionieren, sondern sprechen Sie darüber und arbeiten Sie sie auf, wenn nötig mit professioneller Hilfe von Hebammen oder Therapeutinnen. Darüber zu sprechen und Mitgefühl zu spüren ist für viele Frauen erleichternd. Wie lange die belastenden Erfahrungen zurückliegen, spielt dabei keine Rolle. Sehr heilsam sind nachgeholte Geburtsrituale, wie das Baby in einem warmen Raum mit Kerze nackt auf den Bauch der Mutter legen, oder die liebevolle Pflege Ihrer Geburts- oder Schwangerschaftsnarben mit einer Ölmassage.

Ressourcen erkennen

Frauen tragen aber bei Weitem viel mehr als Narben von einer Geburt davon. Als Mutter haben Sie einem Kind das Leben geschenkt – eine großartige, kraftvolle Leistung, egal, wie es gelaufen ist. Sie selbst erleben sich plötzlich ganz anders. Für Ihr Kind sind Sie die wichtigste Person mit allen schönen und starken Gefühlen, die damit verbunden sind. Außerdem haben Sie als Frau in dieser Phase Ihres Lebens viel Neues gelernt. Sie haben vielleicht erfahren, wie Sie mit den heftigen Geburtsschmerzen durch bewusste Atmung besser klarkommen. Das können Frauen nutzen, zum Beispiel für Schmerzen nach einer Operation. Manchmal müssen Sie dazu einen inneren Schalter umlegen und die eine Erfahrung in einen anderen Lebenskontext verlinken. Schreiben Sie sich doch einmal auf, was Sie alles durch Ihre Kinder und das Kinderkriegen gelernt haben, und überlegen Sie anschließend, wofür Sie dieses Potenzial weiblicher Lebenserfahrungen nutzen möchten. Sie werden staunen!

Hätten Sie's gedacht?

Schwangerschaften schützen wahrscheinlich vor Demenz

Eine wirklich gute Nachricht für alle Frauen, die mehrmals schwanger waren: Die aktuelle Forschung zeigt, dass Frauen mit einer langen Phase der Fruchtbarkeit – also früh einsetzender Menstruation und später Menopause – und vielen Schwangerschaften vermutlich weniger Angst vor Demenz haben müssen. Entscheidend sind übrigens alle Schwangerschaften, die das erste Trimester überstehen, also auch Fehlgeburten nach dem dritten Schwangerschaftsmonat. Dabei spielen Östrogene als Booster für mentale Leistungsfähigkeit, aber auch bestimmte immunologische Anpassungen während der Schwangerschaft eine Rolle. Bei einer Demenz kommt es laut Forschung auch zu Entzündungsprozessen und entsprechend zu einem Mangel an körpereigener Immunpower, wobei nicht geklärt ist, was zuerst aus dem Ruder läuft. Belegt ist aber, dass jede Schwangerschaft das Immunsystem hochreguliert – und genau das kommt uns Frauen vermutlich später zugute. Schwangerschaften sind kein reines Zuckerschlecken, aber haben, wie man an diesem Beispiel sieht, auch echte Vorteile.

FRAUEN UND PRÄVENTION

Die Forschungsergebnisse der Gendermedizin revolutionieren das Verständnis von Krankheit und Gesundheit und liefern heute schon die wissenschaftliche Grundlage für eine Medizin, die Unterschiede zwischen Frauen und Männern praktisch und alltagstauglich ernst nimmt. Diese Revolution der Forschung ist aber leider noch nicht in den Köpfen und Herzen aller Beteiligten angekommen, denn die klassische Schulmedizin orientiert sich immer noch viel zu stark am männlichen Patienten. Deshalb müssen Frauen die wichtigsten Unterschiede der Gendermedizin selbst kennen. Im folgenden Praxisteil erfahren Sie, was Frauen und weibliche Patientinnen bei der Vorbeugung, Früherkennung und Behandlung von Krankheiten berücksichtigen sollten. Wir möchten Sie für den scheinbar kleinen, tatsächlich aber großen Unterschied sensibilisieren und zugleich stark machen. Mitunter brauchen Sie gute Argumente und klare Fakten, um im Gespräch mit Ärzten – aber auch mit Ärztinnen – hartnäckig bleiben zu können, wenn Ihnen etwas anderes gesagt wird. Das kann anstrengend sein, vor allem wenn Sie krank sind, zahlt sich aber mit Sicherheit für Sie aus. Gendermedizin ist ein gutes Beispiel dafür, dass Lesen gesund machen kann!

RESSOURCEN STÄRKEN – STATT RISIKODENKEN

Was können Frauen also konkret tun, um gesund zu bleiben beziehungsweise nicht kränker zu werden, wenn sie bereits erkrankt sind?

Die beste Möglichkeit ist, so früh wie möglich gesund zu leben und dadurch vermeidbaren Erkrankungen erst gar keine Chance zu geben. Gleiches gilt für die meisten Krankheiten, die Sie auf diese Weise am weiteren Fortschreiten hindern können. Beides nennt sich Prävention, also Vorbeugung. Die gendermedizinische Forschung hat klar gezeigt: Je mehr beides in der Prävention berücksichtigt wird, was Sie als Frau brauchen und – realistisch betrachtet – im Alltag auch leisten können, desto größer sind die Chancen auf Erfolg und damit auf die maximal mögliche Gesundheit. Das ist leichter gesagt als getan, vor allem da die Empfehlungen und Angebote bislang nur nach Krankheiten unterscheiden, nicht aber, ob eine Maßnahme gleichermaßen für Frauen oder Männer geeignet ist. Wären Probleme und Bedürfnisse gleich, wäre das in Ordnung, aber die Realität sieht anders aus und ist keineswegs geschlechtsneutral.

Eine entscheidende Rolle spielt die Art der Gesundheitskommunikation, also was Sie zu einem gesünderen Lebensstil motiviert. In den meisten Fällen herrscht heute immer noch die Überzeugung vor, dass Angst der stärkste und wichtigste Motivator ist, und dafür sind Frauen offenbar empfänglicher als Männer. Laut einer Befragung der DAK-Krankenkasse von 2018 fürchten sich mehr Frauen vor Krankheiten als Männer. Aus der Stressforschung wissen wir aber, dass zu viel Angst auf Dauer dieselben körperlichen Folgen wie Stress haben kann und deshalb alles andere als gesund ist. Das Beschwören von Gefahren und Risikodenken ist für Frauen also eher kontraproduktiv und motiviert nicht wirklich. Wie die Statistik der DAK jedoch zeigt, haben Frauen die Furcht vorm Kranksein oft schon in ihr Denken und Fühlen übernommen. Mit diesem Kapitel möchten wir Sie unterstützen, es anders zu machen: Lassen Sie sich nicht von drohenden Risiken oder Ängsten antreiben, sondern nehmen Sie sich positive, frauenspezifische Ziele vor und stärken Sie Ihre persönlichen Ressourcen, das ist nachweislich der bessere Weg.

Das zählt auch: Männer- oder frauentypisches Verhalten

Die Studie Berliner-Frauen-Risikoevaluation (BEFRI) an der Charité Berlin ergab, dass sich fast die Hälfte der befragten Frauen in Bezug auf ihr Herz-Kreislauf-Risiko unterschätzt.[20] Frauen scheinen außerdem soziale Risikofaktoren wie Armut und die Risiken durchs Älterwerden falsch zu bewerten. Prävention beginnt also damit, dass Sie die Gefahren für Ihre Gesundheit richtig einschätzen, ernst nehmen und entsprechend handeln. Um Krankheiten wirkungsvoll vorzubeugen, spielt es aber nicht nur eine Rolle, ob Sie biologisch eine Frau oder ein Mann sind, sondern auch, wie Sie sich verhalten und wie Sie leben. Männer, die sich »frauentypisch« verhalten und zum Beispiel gesundheitsbewusster als der männliche Durchschnitt leben, haben ein geringeres Risiko für koronare Herzerkrankungen. Umgekehrt sind Frauen, die etwa durch riskantes Verhalten »männertypisch« handeln, stärker unfallgefährdet. In Bezug auf Risikofaktoren lohnt es sich also zu prüfen, wie »männer- oder frauentypisch« Sie sich in Bezug auf bestimmte Krankheiten verhalten, und die eigenen Risiken nicht zu unterschätzen.

Das Konzept der Risikofaktoren

Risikofaktoren sind bestimmte Verhaltensweisen, Erkrankungen, Eigenschaften oder Umstände, die eine spezielle Krankheit begünstigen. So führt Diabetes beispielsweise dazu, dass Erkrankungen des Herz-Kreislauf-Systems häufiger auftreten. Manche Risikofaktoren bringen wir mit, sie liegen zum Beispiel wie bei Mukoviszidose in unseren Genen, und manche können sich im Laufe des Lebens entwickeln oder ändern. Sehr oft ist der individuelle Lebensstil der entscheidende Risikofaktor. Allerdings stammen zahlreiche Risikofaktoren auch aus krank machenden Bedingungen der Umgebung, dazu zählen unter anderem Schadstoffe und Schwermetalle, Luftverschmutzung und Schäden, die sich durch einen schlecht geschützten Arbeitsplatz ergeben. Die einzelnen Faktoren beeinflussen sich in der Praxis gegenseitig: Wer sich zu wenig bewegt, wird zum Beispiel im Laufe der Zeit an Gewicht zunehmen. Entsprechend steigen Blutdruck und Cholesterinwerte, sodass aus einem Risikofaktor schnell vier geworden sind.

Erstaunlicherweise gehen viele Erkrankungen – Krebs, Herz-Kreislauf-Erkrankungen, Stoffwechselstörungen – mit den gleichen Risikofaktoren einher: Rauchen, hoher Blutzucker, Bluthochdruck, Über- und Fehlernährung, zu wenig oder nicht die richtige Bewegung und Stress. Zu den uns heute bekannten Risikofaktoren zählen außerdem Alter und Geschlecht, ein zu geringes Wissen über Gesundheit, schlechte finanzielle Bedingungen, ein niedriger sozialer Status beziehungsweise Bildungsstand und darüber hinaus sogar eine ungünstige Nachbarschaftssituation. Am besten ist es natürlich, diese Risikofaktoren von vornherein im Blick zu behalten und ihnen durch gezielte Verhaltensänderungen entgegenzuwirken. Nicht alle, aber sehr viele Risikofaktoren haben wir Frauen selbst in der Hand.

Welche beeinflussbaren Risikofaktoren gibt es?

Viele Risikofaktoren lassen sich durch Verhaltensänderungen ausschalten. Risikobelastetes Verhalten führt in den überwiegenden Fällen zu Symptomen, die wiederum Risikofaktoren für schwere Folgeerkrankungen bedeuten.

Vermeidbares riskantes Verhalten:

» Rauchen – für Frauen noch viel schädlicher als für Männer *(siehe Seite 107 und 192)*

» Zu viel Alkohol – für Frauen noch viel schädlicher als für Männer *(siehe Seite 110 und 155)*
» Falsche Ernährung, etwa zu hohe Kalorienaufnahme oder zu viel rotes Fleisch
» Mangel an körperlicher Aktivität – für Frauen besonders schädlich *(siehe Seite 141ff.)*
» Zu hohe UV-Belastung durch ungenügenden Sonnenschutz
» Ungeschützter Geschlechtsverkehr – geschlechtsspezifische Risiken[21]

Beeinflussbare körperliche Symptome, die Risikofaktoren darstellen:
» Übergewicht oder Fettleibigkeit *(siehe Seite 190)*
» hoher Blutdruck *(siehe Seite 189)*
» hoher Cholesterinspiegel *(siehe Seite 190f.)*
» hoher Blutzuckerspiegel *(siehe Seite 191)*

HEART SCORE: Die eigene Herz-Kreislauf-Gesundheit selbst bewerten

Im Prinzip ist die Botschaft bei allen Erkrankungen und jeder Art der Prävention gleich – egal ob Frau oder Mann: Genussgifte vermeiden, regelmäßige Bewegung und eine gesunde Ernährung. Sie können also sofort aktiv werden und mit diesen drei Hebeln Ihre Gesundheit stark beeinflussen. Wie Ihre ganz persönliche Prognose in Bezug auf Ihre Gesundheit oder die weitere Entwicklung einer koronaren Herzerkrankung ausfällt, können Sie beispielsweise anhand des von der Europäischen Gesellschaft für Kardiologie entwickelten SCORE-Systems herausfinden.

SCORE steht für Systematic Coronary Risk Estimation (*dt.* Systematische Einschätzung des Risikos für koronare Herzerkrankungen). Mithilfe des HEART SCORES können Sie Ihr Gesamtrisiko in einem

Zeitraum von zehn Jahren überprüfen. Auf einen Blick sehen Sie, wie sich so unterschiedliche Einzelfaktoren wie Geschlecht, Alter, Rauchgewohnheiten, Cholesterinspiegel und Blutdruck auf das Risiko für Herz-Kreislauf-Erkrankungen auswirken. Sie verstehen anhand des HEART SCORES, welche Rolle die Veränderung eines oder mehrerer Faktoren für Ihre Herzgesundheit als Frau spielt.

Testen Sie sich selbst
Dem HEART SCORE entspricht die elektronische und interaktive Version der SCORE-Risikotabellen der *European Guidelines on CVD Prevention,* herausgegeben von der 4th Joint European Societies' Task Force on Cardiovascular Disease Prevention in Clinical Practice. Den kostenlosen Selbsttest finden Sie online unter dem Link: www.heartscorc.org/dc_DE/access heartscore

Ladykiller
Ladykiller sind legal, allgegenwärtig und gesellschaftlich akzeptiert, gemeint sind die Genussgifte Rauchen und Alkohol. Jeder weiß, dass sie irgendwie schädlich sind – die Bilder auf den Zigaretten sind ja nicht zu übersehen. Aber das Glas Sekt zum Geburtstag, das Gläschen Rotwein der Gemütlichkeit wegen und die Zigarettenpause zur Entspannung sind Bilder oder Klischees, die sich fest in unseren Köpfen eingespeichert haben. Wir glauben, dass sie unser Leben schöner machen und uns guttun – doch das Gegenteil ist meist der Fall. Dieser Glaube ist ein fataler Irrtum, der für Frauen viel gefährlichere Folgen haben kann als für Männer. Doch betrachten wir die Ladykiller im Einzelnen.

Ladykiller Lungenkrebs

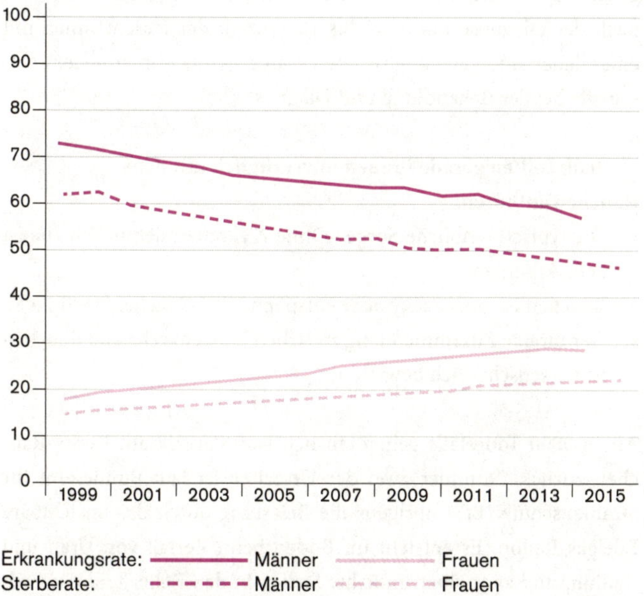

Wird aus dem »Männerkrebs« Lungenkrebs ein Ladykiller? Angesichts der Zahlen des Robert-Koch-Instituts sieht es fast so aus. Bei den Frauen steigen die Erkrankungsraten, bei den Männern sinken sie.

Rauchen

Rauchen ist für Frauen deutlich gefährlicher als für Männer. Das Vorurteil, dass an Lungenkrebs nur Männer sterben, hält sich hartnäckig. Natürlich erkranken jedes Jahr laut FGB etwa 35 000 Männer, aber auch fast 21 500 Frauen (Stand 2020). Nach Brust- und Darmkrebs ist Lungenkrebs die dritthäufigste Krebserkrankung bei Frauen heute. Keine andere Krebsart hat in den letzten Jahrzehnten eine so starke Zuwachsrate gehabt, doch ist es die Zahl der erkrankten Frauen, die drastisch ansteigt, während die Kurve bei Männern gleich blieb beziehungsweise leicht sinkt. Das ist dramatisch, weil nach der Diagnose nur zehn bis 15 Prozent der Patient*innen mit einer dauerhaften Heilung rechnen können, trotz immer neuer Fortschritte bei der Behandlung und Diagnostik.

Deshalb sollten gerade Frauen unverzüglich mit dem Rauchen aufhören:

» Die typisch weibliche Sorge »Ohne Zigaretten nehme ich zu« ist kein Argument.

» Rauchen ist weder sexy oder entspannend – Rauchen ist tödlich.

» Der direkte Zusammenhang zwischen Lungenkrebs und Rauchen ist wissenschaftlich bewiesen.

Allein 3000 Todesfälle gehen jährlich laut Statistik auf Passiv-Rauchen zurück. Nummer zwei der Ursachen ist laut Bundesamt für Strahlenschutz (BfS) übrigens die Belastung durch das unsichtbare Edelgas Radon. Es entsteht im Boden beim Zerfall von Uran und Radium und kann über undichte Stellen in den Keller und das Erdgeschoss von Gebäuden eindringen. Bislang sind Messungen in Wohnungen keine Pflicht, obwohl eine Abdichtung die Zahl der Lungenkrebserkrankungen senken würde. Ob Frauen häufiger von der Radonbelastung betroffen sind, ist noch nicht erforscht. Sie sollten also nicht nur auf Nikotin verzichten, sondern sich auch aktiv vor Radon und Passiv-Rauchen schützen.

Groß angelegte Nichtraucherkampagnen und zahlreiche andere Gesundheitsangebote haben bisher leider noch keinen Durchbruch gebracht. Stattdessen greifen immer mehr Mädchen immer früher zur Zigarette. Das hat weitreichende Folgen: Zwischen Hormonpräparaten zur Verhütung und Rauchen kommt es, häufiger als viele Frauen annehmen, schon in jungen Jahren zu gefährlichen Wechselwirkungen – bis hin zu Lungenembolien und Schlaganfällen, vor allem wenn

Übergewicht hinzukommt. Außerdem hat sich gezeigt, dass das Lungengewebe junger Menschen – und bei Frauen im Besonderen – viel explosiver auf Tabak reagiert. Frauen, die rauchen, haben außerdem ein höheres Herz-Kreislauf-Risiko als Männer – und dieses Risiko bleibt sehr lange hoch, wie neueste Studien zeigen. Wer in der Lebensmitte immer noch raucht, erhöht zusätzlich noch das Risiko für eine niedrigere Hirnleistung, die kognitive Dysfunktion. Dieser Vorform von Demenz können Sie durch einen Rauchstopp und mehr Bewegung vorbeugen. Insofern ist die Bilanz eindeutig: Frauen schädigen sich in jedem Alter massiv durch Rauchen, vor allem aber in jungen Jahren. Wer in der Schwangerschaft raucht, gefährdet außerdem noch das Baby im Bauch.[22]

PRAXISTIPP

Der richtige Zeitpunkt im Zyklus hilft beim Abgewöhnen

Nikotin aktiviert das Nervensystem, aber es gelangt auch durch die Blut-Hirn-Schranke ins Gehirn und bindet sich dann an spezielle Rezeptoren, die unter anderem das Glückshormon Serotonin und das Belohnungshormon Dopamin freisetzen. In der zweiten Zyklushälfte sind bei Frauen mehr dieser suchtfördernden Rezeptoren ansprechbar als zu Beginn des Zyklus. Das macht sich ab dem Eisprung durch mehr »Lust auf …« bemerkbar, zum Beispiel auf Zigaretten, aber auch auf Süßes, Essen, Alkohol und so weiter. Wenn Sie als Frau das Rauchen aufgeben wollen, können Sie diese biologische Tatsache nutzen und mit Beginn der Menstruation in der ersten Zyklushälfte starten. Nikotin dämpft zwar das Hungergefühl, aber das ist in dieser Phase dann weniger nötig. Männer haben diesen Vorteil nicht.

Hätten Sie's gedacht?

Putzen ist für Frauen ungesünder als für Männer

Putzen ist Gift für die Lungen, denn durch die Chemikalien in handelsüblichen Putzmitteln wird die Lungenfunktion langfristig beeinträchtigt – und das besonders bei Frauen. Das stellten Wissenschaftler der Universität Bergen im Rahmen der Respiratory Health Studie fest, bei der 6230 Personen über einen Zeitraum von 20 Jahren begleitet wurden.[23] Von den Frauen putzten 85 Prozent regelmäßig privat oder beruflich, von den Männern 55 Prozent. Bei den befragten Männern hatte sich die Lungenfunktion trotz Belastung nicht verschlechtert. Das lässt vermuten, dass Männerlungen insgesamt besser mit den Schadstoffen aus Putzmitteln fertigwerden. Die Forscher warnen Frauen nicht vor dem Putzen, aber vor aggressiven Reinigungschemikalien. Schützen Sie Ihre Lunge – ob Sie rauchen oder nicht –, indem Sie beim Putzen möglichst wenig Reinigungsmittel verwenden.

Alkohol

Frauen vertragen deutlich weniger Alkohol als Männer. Zu viel Alkohol gehört nach den Studien der Weltgesundheitsorganisation WHO zusammen mit Übergewicht, Rauchen und Bewegungsmangel zu den entscheidenden Risikofaktoren für alle sogenannten Wohlstandserkrankungen wie Herz-Kreislauf-Erkrankungen und Krebs, aber auch für Unfälle und Gewalttaten. Aber wie viel ist zu viel? Immer wieder tauchen Studien auf, die einem moderaten Alkoholkonsum gerade bei Frauen eine positive, das Herz schützende Wirkung nachsagen. Frauen sind allerdings bis zu den Wechseljahren durch das Östrogen ohnehin mehr geschützt als Männer, sodass dieser vermeintliche Schutzeffekt mehr als fraglich ist. Das erhöhte Verletzungs- und

Unfallrisiko unter Alkohol stellt auch für Frauen ein echtes Problem dar und spricht zusätzlich gegen den moderaten Alkoholkonsum. Außerdem: Bereits durch den regelmäßigen Konsum von geringen Mengen Alkohol erhöht sich der Östradiolwert im Blut, wodurch das Brustkrebsrisiko deutlich steigt.

Risikoarmer Alkoholkonsum

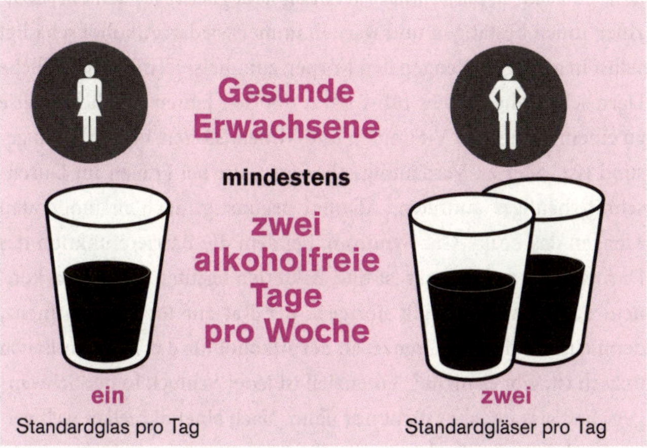
Gesunde Erwachsene
mindestens
zwei alkoholfreie Tage pro Woche
ein
Standardglas pro Tag
zwei
Standardgläser pro Tag

Ein Standardglas eines alkoholischen Getränks enthält zwischen zehn und zwölf Gramm reinen Alkohol. So viel ist zum Beispiel in einem Glas Bier (0,3 l), einem Achtel Wein (0,125 l), einem Glas Sekt (0,1 l) oder einem doppelten Schnaps (4 cl) enthalten.

Im europäischen Vergleich liegen Frauen in Deutschland (laut Eurostat-Report 2020) mit 19 Prozent auf Platz 2 beim monatlichen Rauschtrinken (definiert als 60 g reiner Alkohol und mehr). Keine gute Idee, denn das Zellgift Alkohol schadet Männern und Frauen, ist für Frauen aber eindeutig noch schädlicher. Frauen vertragen durchschnittlich nur halb so viel Alkohol, unter anderem weil ihnen nicht die gleiche Menge des alkoholabbauenden Enzyms zur Verfügung steht wie Männern. Die offiziellen Grenzwerte der Deutschen Gesellschaft für Ernährung (DGE), ab denen der »Genuss« von Alkohol für Gesunde als risikoarm – oder maximal tolerierbar – eingestuft wird, liegen deshalb bei Frauen um 50 Prozent unter den Grenzwerten für Männer bis 65 Jahre. Ab 65 müssen die Männer den Konsum allerdings auch halbieren. Wer andere Erkrankungen oder Risikofaktoren hat, sollte laut Expert*innen auf Alkohol möglichst verzichten. Mediziner*innen bestätigen und warnen immer wieder: Alkohol schädigt selbst in geringen Mengen den Körper, zum Beispiel die empfindliche Darmschleimhaut. Dies führt dann mit den Jahren möglicherweise zu einem Mangel an Vitaminen und Mineralstoffen, obwohl man gesund isst, oder zu Verdauungsstörungen, die bei Frauen im Durchschnitt häufiger auftreten. Alkohol begünstigt auch in moderaten Mengen das Leaky-Gut-Syndrom, bei dem die Barrierefunktion des Darms nicht mehr intakt ist und Bakterien leichter eindringen können. Für Schwangere gilt übrigens der Rat zur totalen Abstinenz, denn eine eindeutige Grenze, ab der Alkohol für das Baby im Bauch toxisch ist, gibt es nicht.[24] Potenziell ist jeder Schluck in der Schwangerschaft riskant, aber nicht nur dann. Nach einer aktuellen weltweiten Studie, die im Fachmagazin *The Lancet* veröffentlicht wurde, ist eine echte Risikominimierung bei Frauen nur durch »Null-Alkohol« zu erreichen.[25] Das Gegenteil ist aber derzeit noch der Fall: Im Unterschied zu Männern ist der Anteil an Frauen, die in riskanten Mengen Alkohol trinken, zwischen 1995 und 2015 nicht gesunken. Ein Grund mehr für Frauen, ihr Bedürfnis nach Alkohol kritisch zu hinterfragen.

Das Geschäft mit der Angst

Risikofaktoren sind in der medizinischen Forschung wichtig, doch für Sie als Verbraucherin oder Patientin sieht die Sache anders aus: Wenn Sie für Ihre Gesundheit etwas tun oder kaufen sollen, wird die Angst vor möglichen Risiken sehr oft als Argument herangezogen. Ob beim

Arzt, in Zeitschriften oder im Internet, ständig werden Gesundheitsgefahren regelrecht beschworen. Frauen sind dafür offenbar empfänglicher als Männer. Diese Formen der »Aufklärung« und risikoorientierten Gesundheitsbotschaften sind vordergründig fürsorglich, nicht selten aber ein Geschäft mit unserer Angst und unserer Gesundheit. Zu diesem Geschäft mit der Angst zählen im Grunde sogar die individuellen Gesundheitsleistungen (kurz: IGeL), die uns heute in fast allen Praxen als Prävention oder Therapie angeboten werden. Da Frauen insgesamt öfter »zum Arzt gehen« und zusätzlich zur Gynäkologin oder zum Gynäkologen, sind sie mit diesen Angeboten und der damit verbundenen Angst vor Risiken häufiger konfrontiert als Männer.

PRAXISTIPP
Welche IGeL-Angebote wirklich notwendig sind

Jede IGeL-Maßnahme müssen Sie selbst bezahlen, und das ist nicht immer günstig. Laut IGeL-Monitor sind außerdem längst nicht alle Angebote sinnvoll, und nicht immer ist der Nutzen auch wissenschaftlich belegt. Mithilfe des unabhängigen IGeL-Monitors, der durch den Medizinischen Dienst des Spitzenverbandes Bund der Krankenkassen e.V. (MDS) finanziert wird, können Sie die Ihnen angebotenen Medizinleistungen kritisch überprüfen. Der Ultraschall zur Früherkennung von Eierstockkrebs wird beispielsweise sogar als negativ bewertet, weil diese Untersuchung auf Ihre Kosten gehäuft zu Fehlalarmen führt. Im IGeL-Monitor erfahren Sie außerdem konkret, wie Ärzt*innen über IGeL-Angebote aufklären dürfen und welches IGeL-Marketing verboten ist. Eine Studie des Bundesministeriums für Verbraucherschutz hat gezeigt, dass der IGeL-Monitor umfassend informiert und unter anderem hinsichtlich der Kriterien das beste Bewertungstool ist.

Durch das Schüren von Angst passiert aber noch mehr: Der weibliche Körper wird dadurch unbewusst zu einer »reparaturbedürftigen Dauerbaustelle«, die wir Frauen ständig »überwachen« und meist auch »vorbeugend therapieren« sollen, zum Beispiel durch Nahrungsergänzungsmittel und Co., was ein gesundes, lustvolles Körpergefühl nicht gerade fördert. Aber genau das wäre für Ihre Gesundheit wichtig. Möglicherweise kann die ständige Erinnerung an mögliche Gefahren oder der permanente Druck, gesünder zu leben, einen ganz eigenen Stress erzeugen. Um dies zu belegen, fehlen spezielle Studien, aber laut Neuroimmunologie erzeugt bewusste genauso wie unbewusste Angst im Körper messbare Stresssymptome. So steigt zum Beispiel der Blutdruck, und auf Dauer wird das Immunsystem durch Stress geschwächt. Damit würde sich der Appell für mehr Gesundheit selbst sabotieren, bei Frauen stärker als bei Männern. Die andere Möglichkeit zu reagieren besteht darin, das Risiko zu verdrängen oder zu verharmlosen. Ein Blick auf statistische Zahlen zum Gesundheitsverhalten zeigt, dass viele Menschen auf »Gesundheitsappelle« gar nicht reagieren.

Ein zweiter Nachteil des Risikodenkens besteht in der Verallgemeinerung. Noch fehlt in Deutschland eine individuell passende Prävention, wie sie die personalisierte Medizin empfiehlt. Ein Risiko gilt statistisch für alle Frauen, aber nicht jede daraus folgende Empfehlung passt zu allen Frauen gleich gut, was aber selten hinterfragt wird. Ein Beispiel dazu: Zur Vorbeugung vieler Krankheiten wird Ihnen empfohlen, viel Obst und Gemüse zu essen und regelmäßig Sport zu treiben. So weit, so gut, aber was hilft es Ihnen, wenn Sie große Mengen Salat essen, aber Ihre Verdauung die darin enthaltenen Ballaststoffe nicht verarbeiten kann und mit Blähungen reagiert? Dies ist häufig der Fall, was die steigenden Zahlen von Verdauungsbeschwerden, wie das Reizdarmsyndrom, belegen. Flitzen Sie unter großem Zeitdruck zwischen Job und Kindern noch mal schnell ins Fitnessstudio, ist das ebenfalls nur scheinbar gesund, eher ist das Gegenteil der Fall.

Und noch ein Beispiel: Um gesund zu bleiben, greifen Frauen gerne zu Vitaminen und Co. Die in Drogerien, Apotheken, Supermärkten und im Internet angebotenen Nahrungsergänzungsmittel haben deshalb Hochkonjunktur. Das ist für die Anbieter ein Milliardengeschäft, aber für Ihre Gesundheit nicht immer automatisch hilfreich und manchmal sogar schädlich. Statt einfach Vitaminpillen zu schlucken, ist es viel gesünder, wenn Sie Ihren individuellen Vitamin- oder Mineralstoffbedarf erst mal bei der Hausärztin oder beim Hausarzt gezielt abklären.

Prävention ist auch dann noch sinnvoll, wenn Sie bereits krank sind!

Prävention bedeutet, durch gezielte Gesundheitsmaßnahmen Krankheiten vorzubeugen. Stimmt, ist aber nur die halbe Wahrheit. Prävention durch Vermeidung von Risikofaktoren ist auch dann noch sinnvoll und wichtig, wenn eine Erkrankung schon besteht, auch wenn sie noch nicht schwerwiegend ist oder bisher nicht bemerkt wurde. Das nennt sich sekundäre Prävention im Unterschied zur primären Prävention. Zu den sekundären Präventionsmaßnahmen gehören außerdem Untersuchungen zur Früherkennung, bei denen Bluthochdruck, Diabetes, Brustkrebs oder Darmkrebs in sehr frühen Stadien aufgedeckt und dadurch frühzeitig behandelt werden können. Bei jeder Erkrankung läuft die Zeit, denn viele sind zu Beginn noch heilbar oder zumindest besser zu behandeln. In dieser Phase ist außerdem die Chance am größten, dass die Krankheit nicht chronisch wird. Allerdings sind nicht alle Tests und Untersuchungen für jede Frau gleich sinnvoll. Hier gilt es im Gespräch mit Ihrer behandelnden Ärztin oder Ihrem Arzt den zu erwartenden Nutzen gegen einen möglichen Schaden sorgfältig abzuwägen – etwa durch Fehlalarm aufgrund falscher positiver Befunde: zum Beispiel bei Gentests, die ein Risiko für eine Krankheit ermitteln, pränataler Diagnostik, aber auch bei der Krebsfrüherkennung oder bei bildgebenden Verfahren wie MRTs oder Röntgenaufnahmen sollten Sie gemeinsam überlegen, ob und was Sie wissen möchten und was nicht. Beziehen Sie dabei auch Erkrankungen in der Familie mit ein, die Ihr eigenes Risiko erhöhen, wie Brust- oder Darmkrebs. Auf diese Weise können Sie die Chance der Prävention nutzen und zugleich die bei Frauen häufiger vorkommende Übertherapie vermeiden.

Das können Sie für sich tun

» Prävention bedeutet, dass Sie Ihre Risikofaktoren erkennen und gezielt gegensteuern – jedoch nicht aus Angst und unter Stress.

» Der tatsächliche Gesundheitseffekt von Prävention hängt vor allem davon ab, inwieweit Sie das gesündere Verhalten durchhalten können. Sie allein entscheiden, ob Sie es auch wollen und aktiv in Ihr Leben integrieren möchten.

» Einzige Ausnahme sind die sogenannten Genussgifte Alkohol und Rauchen: Hier geht es darum, möglichst schnell aufzuhören oder wenigstens den Konsum deutlich zu reduzieren.

MOTIVATION IST IHRE CHANCE, GESÜNDER ZU LEBEN

Das gilt natürlich für Frauen und Männer gleichermaßen. Die folgenden Motivationskonzepte sind Werkzeuge, um eine persönliche »Antriebskraft« aufzubauen. Häufig wissen Frauen wie Männer sehr genau, was gesund wäre, machen aber trotzdem das Gegenteil. Vielleicht sind wir durch zu viele Gesundheitsinformationen »immun« geworden oder empfinden gute Vorsätze schnell als lästig und unbequem.

Was auch immer die Ursache dafür sein mag, das Risikoargument allein ist offensichtlich nicht immer stark genug, das Verhalten zu ändern. Die Motivationsforschung wundert das nicht. Durst ist zum Beispiel ein starker Antrieb zu trinken. Er wird als **Druck-Motivation** bezeichnet und hat mit Instinkten und Trieben zu tun. Gesundheitsprävention fällt dagegen in den Bereich der **Zug-Motivation:** Hier ist kein Mangel wie Durst der Grund, sondern Sie müssen aktiv wollen. Sie brauchen also ein tatkräftiges »Zugpferd«, um den sehr menschlichen Kampf zwischen Bequemlichkeit, alten Verhaltensmustern und Fitness zugunsten Ihrer Gesundheit zu entscheiden. Ein persönlich motivierendes Gesundheitsziel und ein klar umrissener Weg dorthin ist ein guter Garant für Erfolg. Jeder Mensch, ob Mann oder Frau, hat eine andere Motivation und einen anderen Weg, das gleiche, allgemein empfohlene Gesundheitsziel umzusetzen. Wie das geht, lässt sich lernen. So könnten Sie beispielsweise Ihr Gesundheitsziel formulieren:

»Ich möchte keinen Herzinfarkt erleiden (geschlechtsneutrales Ziel) und weiß, dass zu den Hauptrisikofaktoren Bewegungsmangel, Übergewicht und Rauchen gehören (geschlechtsneutrales Gesundheitswissen).« Doch wären Sie dadurch schon motiviert genug? Und tatsächlich: Laut Motivationsforschung reichen derart nüchterne Zielformulierungen noch nicht aus, um aktiv zu werden. Je konkreter Sie Ihre Ziele formulieren und je stärker sie Ihre innersten Gefühle berühren, desto höher ist die Chance, dass Sie diese auch umsetzen:

» **Ihr individuelles Ziel:** »Ich will meine Enkel erleben, auf sie aufpassen können und deshalb fit bleiben.«
» **Ihre konkrete Umsetzung:** »Mit 60 Jahren melde ich mich lieber in der wöchentlichen Seniorensportgruppe an als im Sportstudio, wo nur Jüngere trainieren und es so anonym ist. Montag passt mir gut, in zwei Wochen beginne ich.«
» **Ihre konkrete Planung und Ressourcen:** »Nächste Woche gehe ich zum Hausarzt und frage, was ich beachten soll. Läuft alles gut,

kann ich vielleicht bald auch zwei Mal pro Woche gehen oder ein Mal zum Walking, da geht meine Freundin auch hin. Auf diese Weise können wir auch den Kontakt halten.«

Erst wenn Sie Ihr persönliches Ziel und Ihren individuellen Weg dorthin für sich überzeugend formuliert haben, werden Sie die nötige Energie aufbringen, dieses auch in die Tat umzusetzen und anschließend durchzuhalten – so weit die Gesundheitspsychologie. Wenn der Antrieb (Motivation) und zugleich Ihre Willenskraft (Volition) groß genug sind, hat die Prävention eine deutlich bessere Chance. Diese Erkenntnis macht sich neben vielen anderen Motivationsmodellen beispielsweise das wissenschaftlich erprobte und von vielen Krankenkassen empfohlene MoVo-Konzept zunutze, das Ihnen den Weg zu einem neuen, gesünderen Lebensstil erleichtern soll *(siehe Kasten)*.

Das MoVo-Konzept für Frauen: Fünf Faktoren für eine erfolgreiche Verhaltensänderung

1. **Setzen Sie sich Gesundheitsziele.**
   »Was will ich in gesundheitlicher Hinsicht erreichen? Oder geht es mir mehr darum, besser auszusehen?« Beides zusammen kann eine gute Motivation sein.
2. **Erkennen Sie Ihre Kraftquellen.**
   »Welche persönlichen Fähigkeiten stehen mir zur Verfügung (Disziplin, Kontaktfreudigkeit usw.) und welche äußeren Bedingungen wären geeignet, mir zu helfen?« Zum Beispiel ein Yogastudio um die Ecke oder eine Sportgruppe mit Kollegen.
3. **Trauen Sie sich etwas zu.**
   »Wie viel Selbstvertrauen und Hoffnung habe ich, dass ich die Sache erfolgreich durchziehe?« und »Wie könnte ich dieses Gefühl der Selbstwirksamkeit stärken?«

4. **Prüfen Sie, wie stimmig und machbar Ihre Vorsätze für Sie sind.** »Warum will ich das Gesundheitsziel erreichen?« Nehmen Sie zum Beispiel nur dem Partner zuliebe ab oder wollen Sie es selbst? Mögen Sie Sport oder wäre ein flotter Spaziergang mit Trainingsfaktor viel eher Ihr Ding?
5. **Planen Sie ganz genau, was Sie wann in Angriff nehmen wollen.** »Welche Hindernisse stehen mir im Weg?« Gerade Frauen mit Doppelbelastungen haben häufig andere externe Hindernisse als Männer. Viele Sportkurse werden zum Beispiel genau in der Zeit angeboten, in der die Kinder zu Bett gebracht werden müssen.

Wenn Sie gesünder leben wollen – und das wäre wünschenswert –, dann gehen Sie im Vorfeld die fünf Punkte für eine erfolgreiche Verhaltensänderung durch und fragen Sie sich ehrlich, mit welcher Motivation und mit welchem Ziel Sie an den Start gehen.

Sobald Sie Klarheit über Ihr persönliches Gesundheitsziel und Ihren Weg dorthin haben, sollten Sie den typischen Dialog im Kopf ändern: Ersetzen Sie ganz bewusst die »Ich sollte«-Präventionen immer öfter durch »Ich will«-Ansagen. Statt unter Gesundheitszwang Obst und Gemüse zu essen oder Sport zu treiben, hinterfragen Sie, welche Art Bewegung Ihnen wann im Tagesablauf gut bekommt oder welches Obst beziehungsweise Gemüse wie zubereitet bei Ihnen ein wohliges Gefühl im Bauch hinterlässt. Viele Menschen vertragen gekochtes Obst und Gemüse deutlich besser als Rohkost.

Es wird übrigens viel leichter, sich den Unterschied bewusst zu machen, wenn Sie genauso aufmerksam nachspüren, wie Sie sich mit ungesundem Verhalten fühlen. Nehmen Sie ohne Wertung wahr, wie sich zum Beispiel Ihr Energielevel nach einem Eisbecher ändert oder wie Ihr Bauch auf eine Fast-Food-Mahlzeit reagiert. Sehr wirksam und unterstützend ist dabei nachweislich die von Krankenkassen bezuschusste Achtsamkeitstherapie. Dadurch lernen Sie automatisch immer öfter, etwas zu lassen oder etwas zu tun – einfach weil es Ihnen guttut und Sie es genau deshalb wollen – ganz von selbst und ohne erhobenen Zeigefinger oder Angstmache.

NUTZEN SIE IHRE RESSOURCEN

Risikofaktoren zu vermeiden ist wichtig und Ihre Motivation ebenso. Genauso wichtig aber ist es zu erkennen, was Ihre Ressourcen, gesund zu bleiben, schwächt. Dabei spielen äußere Faktoren eine Rolle, etwa krank machende gesellschaftliche Werte, wie das negativ besetzte Bild der »alten Frau«, und ein allgemeiner »Innovationsstau« in Sachen Frauengesundheit, der sich am Arbeitsplatz, in fehlenden Gesundheitsangeboten für Mütter oder pflegende Angehörige (immer noch meist Frauen) bemerkbar macht, genauso wie in der nicht frauengemäßen Rehabilitation nach Erkrankungen. Die Gendermedizin hat hierzu viele Fakten geliefert und Impulse gegeben, die aber bisher noch viel zu selten in der ärztlichen Regelversorgung angekommen sind. Viele Frauen wünschten sich zum Beispiel in der Rehabilitation reine Frauengruppen, um sich nach einer Herzerkrankung unter fachlicher Anleitung zu erholen.[26] Auch lehnen sie nach einem Herzinfarkt die dringend angeratene kardiologische Reha vielfach ab. Vielleicht, weil sie überwiegend in stationärer Form angeboten wird, was für Frauen mit zu versorgenden Angehörigen offenbar problematisch ist? Um einem weiteren Herzinfarkt vorzubeugen, ist eine gute Rehabilitation aber entscheidend – ein echter und für unser Gesundheitswesen sehr typischer Strukturfehler, der zulasten von Frauen und ihrer Genesung geht.

Aber auch die Arbeitswelt kennt diese »Strukturfehler«. Die hohe Zahl von Krankschreibungen bei Frauen spricht eine deutliche Sprache. Bisher sind beispielsweise gezielte Maßnahmen zum Schutz von Frauen am Arbeitsplatz in der Praxis noch die absolute Ausnahme, obwohl es längst entsprechende Gesetze und Verordnungen gibt. Hinzu kommt, dass Frauen deutlich häufiger als Männer mit der Doppelbelastung aus Job und Familie klarkommen müssen, ohne Unterstützung durch eine frauenfreundliche Arbeitsstruktur. Wundert es da noch, dass Frauen öfter krankgeschrieben werden? Die fehlende Unterstützung gilt auch für besondere Situationen, die viele Frauen betreffen. Es sind Schwangere, Mütter mit kranken Kindern, Frauen mit pflegebedürftigen Angehörigem, Frauen mit starken Beschwerden in den Wechseljahren und so weiter, die tagtäglich im Job ihre Frau stehen müssen, egal, wie sie sich gerade fühlen oder was zu Hause los ist. Geht es nicht auch anders?

Ja, und zwar schon lange. In Japan und anderen asiatischen Ländern gibt es zum Beispiel seit vielen Jahren den sogenannten Menstruationsurlaub. Ein bis drei bezahlte freie Tage pro Monat würden Frauen für den Job motivieren und die Produktivität steigern, wenn sie am Arbeitsplatz sind, so der Vorschlag eines britischen Gynäkologieprofessors auf dem *Festival of Ideas* der Cambridge Universität 2015. Doch das ist in Europa bisher noch eine Utopie.

Traurige Realität ist die immer noch deutlich schlechtere Bezahlung von Frauen – auch Gender Pay Gap (GPG) genannt – und die dadurch bedingte durchschnittlich schlechtere Absicherung von Frauen durch eine gesetzlich vorgeschriebene Rente oder private Zusatzversicherungen. Entsprechend sind viel mehr Frauen als Männer von Altersarmut betroffen. Wie aber kommt es dazu? Frauen verdienen in Deutschland im Durchschnitt 21 Prozent weniger als Männer, verbringen aber fast dreimal so viel Zeit mit unbezahlter Haus- und Familienarbeit, was zusätzlich zu einer stärkeren gesundheitlichen Belastung außerdem noch ihre Verdienstchancen und damit ihre Renten mindert. Paare bekommen gemeinsam Kinder, aber es sind meist die Frauen, die ihre Arbeitszeit reduzieren. Nur sechs Prozent der Väter arbeiteten 2018 in Teilzeit, bei den Müttern sind es 69 Prozent. Folglich verdienen Mütter nach der Geburt 61 Prozent weniger als davor. Diese Situation und die damit verbundenen Stressfaktoren sowie Geldnot von Frauen machen sehr oft einen immensen gesundheitlichen Unterschied, wenn es um Prävention und natürlich auch um den Krankheits- oder Pflegefall geht.

Im Zuge der Corona-Krise wurde diese ungleiche Belastung von Frauen durch Carework besonders sichtbar. Aber auch die Folgen von häuslicher Gewalt wurden noch deutlicher. Wie dringend der Handlungsbedarf ist, ist eigentlich klar. Denn Frauen sind durch ihre im Durchschnitt schlechteren wirtschaftlichen Ressourcen gesundheitlich eindeutig benachteiligt. Nicht unerwähnt bleiben sollten auch die gesundheitlichen Folgen von Gewalterfahrungen durch Männer *(siehe Seite 29 und 124)*. Laut Statistik des Bundeskriminalamts zur Gewalt in Partnerschaften sind mehr als 80 Prozent der Opfer weiblich. Die Delikte reichen von Stalking bis Mord und betreffen Frauen aller Schichten. Diese Zahlen sind gerade für das aufgeklärte, eigentlich gleichberechtigte Deutschland erschreckend und zeigen deutlich, mit welchen zusätzlichen Belastungen viele Frauen heute für ihre Gesundheit kämpfen müssen.

Die Staats- und Regierungschef*innen der Vereinten Nationen haben am 25. September 2015 die *Agenda 2030 für nachhaltige Entwicklung* verabschiedet. Darin haben sie 17 Ziele festgelegt, mit denen wir die globalen Probleme in den Griff bekommen sollen. Die Stärkung und Gleichberechtigung von Frauen als wichtige Voraussetzung für die Gesundheit der gesamten Bevölkerung spielt dabei eine besonders große Rolle. Die Gendermedizin hat deutlich gemacht, dass Gleichstellung allerdings nicht die gleiche Behandlung meint. Gleichstellung bedeutet in der Medizin unter anderem, Unterschiede anzuerkennen und zu berücksichtigen. Insofern besteht die Hoffnung, dass sich unsere Gesellschaft und die gesundheitliche Versorgung von Frauen mit einer gemeinsamen Kurskorrektur doch noch ändern. Dafür können Sie sich dort, wo Sie leben, einsetzen.

Die 17 Nachhaltigkeitsziele der UN

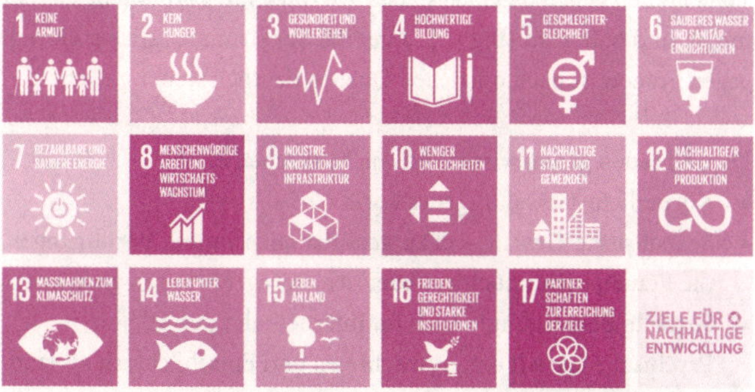
1 KEINE ARMUT
2 KEIN HUNGER
3 GESUNDHEIT UND WOHLERGEHEN
4 HOCHWERTIGE BILDUNG
5 GESCHLECHTER-GLEICHHEIT
6 SAUBERES WASSER UND SANITÄR-EINRICHTUNGEN
7 BEZAHLBARE UND SAUBERE ENERGIE
8 MENSCHENWÜRDIGE ARBEIT UND WIRTSCHAFTS-WACHSTUM
9 INDUSTRIE, INNOVATION UND INFRASTRUKTUR
10 WENIGER UNGLEICHHEITEN
11 NACHHALTIGE STÄDTE UND GEMEINDEN
12 NACHHALTIGE/R KONSUM UND PRODUKTION
13 MASSNAHMEN ZUM KLIMASCHUTZ
14 LEBEN UNTER WASSER
15 LEBEN AN LAND
16 FRIEDEN, GERECHTIGKEIT UND STARKE INSTITUTIONEN
17 PARTNERSCHAFTEN ZUR ERREICHUNG DER ZIELE
ZIELE FÜR NACHHALTIGE ENTWICKLUNG

Viele der 17 Nachhaltigkeitsziele aus der Agenda 2030 für nachhaltige Entwicklung der Vereinten Nationen wollen der Gesellschaft eine neue Richtung geben, indem sie Probleme, die Frauen stärker betreffen, wie Armut, Ungleichheit und Gewalterfahrungen, als gemeinsame Herausfor-derungen verstehen und angehen.

Bis dahin und solange sich noch nicht viel geändert hat, haben Sie als Frau die Chance, Ungerechtigkeiten, krank machende Situationen, fehlende Unterstützung und so weiter bewusst zu erkennen und als solche zu bewerten: Es ist nicht normal, dass Frauen für die gleiche Leistung weniger verdienen, und es nicht in Ordnung, wenn etwa Häuser und Autos sehr oft besser versichert werden als die Frauen, die darin leben. Selbstverständlich ist Gewalt nie harmlos und kein »Kavaliersdelikt«, sondern eine Straftat. Nur wenn Sie den Schalter im Kopf umlegen und diese Ungerechtigkeiten als falsch bewerten, können Sie entsprechend reagieren. Dazu ist es wichtig, dass Sie drei Faktoren auf Ihre To-do-Liste setzen: Prioritäten neu setzen *(ab Seite 124)*, Denkgewohnheiten oder Verhaltensmuster überprüfen – also umdenken *(ab Seite 127)* und konkret Ressourcen fördern *(ab Seite 130)*.

Klartext für Frauen: Gewalt hat viele Gesichter

Viele Frauen gehen davon aus, dass »Gewalt« nur körperliche Gewalt meint, und halten zu lang still. Aber das Spektrum möglicher Gewalt gegen Frauen ist nach offiziellen Quellen deutlich weiter gefächert.

Damit Frauen genau wissen, was nicht akzeptabel ist:

» Körperliche Gewalt in jeder Form

» Sexualisierte Gewalt – dazu gehören auch intime Berührungen, die Frauen nicht möchten, oder der Zwang, etwas tun zu müssen.

» Sexuelle Belästigung – auch im Internet oder per Telefon

» Psychische Gewalt – von Anschreien und Einschüchtern bis ständige Kontrolle, Isolierung und extreme Eifersucht

» Ökonomische Gewalt – hierzu zählt die finanzielle Überwachung zum Beispiel durch den Partner, aber auch wenn eine ökonomische Abhängigkeit ausgenutzt oder als Druckmittel verwendet wird.

Ändern Sie Ihre Prioritäten zugunsten Ihrer Gesundheit

Nehmen Sie Ihre Gesundheitsfaktoren genauso ernst wie Ihre Risikofaktoren und setzen Sie dafür gegebenenfalls andere Prioritäten. Prüfen Sie immer wieder und genau, wofür Sie sich entscheiden: für mehr Geld, mehr Karriere, mehr … oder lieber mehr Ruhe, mehr Zeit für Sport, mehr … Ganz konkret kann das beispielsweise so aussehen: Verzichten Sie beim monatlichen Friseurbesuch auf Extras, wie teure Strähnchen, und geben Sie genau diese Summe jeden Monat für eine Massage oder sogar für eine Unfallversicherung aus, die Ihnen im Ernstfall eine kleine, aber lebenslange Rente auszahlt. Die Prioritäten zu ändern kann natürlich auch sehr viel schwieriger sein: Manche Menschen etwa führen eine Ehe, die ihnen finanzielle Sorgenfreiheit bietet, sie aber eigentlich krank macht. Setzen Sie in diesem Fall die Priorität neu und entscheiden Sie im Zweifel mithilfe professioneller Beratung, ob sich die Situation noch deutlich verbessern lässt oder ob Sie die Beziehung besser beenden, bevor Sie ernsthaft krank werden.

Prävention sollte unbedingt zu Ihren Prioritäten gehören. Das bedeutet auch, die richtige Behandlung für Ihre Beschwerden oder Krankheiten zu finden. Allerdings fällt das schwer, wenn Schamgefühle oder Ähnliches im Weg stehen. Wer zum Beispiel Gewalt erlebt hat und als Folge davon ständig unter Sodbrennen leidet, braucht zusätzlich oder statt Medikamenten wie Säureblocker vor allem eine gute Traumatherapie, um Folgeerkrankungen vorzubeugen. Aber dazu müssten Sie Ihre Scham überwinden und von der erlittenen Gewalt berichten – was schwerfällt. Scham spielt bei Missbrauch oder Gewalterfahrungen eine große Rolle und verhindert eine fachgerechte Behandlung. Das Trauma können Sie rückwirkend nicht ändern, wie es behandelt wird jedoch schon.

Neue Prioritäten können aber auch ganz undramatisch sein und erfordern meist nur ein bisschen kreatives Umdenken zugunsten der eigenen Gesundheit. Ein Beispiel: Schwimmen hat Ihnen immer besonders gutgetan, auch wenn es nur kurz war, doch der Eintritt für einen 30-Minuten-Besuch scheint Ihnen zu teuer? Überprüfen Sie Ihre Priorität und Ihr Budget: Welche Ausgaben in vergleichbarer Höhe könnten Sie einsparen? Machen Sie sich bewusst: Ein Latte macchiato im Straßencafé kostet ungefähr so viel wie ein Mal Schwimmen mit Zehnerkarte. Sie müssen also kein schlechtes Gewissen haben, wenn Sie nur mal kurz nach der Arbeit ins Wasser springen und sich erfrischen.

Salutogenese und Resilienz – ein neuer Blick auf Gesundheit und Krankheit

Warum bleiben manche Menschen trotz seelischer und körperlicher Belastungen gesund, während andere krank werden? Die Medizin, die sich vor allem damit beschäftigt, die Entstehung von Krankheiten zu entschlüsseln und sie zu bekämpfen, hatte darauf lange keine Antwort, bis Salutogenese und Resilienz entdeckt wurden.

Salutogenese

Der Medizinsoziologe Aaron Antonovsky erforschte in den 70er-Jahren diese Frage erstmals und stellte fest, dass es klar zu definierende Faktoren gibt, die die Gesundheit trotz Belastungen fördern. Dazu befragte er Frauen, die Konzentrationslager überlebt hatten. Anders als erwartet gab es in dieser Gruppe auch völlig gesunde Frauen, die ihre Belastung durch die erlebten Grausamkeiten gut verarbeiten konnten. Auf Grundlage dieser Befragung hat Antonovsky dann durch weitere Studien das Modell der Salutogenese (*salus* = Gesundheit, *genese* = Entstehung) entwickelt: Demnach gibt es neben Krankheitsfaktoren allgemeingültige Gesundheitsfaktoren, und die können Sie für sich nutzen. Im Zentrum steht dabei das Kohärenzgefühl, also ob Sie sich trotz Belastung im Einklang mit Ihrem Leben fühlen:

Das stark machende Kohärenzgefühl setzt sich aus drei Aspekten zusammen:

- **Verstehbarkeit:** Sie verstehen und können einordnen, was in Ihrem Leben passiert.
- **Bewältigbarkeit:** Sie lernen, mit Ihren Problemen umzugehen.
- **Sinnhaftigkeit:** Sie können auch in Krisen einen höheren Sinn in Ihrem Leben erkennen.

Resilienz

Wenn Sie Ihr Leben trotz aller Belastungen oder Probleme als stimmig erleben, haben Sie laut Resilienzforschung deutlich mehr Kraft, Ihre Gesundheit aktiv in die Hand zu nehmen. Nach Antonovsky spielt dabei das Gefühl der Sinnhaftigkeit die größte Rolle, denn der Sinn entspricht unserem innersten Ziel, für das es sich lohnt, Krisen zu bewältigen. Ein Leben ohne Krisen oder Probleme gibt es nicht, deshalb müssen wir uns nach neuester Forschung um diese drei Faktoren – Verstehbarkeit, Bewältigbarkeit, Sinnhaftigkeit – immer wieder neu bemühen. Je besser uns das gelingt, desto widerstandsfähiger (lat. *resilire* = zurückspringen oder abprallen) ist unsere Gesundheit (Resilienz). Der Genderfaktor hängt hierbei von unterschiedlichen Belastungen ab, denen Frauen oder Männer ausgesetzt sind, und zugleich von jeweils anderen Schutzfaktoren. Interessant ist eine Studie, der zufolge Kinder resilienter, also widerstandsfähiger sind, die sich nicht »geschlechtertypisch« verhalten. Vermutlich ist das bei Erwachsenen auch so: Krisen und natürlich der Alltag bewältigen sich leichter, wenn Frauen auch die männertypische Durchsetzungskraft und Männern die frauentypische Empathie zur Verfügung steht. Das erweitert den inneren Spielraum zu handeln.[27]

Denken Sie um!

Was liegt heute näher, als bei Prävention an Gesundheits-Apps zu denken. Das Angebot der digitalen Selbsterfassung ist umfassend und vielfältig, es reicht von Fitness-Trackern (Schrittzählern, Pulsmessung usw.), Meditationsprogrammen, Erinnerungsfunktionen (an Medikamente, Wassertrinken usw.) bis hin zu Diagnostik-Apps (Hörtests, Schlafanalyse usw.) und verspricht das Dauerproblem der fehlenden Motivation leicht und attraktiv zu lösen. Der Versuch, Prävention mit Gesundheits-Apps zu erreichen, beinhaltet aber einen entscheidenden Denkfehler: Das Angebot ist bis heute nicht geschlechtsspezifisch.

Frauen nutzen Gesundheits-Apps laut einer FORSA-Umfrage im Auftrag des AOK-Bundesverbandes nur zu 30 Prozent, also nicht oft und seltener als Männer. Außerdem besitzen nur 63 Prozent der Deutschen überhaupt ein Smartphone. Die bisher größte Studie zum Nutzen von Gesundheits-Apps (Stand 2016), beauftragt vom Bundesgesundheitsministerium, berücksichtigt leider an keiner Stelle den Genderfaktor, aber sie kommt zu dem Schluss, dass außer ersten Hinweisen im Bereich körperliche Fitness und Diät keine Nachweise für eine positive Wirkung auf das Gesundheitsverhalten vorliegen. Warum sollten Sie also im App-Store Geld dafür ausgeben und sich vom Blick auf Ihr Smartphone abhängig machen? Kritiker warnen ohnehin davor, durch das »Self-Tracking per App« die Angst vor Krankheiten zu verstärken, und bemängeln den unzureichenden Datenschutz.[28]

Bis herkömmliche Gesundheits-Apps Frauen tatsächlich gesünder machen, empfehlen wir Ihnen, aufmerksam und bewusst wahrzunehmen, welche Denk- und Verhaltensmuster Sie krank machen. So erkennen Sie, was Sie vorbeugend anders machen können. Dazu gehört ein realistischer Optimismus, wie es im Resilienztraining heißt. Damit ist nicht etwa die rosarote Brille gemeint, sondern eine positive, ermutigende Haltung sich selbst gegenüber. Ersetzen Sie zum Beispiel das negative Image der alten Frau durch positive Vorbilder für aktives Altsein. Streichen Sie Katastrophendenken nach dem Motto »Wenn das mal gut geht!« aus Ihrem mentalen Programm und ersetzen Sie es durch eine positive, lösungsorientierte Zukunftsplanung. Negative Denkmuster sind ebenso wenig gesund wie ständig heruntergeschluckter Ärger oder pausenloses Multitasking – selbst bei Frauen geht dieses »Mehrere-Dinge-gleichzeitig-Erledigen« zulasten der Gesundheit, das ist wissenschaftlich längst erwiesen.

Sie sind NICHT für alles und jeden verantwortlich!

Wenn Sie sich häufig überlastet fühlen, weil an Sie als Frau, Partnerin, Mutter, Tochter, Berufstätige und Patientin zu viele Ansprüche herangetragen werden, können Sie einem Burn-out vorbeugen, indem Sie zusätzlich zu konventionellen Maßnahmen kreativ und lösungsorientiert vorgehen und Ihr Kommunikationsverhalten prüfen.

Nach der bewährten Kommunikationstheorie von Friedemann Schulz von Thun für Paare gibt es vier Ohren, mit der eine Botschaft vom Empfänger aufgenommen wird. Während Männer Botschaften mehrheitlich über das Sach-Ohr aufnehmen (Worüber wird gesprochen?), haben viele Frauen ein weit geöffnetes Appell-Ohr (Was soll ich tun?). Dadurch nehmen Frauen sehr schnell mehr Ansprüche zur Kenntnis, als möglicherweise von ihren Gesprächspartnern tatsächlich an sie herangetragen werden. Vielleicht versuchen Sie nach diesem Modell, Ihr Appell-Ohr schrumpfen zu lassen und zu warten, bis ein Anspruch direkt ausgesprochen wird und nicht nur zwischen den Zeilen für Sie hörbar ist. Das könnte Sie schon deutlich entlasten.

Sie sehen, manchmal erfordert Prävention jede Menge Kreativität, damit Sie zu einem gesünderen Umgang mit Problemen finden und lernen, schädliche Verhaltensmuster loszulassen.

Das Kommunikationsquadrat

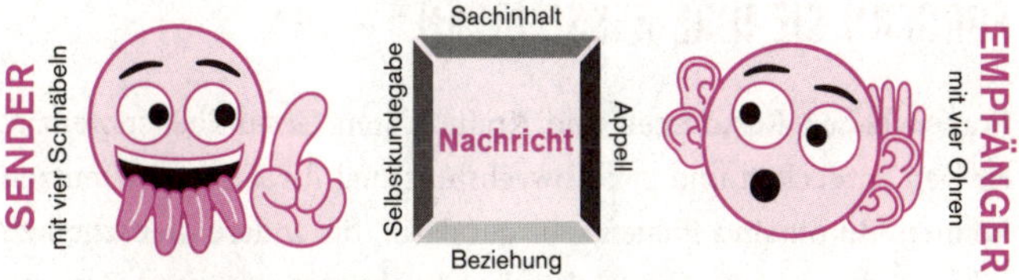

Das Vier-Ohren-Modell oder Kommunikationsquadrat nach Schulz von Thun ist ein Modell zur Erklärung menschlicher Kommunikation. Nach diesem Modell findet das Senden und Empfangen von Botschaften immer auf vier Ebenen statt: worüber geredet wird (Sachinhalt), was wir von uns selbst dadurch mitteilen (Selbstkundgabe), was auf der Beziehungsebene gemeint ist (Beziehung) und welche Aufforderung im Gesagten mitschwingt (Appell). Gerade bei Frauen ist das »Appell-Ohr« jederzeit bereit zu hören, was anliegt. Das führt schnell zu Überforderung und Erschöpfung.

PRAXISTIPP

Anders mit sich selbst reden: Ressourcen – Erinnerungsmemo

Fertigen Sie am besten sofort, also noch bevor Sie dieses Kapitel weiterlesen, eine Liste an, die Ihre Fähigkeiten und Stärken aufzählt. Fügen Sie eine weitere Spalte hinzu, in die Sie alles eintragen, was Sie beispielsweise glücklich, gesund, zufrieden, zuversichtlich oder fröhlich macht. Das können Gedanken, Aktivitäten oder auch Begegnungen und Orte sein. Hängen Sie Ihre persönliche Frauenpower-Liste gut sichtbar als Memo auf und ergänzen Sie sie, wann immer Ihnen etwas einfällt. Falls Sie nicht gerne über Ihre Stärken sprechen oder das, was Ihnen guttut, immer wieder aus dem Blick verlieren, gibt es einen Trick: Stellen Sie sich vor, dass Sie einer guten Freundin oder Ihrer Tochter ein positives Feedback geben und deren Stärken und Fähigkeiten aufzählen. Reden Sie genauso mit sich selbst!

FÖRDERN SIE IHRE RESSOURCEN

Frauen haben Ressourcen und Kräfte, deren Gesundheitspotenzial sie neu entdecken und zur Abwechslung mal für sich selbst nutzen können. Zu oft sind Frauen sehr gut darin, für andere Menschen zu sorgen oder diverse Ansprüche ohne Rücksicht auf eigene Grenzen zu erfüllen. Die beste und effektivste Prävention von Krankheiten besteht also darin, die eigenen Kraftressourcen wieder bewusst wahrzunehmen, aufzufüllen und genauso fürsorglich mit sich umzugehen wie mit der Familie, dem Partner oder dem Job. Diese positiv besetzte aktive Prävention, zum Beispiel nach dem Züricher Ressourcen Modell *(siehe Seite 134)* oder im Resilienztraining, funktioniert völlig anders, als Sie es wahrscheinlich gewohnt sind. Sie hilft nämlich lustvoller, aber zugleich effektiver – und ist ganz einfach. Ressourcen entdecken und fördern hat nichts mit gesundheitlicher Selbstoptimierung zu tun, sondern stellt einen spannenden Weg zu uns selbst dar, der nebenbei auch noch Krankheiten vorbeugt. Sie lernen, sich mit Ihren widersprüchlichen Bedürfnissen und teilweise unbewussten Emotionen selbst zu managen und dabei Ihren Körper als Verbündeten einzubeziehen. Damit Sie mit der »inneren Schatzsuche« loslegen können und eine konkrete Vorstellung davon bekommen, möchten wir Ihnen drei Elemente vorstellen, die Ihnen als Frau ganz praktisch dabei helfen: Pausen – gesundes Essen – Bewegungslust.

Pausenkultur – statt pausenlos im Einsatz

Wie sieht Ihr Alltag aus? Können Sie nach der Arbeit im Job die Füße hochlegen? Die Pantoffel wird Ihnen sehr wahrscheinlich niemand zum Sessel bringen. Erholungspausen zum Regenerieren wären für viele Frauen schon eine Errungenschaft und ein großer Schritt in Richtung gesünderer Lebensstil, fallen aber meist wegen Doppel- oder Dreifachbelastung aus. Die Haus- und Sorgearbeit – also sich um kleine Kinder, schwierige Teenager oder alte Eltern kümmern – übernehmen in Deutschland nach wie vor überwiegend Frauen – aus Pflichtgefühl der Familie gegenüber, das meist nicht hinterfragt wird. Forscher*innen der Universität Frankfurt konnten zeigen, dass sogar Paare, die gleichberechtigt gestartet sind, mit der Familiengründung in alte Rollenklischees zurückfallen und die Aufgaben mit dem ersten Babyschrei wieder traditionell verteilen. Damit sind viele Frauen pausenlos im Einsatz, und irgendwann hinterlässt dieser Arbeitsmarathon seine Spuren: Frauen sind laut Gesundheitsministerium um zwölf Prozent öfter krankgeschrieben als Männer, sehr oft wegen psychischer Erkrankungen. Höchstwahrscheinlich spielen hier Gründe eine Rolle, die bei Männern nicht vorkommen, wie Schwangerschaften oder Wechseljahre oder andere sie belastende Themen, wie akute

Probleme mit Kindern oder alten Eltern. Das Telefon klingelt eben als Erstes »bei Mama«, genauso wie mehr Töchter als Söhne die Pflege der Eltern übernehmen.

Um Pausen tatsächlich realisieren zu können, sollten Frauen auch im Arbeitsleben auf Gleichberechtigung achten, zum Beispiel in Bezug auf Gehalt oder Karrierechancen, und gleichzeitig bewusst frauenspezifische Bedingungen aushandeln, wie flexible Arbeitszeiten und ein frauengemäßer Arbeitsschutz. Die Prävention am Arbeitsplatz sollte aus Sicht der Gendermedizin unbedingt an die jeweiligen Bedürfnisse von Frauen und Männern neu angepasst werden – auch rechtlich. Die bisherigen Gesetze schützen Frauen schlechter, denn psychosoziale Risiken sind darin weniger beachtet als technische Risiken, die aber in erster Linie in typischen Männerberufen eine Rolle spielen. Laut der Agentur für Sicherheit und Gesundheitsschutz werden Frauen zu häufig in Bereichen eingesetzt, in denen die Arbeit nur vermeintlich sicher ist.[29] So erledigen Frauen oft scheinbar körperlich einfache Aufgaben, die aber tatsächlich nicht an ihre individuelle Körpergröße und Körperkraft angepasst sind – mit zahlreichen negativen Auswirkungen für ihre Gesundheit. Überprüft wird dies zu selten. Da die meisten Vorgesetzten auf Führungsebene immer noch Männer sind, wird in der Regel nicht gefragt, was Sie als Frau im Job brauchen, um gesund und sicher zu arbeiten. Das bedeutet: Sie müssen sich selbst aktiv für Ihren Arbeitsschutz einsetzen. Eine neue Pausenkultur könnte der erste Schritt dazu sein.[30]

PRAXISTIPP
Werden Sie Ihre eigene Pausenbeauftragte

… und gestalten Sie sich einen Alltag, in dem Sie Pausen einplanen, das ist Prävention pur! Tragen Sie Ihre regelmäßigen Pausenzeiten genauso in Ihren Kalender ein wie einen wichtigen Termin – mit Priorität. Eine gesunde Pausenkultur ist für uns alle eine große Chance, zugleich aber auch eine große Herausforderung. Es reicht nämlich nicht, irgendeine Pause zu machen, denn es macht einen großen Unterschied, wie Sie diese Pausenzeit verbringen. In unserer auf Effizienz und Optimierung ausgerichteten Konsumgesellschaft machen wir Kaffee-, Zigaretten- oder Snackpausen, die wir meist im Sitzen verbringen und – mal ganz ehrlich – mit Mails, Anrufen und einem Blick in die sozialen Netzwerke kombinieren. Offline sind Männer wie Frauen genauso selten wie an der frischen Luft oder in Gesellschaft.

Das Fehlen von wirklich erholsamen kleinen und großen Pausen könnte beispielsweise in Zusammenhang mit einem Krankheitsbild stehen, das bei Frauen gehäuft auftritt – der oft unterschätzten craniomandibulären Dysfunktion. Hierbei ist die Kaufunktion blockiert und verursacht zum Teil starke Kopf- und Nackenschmerzen. Warum aber blockiert der Kiefer oder verkrampft sich die Kaumuskulatur? Organische Gründe stehen meist nicht im Vordergrund. Vielleicht entstehen die Schmerzen, weil die Patientinnen unbewusst die Zähne fest zusammenbeißen, um durchzuhalten? Manchmal wird sogar die freie Zeit zum Freizeitstress, und nicht selten nehmen wir das Leistungsdenken mit ins Bett. Wer pausenlos im Einsatz ist, kommt auch nachts nicht zur Ruhe und entwickelt dann Schlafstörungen, die wiederum das Risiko, an einer Depression zu erkranken, erhöhen. Aber auch was sonst im Bett so los ist, kann in Stress ausarten: Sexualität wird nicht selten »performed«: Immer noch zu viele Frauen erfüllen, was vermeintlich von ihnen erwartet wird – und verzichten auf die Erfüllung ihrer eigenen Bedürfnisse.

Das können Sie für sich tun

- » Finden Sie heraus, wann eine gesunde Pause in Ihrem Alltag machbar ist und wie sie aussehen könnte.
- » Überlegen Sie, was Sie persönlich entspannt, stärkt oder einfach nur fröhlich macht.
- » Erlauben Sie sich Ihre Gesundheit – machen Sie Pausen!

Das Züricher Ressourcen Modell: Nachmachen erwünscht

Nach dem Züricher Ressourcen Modell (ZRM) ist es hilfreich, wenn Sie sich selbst fragen, welche unbewussten Bedürfnisse Ihre guten Vorsätze sabotieren, um dann konstruktiv eine gute Lösung zu suchen und diese Bedürfnisse zu Ihren Verbündeten zu machen. Denn vom Bedürfnis bis zur Handlung ist ein weiter Weg, der an verschiedenen Stellen störanfällig ist. Falls Sie allein nicht weiterkommen, ist eine fachliche Begleitung hilfreich und sinnvoll. Aber Sie können es durchaus erst einmal selbst versuchen. Eine einfache Variante stellen wir Ihnen hier exemplarisch vor:

Problem: Ihr Arbeitgeber bietet in der Mittagspause einen Yogakurs an, damit die Mitarbeiter*innen Stress abbauen können. Eigentlich könnten Sie Entspannung gut gebrauchen, Sie nehmen dieses Angebot aber nur selten wahr.

Die negative Folge: Diese Präventionsmaßnahme Ihrer Firma hat keine Chance bei Ihnen, doch nun haben Sie zu Ihrem Stress auch noch ein schlechtes Gewissen.

Das unbewusste Bedürfnis, das dahintersteckt: Wenn Sie darüber nachdenken und mal ganz ehrlich zu sich sind, arbeiten Sie mittags lieber durch und verpassen den Yogakurs, weil Sie sich unbewusst vielleicht mehr Anerkennung für Ihre Einsatzbereitschaft wünschen.

Die negative Folge: Durch pausenlosen Einsatz werden Sie sich aber nicht unbedingt besser fühlen, sondern bekommen vielleicht Kopfschmerzen oder sinken abends todmüde auf das Sofa.

Die Lösung: Haben Sie Ihr wirkliches Bedürfnis erkannt, können Sie einen anderen Weg suchen: Erkennen Sie Ihre Leistung durch eine Belohnung an. Wenn Sie Blumen mögen, könnten Sie eine Pause machen und sich zum Beispiel selbst belohnen, indem Sie sich im Blumenladen um die Ecke Ihre Lieblingsblume kaufen und auf dem Weg dorthin bewusst entspannen. Die Blume können Sie anschließend für die Kolleg*innen gut sichtbar auf den Schreibtisch stellen. Sie wird dann für Sie zu einem Symbol: für Anerkennung durch Pausen.

Die positive Folge: Das Blumenkaufen ist zwar kein Yogakurs, aber es hilft Ihnen, den Kopf frei zu bekommen, und ist Ihre ganz persönliche Anti-Stress-Idee.

Embodiment: Wollen Sie noch einen Schritt weitergehen? Dann schauen Sie sich die Blume an und nehmen Sie bewusst wahr, was sich dabei in Ihrem Körper ändert. Merken Sie sich, wo und wie Sie die Freude daran körperlich spüren. Dieses Gefühl der Freude können Sie dann zukünftig abrufen, wenn Sie sich bewusst daran erinnern. Zum Beispiel in Krisenmomenten, wenn Sie dringend Anerkennung brauchen – oder eine echte Pause.

Essen, was stärkt – statt Diätenterror

Frau und Essen, das ist nur selten eine Liebesbeziehung, sondern meist ein belastetes Dauerthema. Jedes Frühjahr tischen Frauenzeitschriften uns die neuesten »Erfolgsdiäten« auf, im Sommer gefolgt von der perfekten Bikini-Figur und im Herbst/Winter abgelöst von gehaltvollen Festtagsrezepten. Das Hamsterrad aus Ab- und Zunehmen wird damit am Laufen gehalten – denn gut genug scheinen Frauen irgendwie nie zu sein. Kommt Ihnen das bekannt vor? Das Thema

Ernährung ist in den Medien, aber auch in vielen Köpfen fast durchgängig geprägt von Verboten, Tipps und Klischees. Der Wohlfühlfaktor kommt vor allem für kalorienzählende Frauen eindeutig zu kurz, obwohl gerade Essen ein Hochgenuss sein könnte. Nahrung sollte in jeder Hinsicht nähren, aber davon ist oft nur noch wenig zu spüren. Wirklich zufrieden und im übertragenen Sinne satt macht es nicht, wenn die Waage oder das Geschlechterbild mit am Tisch sitzen. Diese beiden sind ein Grund dafür, warum Frauen und Männer ihre eigentlichen Bedürfnisse – zum Beispiel Hunger auf Fleisch bei Eisenmangel – nicht mehr wahrnehmen und als Indikator für das nutzen können, was sie zu sich nehmen wollen und sollen.

Essen hat die Aufgabe, den Körper und die Psyche mit dem zu versorgen, was gerade gebraucht wird. Was Männer und Frauen laut Ernährungsforschung aber tatsächlich essen, hat oft wenig mit dem zu tun, was sie medizinisch gesehen bräuchten. Eine Frau, die beim Businesslunch oder ersten Date ein Steak mit einer großen Portion Kartoffeln bestellt, gilt schnell als »gierig« oder »maßlos«. Weiblich essen bedeutet im Genderklischee, etwas angeblich Schlankmachendes zu wählen – etwa einen »Fitness-Salat«. Dabei neigen Frauen aufgrund ihrer langsameren Darmpassage vor allem in der zweiten Zyklushälfte und in der Schwangerschaft zu Blähungen und vertragen Rohkost dann schlechter. Durch den frauentypischen Eisenmangel könnten Sie dagegen ein Steak gut gebrauchen, es enthält nämlich viel Eisen. An der Darmträgheit ist übrigens das Hormon Progesteron schuld, ab dem Eisprung bereitet es die Gebärmutter Monat für Monat optimal auf eine mögliche Schwangerschaft vor, und dabei entspannt es auch die Darmmuskulatur. Das ist wichtig, kann aber nicht nur eine trägere Verdauung zur Folge haben, sondern eben auch Blähungen.

Aber nicht nur »Salatfrauen« bekommen nicht, was Sie bräuchten, sondern auch »Fleischmänner«: Männer verzehren auch im 21. Jahrhundert deutlich mehr Fleisch als Frauen und fühlen sich damit männlich, obwohl sie es schlechter verdauen können – hier machen es die Hormone den Frauen leichter. Auch zur Prävention von Krankheiten wie Bluthochdruck und Prostatakrebs sollten gerade Männer weniger rotes Fleisch essen. Außerdem fallen Männerportionen nicht selten größer aus, weshalb im Durchschnitt auch mehr Männer übergewichtig sind als Frauen, trotzdem machen mehr Frauen als Männer Diäten. Sie sehen, rationales und irrationales, gesundes und selbstschädigendes Essverhalten liegen nah beieinander. Geschlechterklischees wirken wie ein Zerrspiegel für das, was wir als Individuen eigentlich bräuchten.

Wenn Sie durchschaut haben, was Sie vom nährenden, genussvollen Essen abhält – dafür dürfen Sie darüber hinaus getrost die Normmaße für Frauen infrage stellen und das eine oder andere Kilo mehr akzeptieren –, haben Sie zumindest in westlichen Industrieländern als Frau die Chance, Ihr Essverhalten wieder selbst zu steuern. Sie bestimmen, was auf Ihren Tisch kommt, ob mit großem oder kleinem Budget. Selbst mit wenig Geld können Sie sich so ernähren, dass Ihre Speisen Sie stärken. Sie müssen lediglich umdenken. Grundnahrungsmittel wie Pellkartoffeln mit selbst gemachtem Kräuterquark sind zum Beispiel preiswerter und zugleich nährender als eine scheinbar günstige Fertiglasagne vom Discounter.

Essen Sie sich gesund

Wie Sie sich ernähren, ist das Zünglein an der Waage Ihrer Gesundheit. Mit einer möglichst naturbelassenen, ausgewogenen und vollwertigen Ernährung können Sie sich vor den wichtigsten Hauptrisikofaktoren wie Übergewicht, erhöhtem Blutzucker, ungünstigem Blutfett und Bluthochdruck nachweislich schützen. Sie haben damit eine echte Chance, den meisten Zivilisationskrankheiten vorzubeugen. Bei Frauen erhöht zum Beispiel Diabetes das Risiko für Herz-Kreislauf-Erkrankungen um das Vierfache – ein Grund mehr, den Zuckerkonsum rechtzeitig zu senken und die Weichen neu zu stellen.

Essen für die Seele?

Mood Food ist Essen, das der Seele guttut, das nicht nur satt macht, sondern auch trösten oder beflügeln kann. Das ist völlig in Ordnung und sogar gesund. Ungesund wird es, wenn Essen beständig als Ersatz für seelische Bedürfnisse herhalten muss oder wenn Sie dabei regelmäßig zu Süßigkeiten und Co. greifen. Schokolade soll angeblich antidepressiv wirken und gegen prämenstruelle Beschwerden helfen. Das mag kurzzeitig vielleicht sogar stimmen, aber auf Dauer ist das Gegenteil der Fall: Sie schaden sich damit.

Um die Stimmung zu heben und sich psychisch zu stabilisieren, sollte Ihre Ernährung genussvoll und zugleich gesund sein. Die Traditionelle Chinesische Medizin (TCM) hat dies schon lange erkannt und verordnet deshalb auch bei psychischen Problemen eine spezielle Ernährung, die bei derselben Krankheit je nach Symptomen individuell anders ausfällt. »Essen als Medizin« ist nach dieser Gesundheitslehre nicht nur möglich, sondern wichtiger Bestandteil einer Therapie. Diese Erkenntnis kommt langsam auch in Deutschland an, und davon können Sie profitieren.

»Runterschlucken« als Sackgasse

Frauen leiden deutlich öfter an Essstörungen wie Bulimie und unkontrollierten Fressattaken (engl. *Binge-Eating)*, bei denen Essen zum Kampfschauplatz von Gefühlen wird. Außerdem sind zwei Drittel der Arzneimittelabhängigen Frauen. Diese nach innen gekehrte Form der Bewältigung und das damit verbundene sprichwörtliche »Herunterschlucken« ist der falsche Weg. Diese Verhaltensweisen lösen weder Probleme, noch machen sie erlebte Traumata vergessen. Als Frau sollten Sie sich deshalb deutlich weniger mit Kalorienzählen und Diäten beschäftigen, sondern vor allem Zeit und Kraft darauf verwenden, Ihre inneren emotionalen Bedürfnisse im guten Sinne zu stillen. Das ist die beste Suchtprävention, denn damit nähren Sie Ihre Seele.[31] Zum Beispiel, indem Sie eine langweilige Party einfach verlassen, anstatt nach und nach das Buffet leer zu essen, oder indem Sie in Stressphasen bewusst nach einem anderen Ausgleich als das schnelle Stück Schokolade zwischendurch suchen. Was das sein könnte, ist natürlich von Frau zu Frau verschieden.

Warum Fast Food depressiv macht

Frauen fühlen sich laut Robert-Koch-Institut (2014) doppelt so oft seelisch belastet wie Männer und haben öfter Depressionen. Die Ursachen dafür sind vielfältig, aber wir wissen, dass die Art der Ernährung ebenfalls einen Einfluss darauf hat. Nach einer britischen Studie stieg das Depressionsrisiko um 41 Prozent, wenn sich die Frauen über sechs Jahre hinweg hauptsächlich von Fast Food ernährt hatten, das besonders hohe Mengen an Transfetten enthält. Diese blockieren im Gehirn die Ausschüttung von stimmungsaufhellenden Botenstoffen und können sich deshalb negativ auf die Psyche auswirken. Ob dies umgekehrt auch funktioniert, könnten Sie im Selbstversuch testen: Verzichten Sie vor allem in Phasen großer Belastung auf Fast Food und ernähren Sie sich gerade dann so gesund wie möglich.

Frauen nehmen eher durch Sport ab

Statt sich mit Diäten zu quälen, könnten Sie Ihr Wohlfühlgewicht viel gesünder durch Ausdauersport erreichen, das konnte anhand sportwissenschaftlicher Untersuchungen nachgewiesen werden. Der Stoffwechsel von Frauen greift bei körperlicher Anstrengung stärker auf Fettreserven zurück als der von Männern, und außerdem lassen Appetit und Heißhunger auf Süßes nach.

Innovativer Trick 17: Selbstüberlistung durch »Gesundheitsnudges«

Wie oft haben Sie im Bruchteil einer Sekunde Gesundheitsvorsätze einfach über den Haufen geworfen? Damit sind Sie in bester Gesellschaft, denn dieses Phänomen ist nur allzu menschlich – egal ob Frau oder Mann. Ebenso wie mit Geld gehen wir auch mit unserer Gesundheit mitunter nicht vernünftig und rational um. Das Lustprinzip – kombiniert mit mangelnder Selbstdisziplin – führt hier systematisch zu Fehlentscheidungen: Wir tun etwas, was wir eigentlich nicht wollten, und ärgern uns anschließend darüber. Das Modell der »Nudges«, die Richard Thaler, der US-amerikanische Verhaltensökonom und Wirtschaftsnobelpreisträger des Jahres 2017, im Zusammenhang mit Kaufentscheidungen entwickelt hat, ist inzwischen in der Gesundheitsaufklärung angekommen. Ein kleiner Stups (engl. *nudge)* in die richtige Richtung, kann unserem Gehirn demnach helfen, gesünder zu entscheiden. Schwere Entscheidungen benötigen im Gehirn komplexere Strukturen als zum Beispiel die Auswahl des Essens in der Kantine: Hier funktioniert das Gehirn schnell, aber auf Sparflamme. Deshalb entscheiden wir uns dann im Eifer des Gefechts nicht so rational, wie wir es bei längerem Nachdenken tun würden, und bestellen entgegen unseren guten Vorsätzen als Beilage eben Pommes. Neurowissenschaftler an der Universität Zürich erforschten, wie Essensentscheidungen zustande kommen, und konnten nachweisen, dass immer mehrere Faktoren eine Rolle spielen: Gewohnheiten, frühere Erfahrungen, Gefühle, die Gepflogenheiten des sozialen Umfelds und natürlich der Genderfaktor. Um sich im Zweifel gegen etwas entscheiden zu können und gesund zu wählen, bräuchten wir mehr Zeit, die wir aber in vielen Alltagssituationen nicht haben. Das gilt für die von Thaler erforschten Kaufentscheidungen ebenso wie für Ernährung und Sport.

Hier kommen intelligente »Nudges« ins Spiel. Dabei handelt es sich nicht um Verbote, denn auf die reagieren die meisten Menschen mit einem inneren Widerstand. »Nudges« helfen Ihnen, Ihre Gesundheitsziele tatsächlich umzusetzen, auch wenn spontane Entscheidungen getroffen werden müssen. Decken Sie den Tisch beispielsweise mit kleineren Esstellern, erscheinen die Portionen größer, und das macht alle zufriedener. Sie bremsen dadurch das bohrende Gefühl des Verzichts aus, das entsteht, wenn Sie sichtbar kleine Portionen auf einem großen Teller anrichten – was meist doch zu einem Nachschlag oder Nachtisch führt. Durch den kleineren Teller oder vergleichbare »Gesundheitsnudges« tricksen Sie sich zu Ihrem eigenen Wohl selbst aus.

Werden Sie kreativ darin herauszufinden, welche »Gesundheitsnudges« Ihnen helfen könnten. Zum Beispiel mit Ihrem Handy: Für mehr Bewegung in der Familie könnte es Ihnen helfen, mit den Kindern Geocaching auszuprobieren. Mit elektronischer Hilfe suchen Sie dann in einer Stadt nach geheimen Verstecken. Diese Schatzsuche macht so viel Spaß, dass Sie damit den Bewegungsmuffel in sich und anderen überlisten. Umgekehrt könnte das Einschalten des Flugmodus im Smartphone zu Beginn einer Pause zu Ihrem neuen »Gesundheitsnudge« werden. Sie gönnen sich dadurch »Unerreichbarkeit«, müssen diese aber nicht auf die Probe stellen, denn das Handy gibt in Ihrer Pause nun keinen Ton mehr von sich. Und das ist gut so, denn welche Mutter schafft es schon, auf den Klingelton ihrer Kinder nicht mit einem reflexartigen Griff in die Handtasche zu reagieren? Die einfachste Variante sind kleine Post-its mit Aufforderungen wie »Mehr trinken«, die Sie zum Beispiel am PC-Bildschirm anheften. Die »Nudges« funktionieren übrigens auch bei Männern – also weitersagen!

Bewegungslust – statt Leistung

Offizielle Empfehlungen der Weltgesundheitsorganisation WHO und von ärztlichen Fachverbänden sprechen eine klare Sprache: Sport und körperliche Aktivitäten sind gesund, denn wer sich regelmäßig bewegt, hat ein deutlich geringeres Risiko, etwa an koronaren Herzerkrankungen, Bluthochdruck, Schlaganfall und Typ-2-Diabetes zu erkranken. Darüber hinaus hebt Bewegung nachweislich die Stimmung und wirkt selbst bei Depressionen und Angststörungen psychisch stabilisierend. Obwohl die meisten Frauen und Männer das wissen, berücksichtigt dies laut einer Befragung des Robert-Koch-Instituts von 2017 nur knapp die Hälfte aller Frauen. Rund 43 Prozent der Frauen gaben an, dass sie wöchentlich mindestens 2,5 Stunden Ausdauersport wie Radfahren betreiben, deutlich weniger Frauen trainieren an mindestens zwei Tagen ihre Muskeln durch Krafttraining oder Yoga, und nur 15 Prozent schaffen beides. Gerade Frauen bräuchten zur Vorbeugung von Krankheiten, an denen sie durchschnittlich häufiger erkranken, die Kombination dieser unterschiedlichen Elemente. Also zum Beispiel Ausdauersport für das Herz-Kreislauf-System und Muskeltraining gegen Osteoporose und für mehr Stabilität zur Sturzprophylaxe. Sie sehen, mit Sport allein ist es nicht getan, erst durch konkretes Wissen aus der Gender- und Sportmedizin können Frauen gezielt und wirksam vorbeugen.

»Sport und Bewegung stärken meine Ressourcen«

Je öfter Sie diesen Satz oder einen ähnlichen, der Ihnen besser gefällt, wie ein Gesundheitsmantra wiederholen, desto mehr festigt sich in Ihnen die Grundüberzeugung von gendermedizinischer Prävention für Frauen: Seine Ressourcen zu fördern ist der beste und effektivste Weg, um Erkrankungen vorzubeugen. Fitnesswahn, Diätenterror und reine Angstmache sind von gestern und deshalb überholt.

Prävention durch Sport und Bewegung ist für Frauen entscheidend, denn Bewegungsmangel stellt bei ihnen einen ganz eigenen Risikofaktor dar. Wir wissen, dass Frauen im Job am häufigsten wegen psychischer Erkrankungen und am zweithäufigsten wegen Krankheiten des Bewegungsapparates krankgeschrieben werden. Beiden Risiken können Sie durch mehr körperliche Aktivität gut vorbeugen. Auch bei der Erwerbsunfähigkeit sind es diese beiden Gründe, warum Frauen ab 50 sogar ganz aus dem Berufsleben ausscheiden.

PRAXISTIPP

Finden Sie eine Sportart, die Ihnen persönlich Spaß macht

Sport und Bewegung stärken Ihre Ressourcen. Wichtig ist, dass Sie Spaß dabei haben und der Preis stimmt. Nutzen Sie zum Beispiel kostenlose Online-Sportangebote, wenn Zeit und Geld knapp sind. Wenn Sie das Stillsitzen beim Meditieren zu anstrengend finden, könnten Sie es mal mit dem »Mindful Running«, einer Bewegung aus den USA, probieren. Hier haben negative Gedanken wie »Ich laufe wie eine Schnecke« nichts zu suchen. Was zählt, ist Ihr eigenes Tempo! Dabei entsteht ein innerer Raum von Aufmerksamkeit, sodass Sie im Flow des Laufens zur Ruhe kommen können.

Warum aber nehmen Frauen diese sportliche Chance der Prävention als Weichenstellung in Richtung Gesundheit zu selten wahr, obwohl ihr Gesundheitsbewusstsein doch eigentlich größer ist als das der Männer? Eine mögliche Antwort gibt die Querschnittstudie der Universität Hannover: Die befragten Frauen gaben an, dass sie Sport nicht in erster Linie aus Gesundheitsgründen betreiben, sondern vor allem, um ihr Gewicht zu reduzieren. Anders als bei Männern mit 20 Prozent war das Gewicht bei Frauen mit 70 Prozent das mit Abstand wichtigste Motiv für sportliche Aktivitäten. Es ist anzunehmen, dass dabei nur bedingt der Risikofaktor Übergewicht gemeint ist, die wichtigere Rolle spielt sicherlich, möglichst gut auszusehen.[32]

Prüfen Sie doch mal Ihre persönliche Motivation, Sport zu treiben, und ändern Sie diese gegebenenfalls, um noch mehr von Ihrem Fitnesstraining zu profitieren:

» Welche Rolle spielt bei Ihrer Wahl der Genderfaktor. Bevorzugen Sie die klassischen Frauen-Sportarten wie Tanzen und Gymnastik, oder machen Sie auch Krafttraining, um Ihre Knochengesundheit zu fördern?
» Haben Sie ein schlechtes Gewissen oder fühlen Sie sich unwohl, wenn Sie mal nicht sportlich aktiv sind? Fragen Sie sich, mit welcher inneren Haltung und welchem Motiv Sie zum Sport oder Yogakurs gehen, und ändern Sie wenn nötig Ihre Haltung.

PRAXISTIPP: Jede kann Sport machen, nicht nur Frauen mit Idealfigur

Sport und Bewegung stärken Ihre Ressourcen, wenn Sie auf das sogenannte Bodyshaping verzichten und beim Sport die Bewegungslust im Vordergrund steht. Übergewicht sollte Sie nicht von Bewegung abhalten. Lassen Sie sich nicht einschüchtern und verlassen Sie alte Denkmuster. Der Yogakurs, an dem nur schlanke, superbewegliche Frauen teilnehmen, ist ein Klischee. Sie werden staunen, wie viele »ganz normale« Frauen Sie im Yoga- oder Fitnessstudio antreffen. Vielleicht entdecken Sie dort auch ganz andere, neue Bewegungsarten, die Sie persönlich inspirieren und froh machen. Wobei natürlich nicht die neuen, klischeehaften Sportarten Poledance oder Meerjungfrauenschwimmen gemeint sind.

Was besonders Frauen beim Sport berücksichtigen sollten

Frauen unterscheiden sich auch vom Skelett her anatomisch von Männern, weshalb sich auch Verschleiß beziehungsweise die Anfälligkeit für bestimmte Verletzungen unterscheiden. Das gilt zum Beispiel für die bei Frauen andere Belastbarkeit des Kniegelenks. Das größere weibliche Becken verändert die gesamte Statik, und das führt unter anderem dazu, dass Frauen durch Sport zwei- bis achtmal häufiger Knieverletzungen erleiden *(siehe Seite 278)*. Hinzu kommt, dass sich viele Frauen in bestimmten Punkten anders verhalten: So bevorzugen sie zum Beispiel modische, oft enge Schuhe mit Absatz oder gar High Heels. Als Folge entwickelt sich als typische Frauenkrankheit oft ein Ballenzeh (Hallux valgus), der den Bewegungsradius deutlich einschränken kann und Schmerzen verursacht. Frauen sind außerdem noch anderen körperlichen Belastungen ausgesetzt, zum Beispiel durch das Tragen kleiner Kinder oder durch Hausarbeit. Dies ist möglicherweise ein Faktor, warum Krankheiten wie Fingerarthrosen typischerweise bei Frauen auftreten. Außerdem erleidet jede dritte Frau über 50 Jahre einen Knochenbruch, der auf den Verlust von Knochensubstanz zurückzuführen ist. Begünstigt wird die altersbedingte Osteoporose durch eine genetische Veranlagung, aber auch durch Vitamin-D- und Bewegungsmangel.

Das können Sie für sich tun

» Trainieren Sie immer anatomisch und funktionell korrekt, um Verschleiß zu vermeiden.

» Die gezielte Stärkung der Knochensubstanz durch einen normalen Vitamin-D- und Kalziumspiegel, Bewegung und – im Alter – durch ein Training zur Sturzprophylaxe sind gerade für Frauen besonders wichtig. Wenn Sie zwei- bis dreimal wöchentlich die Muskulatur trainieren, stimuliert dies sogar bis ins hohe Alter die Knochen zum Aufbau neuer Knochensubstanz.

Bei Frauen verändern sich das sportliche Leistungsvermögen und die Anfälligkeit für Verletzungen in hormonellen Umstellungsphasen. Nach sportwissenschaftlichen Studien der Universität Bochum sind

Frauen zum Beispiel kurz vor und in den ersten Tagen der Menstruation weniger fit als sonst. Bandscheibenvorfälle und Bänderrisse etwa treten gerade in Schwangerschaften durch vermehrte Wassereinlagerungen gehäuft auf. Diese Verletzungen können durch gezielte Aufklärung vermieden werden.

Das können Sie für sich tun

» Gehen Sie in der Schwangerschaft und Stillphase gut mit sich um.

» Akzeptieren Sie, wenn die Bewegungslust geringer ist, und trainieren Sie während Schwangerschaft und Stillzeit gezielt die Haltemuskulatur des Rückens und der Sprunggelenke.

» Schon aus Selbstschutz sollten Sie in der Schwangerschaft außerdem darauf verzichten, schwere Einkaufstaschen oder – mit dickem Bauch – kleine Kinder zu heben und zu tragen.

Sport beeinflusst die Fruchtbarkeit

Regelmäßige körperliche Bewegung oder Sport haben nachweislich einen Einfluss auf die Funktion der Eierstöcke und auf den Eisprung. Nach gendermedizinischer Forschung hängt der Grad des Einflusses von der Häufigkeit und Intensität des Trainings ab, aber er verändert sich auch durch individuelle Faktoren wie Alter, Regelmäßigkeit des Menstruationszyklus, Körpergewicht oder Ernährung. Das können Sie bei Kinderwunsch nutzen: Regelmäßige körperliche Aktivität beeinflusst die Fruchtbarkeit positiv, sogar unabhängig von Ihrem Gewicht. Allerdings nur, wenn Sie sich dabei nicht verausgaben, denn dies bewirkt das Gegenteil: Intensives Training bis zur Erschöpfung verringert die Wahrscheinlichkeit, schwanger zu werden, erheblich.

Das können Sie für sich tun

» Trainieren Sie maßvoll. Das beste Maß dafür sind Sie selbst!

» Verbissenes Extremtraining bis und über Ihre Leistungsgrenze kann Ihren Hormonhaushalt aus der Balance bringen, und das wirkt sich auf Dauer auf den gesamten Organismus aus.

» Spüren Sie jedes Mal nach, wie Ihre Tagesverfassung ist, und respektieren Sie Ihre Bewegungslust genauso wie Ihre Grenzen. Es geht hier um Ihre Gesundheit, nicht um Leistung. Deshalb muss es nicht immer die gleiche Anzahl an Bahnen im Schwimmbad sein oder eine bestimmte Zeitspanne, die Sie beim Joggen durchhalten. Das Messen und Bewerten der sportlichen Leistung gehört in den Leistungssport. In der Freizeit sind Spaß und maximal gesunder Ehrgeiz angesagt.

Für Sport ist es nie zu spät

Sport und Bewegung stärken Ihre Ressourcen auch, wenn Sie erst in der Lebensmitte starten – das gilt selbstverständlich für beide Geschlechter gleichermaßen! Wer regelmäßig mit mittlerer Intensität Sport treibt, hat laut der großen US-amerikanischen *Diet and Health*-Studie immer noch die Chance, seine Lebenserwartung um ein Drittel zu steigern. Das können zum Beispiel Sportarten wie Tennis, Golf, Ballsport und Tanzen sein, aber auch Laufen und sogar fordernde Gartenarbeit oder Fodbold-Fitness (Fußball für Frauen). Sportwissenschaftler der dänischen Universität Odense und der dänische Fußballverband untersuchten ein Jahr lang die Wirkung von Fodbold bei Frauen um die 40 Jahre, die Übergewicht und leichten Bluthochdruck hatten und im Alltag viel sitzen. Nach mehr als 120 Trainingsstunden waren die Teilnehmerinnen deutlich fitter, hatten einen niedrigeren Blutdruck, das Körperfett hatte ab- und die Knochendichte zugenommen. Das Programm wird laut *Deutscher Ärztezeitung* inzwischen von 275 dänischen Fußballklubs angeboten.[33] Ähnlich spannend und mehrfach ausgezeichnet ist das Projekt

Mamanet, eine internationale Sportbewegung für Mütter beziehungsweise Frauen über 30. Hier wird der Ballsport Cachibol – dem Volleyball nicht unähnlich – zusammen mit Kinderbetreuung organisiert und darüber hinaus der Zusammenhalt unter den Frauen gestärkt.

DOC-TALK: ZWEI ÄRZTINNEN, ZWEI GESCHICHTEN, ZWEI PERSPEKTIVEN

»Am Anfang stand Unverständnis …«, diese Erfahrung haben unsere beiden Autorinnen bereits zu Beginn ihrer beruflichen Laufbahnen gemacht. Gleichzeitig hat ihnen dieses Unverständnis klargemacht, dass im Bereich der geschlechtssensiblen Medizin eine Aufgabe liegt, die sie im Laufe ihrer Karrieren nicht mehr losgelassen hat. Ein Gespräch …

Vera Regitz-Zagrosek: Ich machte meine ersten gendermedizinischen Erfahrungen als Ärztin an einem großen deutschen Herzzentrum, wo ich von 1985 bis 2003 tätig war. Folgendes war auffällig: Die Männer kamen nach einem Eingriff oder Besuch am Herzzentrum wie empfohlen nach einigen Monaten zur Kontrolle, die Frauen nicht. Die Frauen hinterfragten geplante Therapien und Medikamente viel öfter als die Männer, lehnten aber sogar Behandlungen wie eine lebensrettende Herztransplantation öfter für sich ab.

Es dauerte einige Zeit, bis ich verstand: Irgendwie sprachen wir mit unserem überwiegend männlichen Ärzteteam die Frauen offenbar nicht richtig an. Ich fing an zu begreifen, dass wir Ärzt*innen mit Frauen und Männern auf unterschiedliche Art und Weise sprechen müssen, um sie von der Notwendigkeit einer Maßnahme zu überzeugen.

Stefanie Schmid-Altringer: Mich hat vor fast genau 20 Jahren bei der Recherche zu meiner Doktorarbeit völlig überrascht, dass Medikamente bei Frauen anders wirken und trotzdem gleich verordnet werden. Es hat mich sehr empört, dass Frauen durch das Ignorieren der Unterschiede wie Versuchskaninchen behandelt werden. Deshalb habe ich dann als TV-Journalistin das Thema vorgeschlagen. Vier Stunden lang musste ich damals meinem Redakteur erklären, wie wichtig und aufrüttelnd ein Film dazu wäre.

Heute ist das Thema zum Glück zwar in den Medien präsent, aber noch immer nicht in der praktischen Versorgung, wie die Corona-Krise eindrucksvoll und in Teilen auch erschütternd bestätigt hat. Viele Frauen und Männer, aber auch Ärzt*innen wissen nicht, was sie konkret anders machen sollen. Deshalb haben wir dieses Buch geschrieben!

Was müsste sich ändern?

Vera Regitz-Zagrosek: Um für beide Geschlechter gleich gute Ergebnisse zu erzielen, muss die Medizin Frauen und Männer in ihren Eigenheiten verstehen, sie spezifisch ansprechen und unterschiedlich behandeln. Das ist eine Sache der Forschung, aber auch der Praxis. Ich setze mich deshalb dafür ein, dass wir in der Forschung konsequent beide Geschlechter einbeziehen.

Hormone, Menstruationszyklen und Schwangerschaften dürfen nicht mehr als Ausnahmesituationen betrachtet werden, die in unserem Bild von Erkrankungen nur stören. Wir müssen sie systematisch einbeziehen. Arzneimittelentwicklungen müssen auch mit Blick auf die Frauen gemacht und Medikamente müssen in ihren Dosierungen angepasst werden. Unter anderem müssten die Beipackzettel uns sagen, ob Frauen andere Dosierungen brauchen als Männer. Damit dies geschieht, brauchen wir auch deutlich mehr Ärztinnen, in der Versorgung und in Führungspositionen. Diese »Frauenquote« ist wichtig, denn Klinikdirektor*innen, Abteilungsleiter*innen oder Präsident*innen von Ärztekammern setzen die Standards für die konkreten Behandlungen. Dafür setze ich mich ein – aber auch die Frauen selbst sollten dies einfordern.

Stefanie Schmid-Altringer: Das stimmt. Frauen und Männer sind gleichberechtigt, aber nicht gleich. Diese Erkenntnis muss sich erst noch durchsetzen, und dazu müssen alle Beteiligten umdenken, auch die Frauen. Die Zeiten der Halbgötter in Weiß sind vorbei.

Offizielle Leitlinien, ja selbst ärztliche Verordnungen sollten Frauen nicht mehr als absolute Wahrheiten verstehen, sondern als das, was sie sind: Empfehlungen. Gerade für Frauen ist diese Auseinandersetzung mit medizinischen Autoritäten und eine klare Abgrenzung der erste wichtige Schritt, denn sie sind in der Medizin bisher klar benachteiligt. Damit sich das ändert, setze ich mich dafür ein, dass Frauen stärker für sich selbst eintreten und dadurch eine Medizin bekommen, die ihnen gerecht wird.

Was können Frauen tun, um die beste Behandlung für sich zu bekommen?

Vera Regitz-Zagrosek: Das Eintreten für sich selbst fällt Frauen oft nicht leicht. Sehr oft ist bei Frauen sogar das eigene Kranksein stärker von den Bedürfnissen der Familie und des Umfelds geprägt als von Selbstfürsorge. So schätzen sie zum Beispiel den Schweregrad einer Erkrankung oder das Risiko bei anderen häufig richtig ein, bei sich selbst aber zu niedrig. Daher möchte ich Frauen dabei unterstützen, sich selbst und ihre Beschwerden ernster zu nehmen. Erst dann können sie ihre Ärztin oder ihren Arzt fragen, ob sie oder er dies im Sinne der Gendermedizin berücksichtigt.

Ich glaube, die meisten Ärzt*innen würden dies durchaus tun, und falls nicht, kann man als Patientin immer noch wechseln. Am besten wäre es natürlich, schon zu Beginn, also vor dem ersten Besuch der Praxis, zu fragen, ob dort die Erkenntnisse der geschlechtersensiblen Medizin berücksichtigt werden. Die Behandlung durch eine Ärztin oder einen Arzt ist immer Vertrauenssache. Manchmal aber bringen Frauen einem Arzt gegenüber eher Respekt entgegen als Vertrauen. Vertrauen heißt ja auch, dass die Patientin Schwächen zeigen kann, und setzt eine »gemeinsame Sprache« voraus. Insofern sollten sich Frauen im Zweifel eine Ärztin aussuchen, die sie behandelt.

Stefanie Schmid-Altringer: Aber nicht jede Ärztin behandelt geschlechtersensibel, nur weil sie eine Frau ist. Gesund werden setzt auf allen Seiten die Bereitschaft zum Nachdenken voraus: Ärzt*innen sollten sich mehr als »Gesundheitscoach« verstehen und lernen, wie sie Patient*innen angstfrei motivieren, und Frauen sollten aktiv nachdenken, was sie persönlich gesund macht.

Der große Lernprozess heute besteht für alle Seiten darin, die Therapie gemeinsam und ganzheitlich festzulegen. Dazu gibt es tolle Ideen, zum Beispiel »Open Notes«.[34] Hier ist die Krankenakte auch für die Patientin jederzeit einsehbar, wodurch sie besser informiert ist und gleichberechtigt mitsprechen kann. Wenn Frauen eine für sie richtige Behandlung haben möchten, müssen sie sich aber auch trauen, die falsche Therapie und ihre Bedürfnisse klar zu benennen. Dazu ist es natürlich erforderlich, die eigenen Nöte und Symptome ernst zu nehmen. Der Glaube an einen Arzt, der einen wieder gesund macht, hilft uns nicht wirklich, das ist meine Erfahrung als Fachfrau und Mutter von zwei Töchtern. Gesund werden muss ich immer selbst, die Medizin kann nur Impulse dazu geben.

Szenario mündige Patientin

Eine Frau kommt mit starker Übelkeit und etwas Luftnot in die Notaufnahme. Dort wird ihr nach einer kurzen Untersuchung gesagt, dass sie sich ausruhen und morgen wiederkommen soll, wenn es nicht besser wird. Der Ambulanzarzt findet im EKG nichts Auffälliges und vermutet offenbar keinen Herzinfarkt. Wie könnte die Patientin in dieser Situation mit den Ärzt*innen sprechen?

Erstens: Die Symptome ohne Vorwurf benennen

»Mir geht es richtig schlecht, und ich fühle mich überfordert, wenn ich jetzt nach Hause gehen soll.«

»Ich habe gelesen, dass diese Beschwerden bei Frauen ein Herzinfarkt sein könnten. Können Sie das bei mir mit Sicherheit ausschließen?«

Zweitens: Das Bedürfnis formulieren und Verständnis zeigen

»Ich habe das Gefühl, es könnte ein Infarkt sein, und mache mir große Sorgen. Deshalb möchte ich gerne, dass Sie weitere genaue Untersuchungen veranlassen, zum Beispiel meine Blutwerte testen.«

»Mir ist es sehr wichtig, dass Sie einen Infarkt ausschließen, auch wenn die Ambulanz voll ist und Sie zum nächsten Patienten müssen.«

FRAUEN UND MEDIKAMENTE: SCHLUCKEN, WAS GESUND MACHT?

Frauen sind gut beraten, wenn sie wissen, wie die »Pillen«, die sie schlucken, von ihrem Körper aufgenommen und verarbeitet werden. Nicht nur, dass die Hormone und der Körperfettanteil einen Einfluss auf die Wirkweise von Arzneimitteln haben, auch die weibliche Leber und die Nieren verarbeiten Medikamente anders, als das bei Männern der Fall ist. Erfahren Sie auf den folgenden Seiten mehr darüber.

WARUM FRAUEN MEHR, WENIGER ODER ANDERE MEDIKAMENTE BRAUCHEN ALS MÄNNER

Warum Medikamente bei Frauen anders funktionieren als bei Männern, ist eine spannende Frage, die viele Antworten kennt: Der weibliche Organismus nimmt Arzneimittel anders auf, verarbeitet sie anders und scheidet sie anders aus als der männliche, außerdem wirken Arzneimittel in einem weiblichen Körper mit weiblichen Hormonen anders als in einem männlichen Körper mit männlichen Hormonen. Auch die auftretenden Nebenwirkungen. Des Weiteren spielen die Unterschiede im Verhalten von Männern und Frauen in der Arzneimitteltherapie an zahlreichen Stellen eine Rolle. So hängen schon die Arbeiten und Planungen zur Arzneimittelentwicklung und Arzneimitteltestung an den Universitäten und in der Industrie vom Geschlecht der Forschenden und Entwickelnden sowie von den Marktmechanismen ab. Und schließlich ist die Verschreibung und

Einnahme von Arzneimitteln, die Zuverlässigkeit und Konstanz der Einnahme, aber auch die Selbstmedikation mit frei verkäuflichen Arzneimitteln davon abhängig, ob sie von einer Frau oder einem Mann vorgenommen wird.

Wie unser Körper Medikamente aufnimmt

Die Medikamenteneinnahme beginnt meistens mit dem Schlucken eines Arzneimittels. Über die Speiseröhre gelangt der Wirkstoff dann in den Magen, in den Dünndarm und in den Dickdarm. Was nicht über den Darm ins Blut aufgenommen wurde, wird mit dem Stuhl wieder ausgeschieden. Diese Wanderung durch den Magen-Darm-Trakt dauert bei Männern im Schnitt ein bis zwei Tage, kann in Extremsituationen – bei Darmerkrankungen, Infektionen oder Wassermangel – aber auch deutlich abweichen. Bei Frauen dauert der Transport bis zur Ausscheidung im Allgemeinen einige Stunden länger. Das muss bei der Dosierung von oral verabreichten Medikamenten berücksichtigt werden, denn aus diesem Grund nehmen Frauen im Durchschnitt auch größere Substanzmengen auf.

Bei der Verdauung und Aufnahme von Nahrung oder auch Arzneimitteln über den Darm helfen die Magensäure und verschiedene Eiweiße, die die Medikamente umbauen. Ein wichtiges Eiweiß sitzt zum Beispiel im Magen und baut Alkohol ab. Dessen Konzentration aber ist bei Frauen niedriger. Daher können sie Alkohol schlechter abbauen, das ist ein Grund dafür, dass sie weniger Alkohol vertragen als Männer.

Die Sexualhormone Östrogen und Progesteron hemmen die Beweglichkeit des Darms und verlängern die Magen-Darm-Passage, daher wird die Aufnahme von Arzneimitteln in das Blut auch durch den Zyklus beeinflusst. Einige sehr wichtige Arzneimittel, beispielsweise Gerinnungshemmer, sind von diesem Geschlechterunterschied betroffen. Und auch die Bindung der Arzneimittel im Blut unterliegt

Darmpassage ist nicht gleich Darmpassage

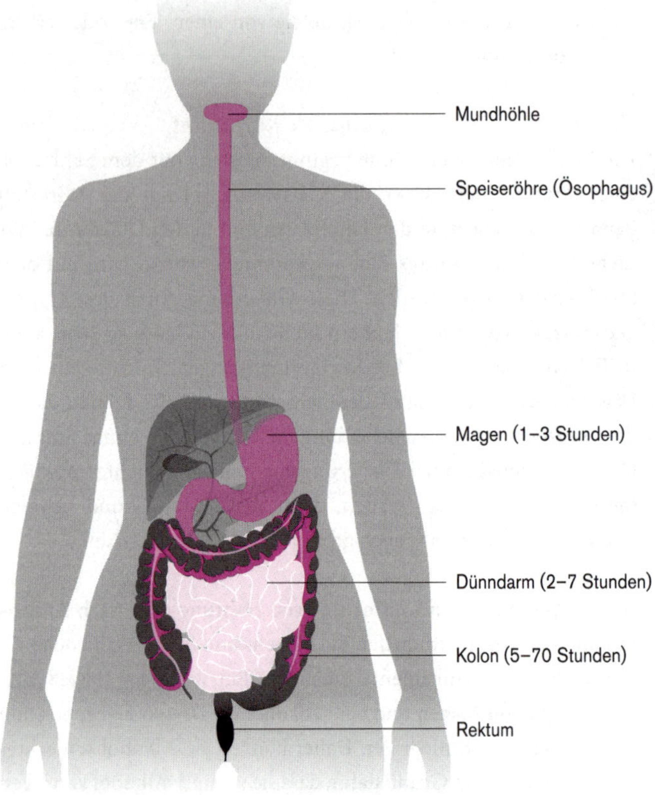

Wie viel von den Wirkstoffen eines Medikaments in den Organismus gelangt, hängt davon ab, wie lange das Medikament im Darm verbleibt. Es ist bei der Dosierung also zu berücksichtigen, dass die Darmpassage bei Frauen und Männern unterschiedlich lang dauert – auch die Menge und die Zusammensetzung der Darmbakterien unterscheidet sich je nach Geschlecht. Übrigens: Indem Sie Ihren Bauch massieren, können Sie die Darmpassage verkürzen!

(Quelle: Abb. 1: MDP & A.C. Freire et al./International Journal of Pharmaceutics 2011)

hormonellen Schwankungen. Dies betrifft insbesondere Medikamente, die mit der Schilddrüsenfunktion zusammenhängen oder beispielsweise Cortison enthalten.

Auch Fett spielt eine Rolle

Der Körperfettgehalt von Frauen und Männern unterscheidet sich, unabhängig davon, ob man eine superschlanke Extremsportlerin mit einem Extremsportler vergleicht oder eine fettleibige Frau mit einem fettleibigen Mann: Im Durchschnitt haben Frauen einen höheren Körperfettanteil. Daher werden Arzneimittel, die fettlöslich sind, von Frauen besser gespeichert als von Männern. Sie können sich also leichter im Körper anhäufen. Auch die Arzneimittelaufnahme über die Haut wird vom Fettgehalt der Haut beeinflusst, und der ist bei Frauen in der Regel ebenfalls höher als bei Männern.

Geschlechterunterschied hinsichtlich des Fettgehalts

Typ	Frauen	Männer
Stark abgemagert (kachektisch)	10–13 %	2–5 %
Extremsporter*innen	14–20 %	6–13 %
Freizeitsporter*innen	21–24 %	14–17 %
Durchschnittlich	25–31 %	18–20 %
Übergewichtig/fettleibig	< 32 %	< 25 %

Frauen haben im Durchschnitt ein geringeres Körpergewicht, aber einen höheren Anteil an Fettgewebe – das gilt auch für sehr schlanke Frauen.

Die Leber – zentrale Verarbeitungsstation für Medikamente

Aus dem Darm werden die Medikamente in die Leber aufgenommen. Hier werden sie verarbeitet oder umgebaut – auch dieser Prozess ist stark geschlechtsabhängig. Anschließend werden die medizinischen Wirkstoffe in ihrer aktiven Formen wieder an das Blut abgegeben, das sie dorthin transportiert, wo sie ihre Wirkung entfalten sollen. Auch Medikamente, die gespritzt werden, werden in der Leber umgebaut. Spezialisierte Arbeiter (Eiweiße aus der Cytochrom-P450-Familie, deren Namen alle mit CYP anfangen) sind an diesem Umbau eines großen Teils der Arzneimittel beteiligt. Bekannt sind Geschlechterunterschiede hinsichtlich der Aktivitäten einiger dieser Familienmitglieder, die für den Abbau von Herz-Kreislauf-Medikamenten besonders bedeutend sind (Mittel gegen Bluthochdruck, Herzschwäche und Herzrhythmusstörungen). Da manche von ihnen auch Sexualhormone abbauen, werden sie währende des Zyklus unterschiedlich stark in Anspruch genommen. Dadurch schwankt ihre verbleibende freie Aktivität im Verlauf des Zyklus. Dies könnte erklären, wieso sowohl die Effekte als auch die Nebenwirkungen mancher Arzneimittel bei Frauen stärker oder schwächer ausgeprägt sind.

Die Nieren – Ausscheidung der Arzneimittel

Im Zusammenhang mit der Ausscheidung der Arzneimittel spielen die Nieren eine besonders wichtige Rolle. In den Nierenkörperchen werden die Arzneimittel aus dem Blut gefiltert und dann mit dem Urin ausgeschieden. Die Nierenkörperchen sind die Arbeiter in der Niere. Frauen sind hier von Natur aus benachteiligt, denn sie kommen mit weniger Nierenkörperchen auf die Welt als Männer. Und da die Zahl dieser Nierenkörperchen im Lauf des Lebens abnimmt, können die Frauen im Alter (mit 60, 70 oder 80 Jahren) früher als die Männer eine kritische Grenze erreichen. Jetzt kann es vorkommen, dass sie zu wenige Nierenkörperchen haben und die Nieren nicht mehr so gut funktionieren. Daher brauchen ältere Frauen besonders viel Flüssigkeit, um alle giftigen Substanzen, die im Körper anfallen – darunter auch Abbauprodukte von Arzneimitteln – gut ausscheiden zu können. Das ist der Grund dafür, dass ältere Menschen und vor allem ältere Frauen reichlich trinken sollten (sofern nichts anderes dagegen spricht).

Wenn also eine ältere Frau ein Arzneimittel einnehmen soll, das vor allem über die Niere ausgeschieden wird, kann es vorkommen, dass die Ausscheidung vielleicht schlechter funktioniert und sich das Arzneimittel im Körper anhäuft. Dadurch bekommt sie insgesamt eine zu hohe Dosis des Arzneimittels. Es lohnt sich, beim Arzt nachzufragen, falls eine ältere Verwandte oder Bekannte oder vielleicht auch Sie selbst ein Arzneimittel einnehmen, das über die Niere ausgeschieden wird. Besondere Aufmerksamkeit ist natürlich geboten, wenn jemand aufgrund einer Erkrankung, einer Operation oder einer Organspende vielleicht nur noch eine Niere hat.

Sexualhormone und Arzneimittel beeinflussen sich gegenseitig

Sexualhormone, also auch Östrogene, beeinflussen den Stoffwechsel von Arzneimitteln und damit ihre Wirkung. Dabei gibt es im Prinzip immer zwei Möglichkeiten:

» **Das Sexualhormon konkurriert mit einem Arzneimittel um den Abbauweg.** Ein Arzneimittel wird langsamer abgebaut, wenn das konkurrierende Hormon in hohen Konzentrationen vorhanden ist, beispielsweise Östrogen in speziellen Zyklusphasen, bei der Einnahme der Pille oder in der Schwangerschaft. Weil es langsamer abgebaut wird, bleibt das Arzneimittel länger im Blut und hat eine stärkere Wirkung. Das spielt etwa beim Abbau von Antidepressiva, Koffein, Cortison-Verwandten und einigen Asthma-Medikamenten eine Rolle. Zu beachten ist also: Die Wirkung einiger Arzneimittel wird bei gleichzeitiger Hormoneinnahme gesteigert.

- **Das Sexualhormon beschleunigt den Medikamentenabbau,** sodass das Medikament kürzer oder schwächer wirkt. Dies gilt vor allem für einige Beruhigungsmittel, Verwandte von *Valium* und für Verwandte des *Marcumar,* das zur Blutverdünnung eingesetzt wird. Auch Antibiotika, Mittel gegen Krampfanfälle und viele andere fallen unter diese Kategorie.

Informieren Sie Ihre Ärztin oder Ihren Arzt also darüber, dass Sie die Verhütungspille oder andere Hormonpräparate einnehmen, wenn Ihnen ein neues Medikament verschrieben werden soll. Es könnte wichtig sein.

Das sollten Frauen beachten

- Frauen nehmen Reizstoffe und Medikamente im Magen und Darm anders auf als Männer. So vertragen sie sehr wahrscheinlich weniger Alkohol als ein gleich schwerer Mann.
- Verdauungsstörungen wie Durchfall und Erbrechen können die Aufnahme wichtiger Arzneimittel verändern. Möglicherweise wirken bei Magen-Darm-Erkrankungen einige Arzneimittel nicht mehr richtig, zum Beispiel die Verhütungspille.
- Viele Arzneimittel werden über die Niere ausgeschieden. Sie müssen daher ausreichend trinken, wenn Sie Medikamente nehmen. Das ist besonders wichtig, wenn Sie älter sind.
- Die Einnahme von Hormonpräparaten (Verhütungspille usw.) kann den Stoffwechsel anderer Arzneimittel beeinflussen. Das gilt etwa bei der gleichzeitigen Einnahme von Antidepressiva, einigen Asthma-Medikamenten, Beruhigungsmitteln, Blutverdünnern usw.

WIE ARZNEIMITTEL GETESTET WERDEN

Die unterschiedliche Behandlung der Geschlechter beginnt in der Arzneimittelentwicklung bereits mit der Auswahl der Krankheitsbilder, für die Medikamente entwickelt werden, und setzt sich fort in Tierversuchen und in klinischen Studien.

Tierversuche

Wenn man erste Ideen für ein Arzneimittel hat, wird überlegt, welche Tierversuche weiterführen könnten. Daraufhin werden die Versuchstiere – in der Regel Ratten oder Mäuse – ausgewählt, an denen erst einmal getestet wird. Je nachdem, ob die Forscher*innen die Wirkung einer Substanz am männlichen oder am weiblichen Versuchstier für wichtiger halten, werden die Tierversuche geplant. In der Vergangenheit und bis vor Kurzem gab es eindeutig mehr männliche Forscher, und das könnte mit eine der Ursachen sein, warum wir so wenige Daten aus Versuchen mit weiblichen Tieren haben.

Natürlich wollen Forscher*innen aus Gründen des Tierschutzes und weil Tiere teuer sind, eine möglichst geringe Anzahl an Tieren verwenden. Häufig werden aber auch männliche Tiere gewählt, weil es bei ihnen nicht zu Zyklusschwankungen kommen kann. Die Mehrzahl der Arzneimittel wurde daher an männlichen Tieren entwickelt. Diese Vorgehensweise ist aus weiblicher Sicht natürlich untragbar. Stellen Sie sich vor: Zykluseffekte werden durch die Wahl männlicher Versuchstiere bewusst ausgeklammert und die so produzierten Substanzen dann aber Frauen mit aktivem Zyklus verabreicht. Dennoch ist dies gängige Praxis.

Klinische Studien

Wenn sich eine Substanz oder ein neues Arzneimittel in Tierversuchen bewährt hat, werden erste klinische Studien gemacht – also Versuche an Menschen. Diese sind sehr strengen Regeln unterworfen: Zuerst wird an ganz wenigen gesunden Freiwilligen, die sehr gut medizinisch überwacht werden, untersucht, ob die Substanz tatsächlich keine schweren Nebenwirkungen verursacht. Erst danach wird anhand immer größerer Probandengruppen überprüft, ob das neue Medikament auch wirksam zur Behandlung einer Krankheit ist. Dazu werden dann große Studien an mehreren Tausend Personen durchgeführt.

Wegen der Contergan-(Thalidomid-)Katastrophe in den 1950er- und 1960er-Jahren in Europa waren Frauen von klinischen Studien lange ausgeschlossen. Das Schlafmittel *Contergan,* ein Arzneimittel, das man für relativ sicher hielt, führte, wenn es während der Schwangerschaft eingenommen wurde, zu schweren Missbildungen des Fötus. Diese Erfahrung hatte zur Folge, dass Frauen, die ja potenziell schwanger werden könnten, in Europa kaum mehr zu klinischen Studien herangezogen wurden. Danach begannen in den 1970er- und 1980er-Jahren internationale Forschergruppen und Behörden nach neuen Regelungen zu suchen, da man Arzneimittel selbstverständlich auch an Frauen erproben muss, aber natürlich so, dass Schwangere sicher waren. Dennoch liegen erst seit 2011 Richtlinien vor, die den Einschluss von beiden Geschlechtern in klinischen Studien verlangen. Nur so kann man herausfinden, ob eine Substanz an Frauen und Männern wirksam ist, welche Nebenwirkungen sie bei beiden Geschlechtern hat und welche Dosis jeweils benötigt wird.

Eine Analyse von 240 wichtigen klinischen Studien, die von 2000 bis 2003 durchgeführt wurden, konnte den Nachweis erbringen, dass damit eine deutliche Erhöhung des Frauenanteils erreicht worden ist, wenngleich die Frauen immer noch unterrepräsentiert waren. Besonders in Herz-Kreislauf-Studien und in Studien, die von der Industrie finanziert wurden, waren Frauen stark unterrepräsentiert.

Hier sind die USA Vorreiter: In den Vereinigten Staaten verlangt der Gesetzgeber, dass in allen klinischen Studien, die durch die Nationale Gesundheitsbehörde (*National Institutes of Health* = NIH) finanziert werden, sowohl Frauen als auch Männer und ethnische Minderheiten eingeschlossen werden müssen. Die Umsetzung dieser Anordnung wird relativ strikt überwacht. So werden bereits die Anträge auf klinische Studien diesbezüglich überprüft. US-Untersucher können derzeit keine NIH-Unterstützung mehr verlangen, wenn sie keinen Plan zur Berücksichtigung von Geschlechteraspekten vorlegen. Neben dem Einschluss von Frauen in die Studien ist es auch wichtig, dass gezielte Analysen hinsichtlich der Wirkungen und Nebenwirkungen bei Frauen geplant und durchgeführt werden. So weit sind wir in Europa und Deutschland leider noch lange nicht.

Das können Frauen tun

» Falls Sie politisch aktiv sind: Hören Sie hin und fragen Sie nach, wie Gesundheitspolitiker*innen zum Thema Gender stehen.
» Was sagen »Ihre« Abgeordneten zu dem Thema?

VERORDNUNG UND EINNAHME VON ARZNEIMITTELN

Verschreibt Ihre Hausärztin oder Ihr Hausarzt Ihnen das Gleiche wie einem Mann? Wollen Sie das? Das Problem ist kompliziert. Warum, erfahren Sie hier.

Was wird wem verordnet?

Einiges scheint darauf hinzuweisen, dass Männer und Frauen in medizinischer Hinsicht im Wesentlichen gleich behandelt werden. Anderes widerspricht dem. So zeigte eine europaweite Untersuchung, dass Frauen bei einer neu aufgetretenen koronaren Herzerkrankung im Mittel weniger diagnostische Maßnahmen und weniger medikamentöse Therapien erhielten als Männer. In Deutschland hängt die richtige Therapie von Patienten mit Herzschwäche sowohl vom Geschlecht des Arztes als auch vom Geschlecht des Patienten ab.

Männliche Ärzte wendeten bei Frauen seltener die richtige (in den Leitlinien festgelegte) Therapie an als bei Männern. Auch nach der Jahrtausendwende werden Männer und Frauen in Deutschland mit vergleichbaren Diagnosen medikamentös unterschiedlich behandelt! Vor allem jüngere Frauen erhielten weniger oft moderne und wirksame Herzmedikamente als Männer. Besonders erschreckend ist, dass selbst im Jahr 2018 Frauen mit einer Herzerkrankung und nach einem Herzinfarkt noch immer weniger wirksame Arzneimittel erhalten als Männer. Das berichteten deutsche Wissenschaftler*innen vom Zentralinstitut für die kassenärztliche Versorgung Köln auf dem Europäischen Kardiologenkongress 2018 in München. Auch hohe Blutfette wurden bei Frauen schlechter behandelt als bei Männern. Ähnliche Daten wurden in mehreren europäischen Ländern erhoben. In Schweden spielte sowohl das Geschlecht des Arztes als auch das Geschlecht des Patienten bei der optimalen Einstellung mit blutdrucksenkenden Medikamenten die entscheidende Rolle. Wie in den deutschen Studien wurden weibliche Patienten von männlichen Ärzten am schlechtesten behandelt. Zu ähnlichen Ergebnissen kam eine deutsche Studie zur Diabetestherapie.

Achtung: Keine Diskriminierung

Bitte verstehen Sie mich nicht falsch: Das ist keine Aufforderung, umgehend von einem Arzt zu einer Ärztin zu wechseln. Wenn Sie sich von Ihrem Arzt gut behandelt fühlen und Ihre Fragen zu geschlechtsspezifischen Therapien und zu Ihrer individuellen Erkrankung gut beantwortet werden, dann bleiben Sie bei ihm. Im Einzelfall kann immer alles anders sein.

In der Arzneimitteltherapie bei älteren Menschen stehen wir vor einem ähnlich großen Problem, das lange zu wenig Beachtung fand.

Auch sie brauchen besonderen Schutz, da ihre Organe oft weniger belastbar sind. Um der zunehmenden Zahl von falschen Arzneimitteleinnahmen bei älteren Menschen etwas entgegenzusetzen, wurden hierzu 1997 erstmals Untersuchungen durchgeführt und es wurde eine Liste mit Substanzen erstellt, die bei älteren Menschen vermieden werden sollten. Es zeigte sich, dass vor allem ältere Frauen häufiger mit für sie ungeeigneten Mitteln behandelt wurden.

Sich selbst helfen?

Daraus sollten Sie nun aber nicht den Schluss ziehen, verordnete Medikamente abzusetzen und sich in der Apotheke auf eigene Faust Heilmittel zu besorgen. Bei der Einnahme ärztlich verordneter Medikamente sind Zuverlässigkeit und Konstanz wichtig. Allerdings scheint es, dass Frauen eher dazu neigen, ihre Medikation in Eigenregie zu ändern oder zusätzlich zur ärztlich verordneten Medikation selbst verordnete Medikamente einzunehmen. Der Anteil der Selbstmedikation steigt mit dem Einkommen, dem Bildungsstand und dem Krankheitsgefühl. Dabei bedenken Frauen oft nicht, dass alle Arzneimittel vom Körper umgebaut werden müssen – was diesen schnell überfordern kann – und dass Sie die tatsächlich wirksamen Substanzen nicht rezeptfrei kaufen können. Suchen Sie hierzu eine Ärztin oder einen Arzt Ihres Vertrauens auf und bleiben Sie im Gespräch.

Das können Sie für sich tun

» Sprechen Sie mit Ihrer Ärztin oder Ihrem Arzt über die Nebenwirkungen Ihrer Medikamente und die individuell auf Sie zugeschnittene Dosierung! Sagen Sie, wo Ihre Probleme liegen. Wenn Sie nicht gehört werden, ist immer noch Zeit für einen Wechsel.

» Seien Sie zurückhaltend mit selbst verordneten Substanzen. Nicht alles ist wirksam und ungefährlich, was in der Werbung angepriesen wird.

HORMONTHERAPIEN UND EINGRIFFE IN DIE SCHWANGERSCHAFT

Hormontherapien werden von Frauen heute vielfältig genutzt. Die Pille ist das am weitesten verbreitete Mittel zur Verhinderung von ungewollten Schwangerschaften. Bereits seit über 50 Jahren werden Hormone aber auch eingesetzt, um die Fruchtbarkeit von Frauen zu steigern, Kinderwünsche zu erfüllen oder Schwangerschaften überhaupt erst möglich zu machen. Die Verfahren sind oft belastend, und die Frauen nehmen an dieser Stelle sehr viel in Kauf. Andererseits kann man Hormone aber auch nutzen, um ungewollte Schwangerschaften zu beenden – ein extremer Stress für die betroffenen Frauen. Sexualhormone können außerdem helfen, die Beschwerden nach der Menopause zu reduzieren, oder auch, sich den Traum von der ewigen Jugend und Schönheit zumindest annähernd zu erfüllen.

Um diese Möglichkeiten besser verständlich zu machen, schildern wir kurz die Rolle der Hormone bei der Empfängnis und bei der Schwangerschaft. Dabei handelt es sich um ein sehr umfangreiches Gebiet, das im Rahmen dieses Buches nur gestreift werden kann. Zur vertiefenden Information empfehlen wir die Broschüre der Bundeszentrale für gesundheitliche Aufklärung *(siehe Seite 290)*.

Sexualorgane

Die wichtigsten Organe, die zusammenspielen müssen, damit der weibliche Zyklus überhaupt funktionieren und eine Frau schwanger werden kann, befinden sich im Gehirn: Es handelt sich um einen Teil des Zwischenhirns, den Hypothalamus, und die Hirnanhangsdrüse (Hypophyse), die vom Hypothalamus gesteuert wird. Die Hypophyse setzt dann zwei Hormone frei, die auf die Eierstöcke wirken: das follikelstimulierende Hormon (FSH), das den Gelbkörper stimuliert und im Eierstock die Reifung des Eifollikels anregt, und das luteinisierende Hormon (LH), das in der Mitte des Zyklus den Eisprung auslöst. Weitere unumgängliche Organe sind natürlich der Uterus und die Eierstöcke, die bereits bei der Geburt des weiblichen Kindes etwa zwei Millionen unreife Eizellen beherbergen.

Das Zusammenspiel von Gehirn und Uterus

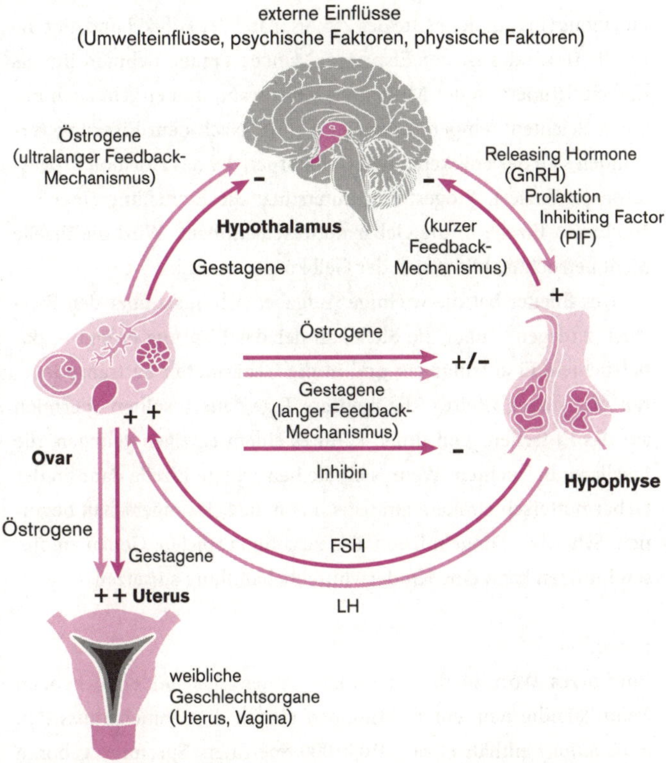

Diese schematische Darstellung zeigt das Zusammenspiel zwischen Hypothalamus und Hirnanhangsdrüse (Hypophyse) im Gehirn, den Steuerhormonen im Gehirn und in der Zirkulation (FSH = follikelstimulierendes Hormon; LH = Gelbköperhormon), die auf die Eierstöcke (Ovarien) und die Gebärmutter (Uterus) wirken.

Eizellen
Von diesen zwei Millionen Eizellen reifen unter dem Einfluss des follikelstimulierenden Hormons (FSH) ab der Pubertät monatlich jeweils einige in einem Eibläschen (Follikel) heran. Diese Follikel produzieren unter anderem Östrogen, das zum Aufbau der Gebärmutterschleimhaut anregt. Unter dem Einfluss des luteinisierenden Hormons (LH) in der Mitte des Zyklus platzt der Follikel und gibt die Eizelle frei – das ist der Eisprung. Manche Frauen nehmen ihn als kurzen Schmerz in der Mitte des Zyklus wahr, und er geht auch mit einem leichten Temperaturanstieg einher. Nach dem Eisprung verwandelt sich der Follikel in den Gelbkörper, der das Hormon Progesteron produziert. Progesteron unterstützt die Einnistung einer befruchteten Eizelle in die Gebärmutterschleimhaut. Wird die Eizelle nicht befruchtet, bildet sich der Gelbkörper zurück.

Der Eileiter hat die wichtige Aufgabe, sich quasi über den Eierstock zu legen – über die Stelle, an der der Eisprung erfolgt –, das befruchtete Ei aufzufangen und in die Gebärmutter zu transportieren. Auf dieser »Reise«, die mehrere Tage dauert, sollten Spermien auf das Ei treffen. Von ihnen kann es einem einzigen gelingen, die Eizelle zu befruchten. Wenn sich die befruchtete Eizelle dann in der Gebärmutterschleimhaut einnistet, kann die Schwangerschaft beginnen. Sehr viele Dinge müssen also zusammenspielen. Genau an diesen Punkten kann eine Kinderwunschbehandlung einsetzen.

Spermien
Ein kurzes Wort zu den Spermien: Samenzellen bilden sich beim Mann ständig neu, einige Millionen täglich. Ein Samenerguss (lat. *Ejakulation)* enthält etwas 40 000 000 Spermien. Spermien gehören zu den kleinsten Zellen des Körpers. Im Kopf des Spermiums befindet sich das väterliche Erbmaterial, der Mittelteil produziert die Energie, die zur Fortbewegung nötig ist, sein Schwanz dient als Ruder und Antrieb. Nach der Ejakulation müssen die Spermien durch die

Scheide in den Eingang des Uterus finden, dabei einen Schleimpfropf passieren und in die Eileiter schwimmen.

Zeugung

Nachdem es einem Spermium schließlich gelungen ist, durch die Eihülle in die Eizelle einzudringen, verschmelzen Eizelle und Spermium miteinander. Weitere Spermien können nicht mehr eindringen. Das mütterliche und väterliche Erbmaterial wird kombiniert, und es entsteht ein neues Lebewesen – wir sprechen von der Zeugung. Bei der Zeugung wird auch das Geschlecht des neuen Lebewesens endgültig festgelegt. Sowohl die Eizelle als auch das Spermium haben 23 Chromosomen, das sind Zellbestandteile, auf denen die Erbinformation gespeichert ist. Darunter sind 22 Chromosomen, die bei Mann und Frau gleich sind, und jeweils ein Geschlechtschromosom: Die mütterliche Eizelle besitzt immer ein weibliches X-Chromosom. Von den Spermien besitzt die eine Hälfte ein X-Chromosom und die andere Hälfte ein männliches Y-Chromosom. Kommt ein Spermium mit einem Y-Chromosom als Erstes zum Zuge, so entsteht ein Lebewesen mit den Geschlechtschromosomen XY, also ein männliches. Dringt ein Spermium mit einem X-Chromosom als Erstes in die Eizelle ein, so entsteht ein Lebewesen mit zwei X-Chromosomen, also ein weibliches. Diese Geschlechtschromosomen werden dann bei den nachfolgenden Teilungen der Eizelle und dem Wachstum des Organismus an sämtliche Körperzellen weitergegeben. Sie tragen so zu dem gar nicht so kleinen Unterschied zwischen Frauen und Männern bei. Übrigens gibt es noch keine Methode, mit der sich das Geschlecht des Embryos bei der Befruchtung beeinflussen lässt – glücklicherweise.

Nach der Befruchtung, die in der Regel im Eileiter stattfindet, wandert die befruchtete Eizelle einige Tage, bis sie die Schleimhaut der Gebärmutter (Uterus) erreicht und sich dort einnistet. Das jetzt produzierte Schwangerschaftshormon humanes Choriogonadotropin (hCG) sorgt zusammen mit dem Hormon Progesteron, welches durch den Gelbkörper weiterhin gebildet wird, dafür, dass die Schwangerschaft aufrechterhalten bleibt.

Die inneren Sexualorgane der Frau

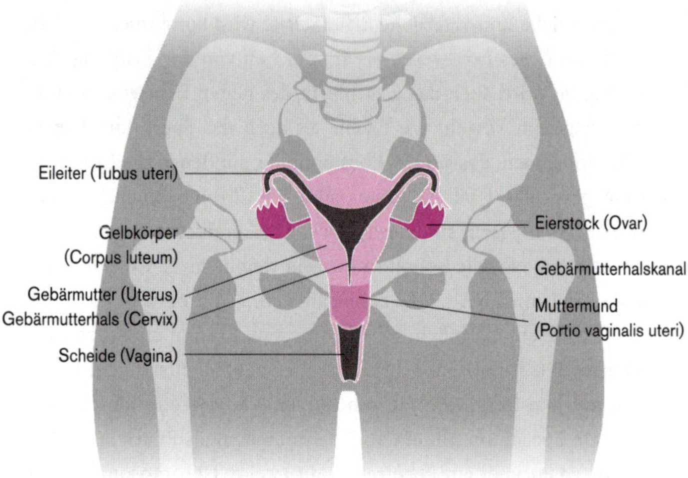

Die inneren weiblichen Sexualorgane mit Eierstock, Eileiter und Gebärmutter

Manchmal kommt es vor, dass zwei Eizellen von verschiedenen Spermien befruchtet werden, dann wachsen zweieiige Zwillinge heran. Es kann aber auch passieren, dass sich eine einzige befruchtete Eizelle so teilt, dass zwei identische Organismen entstehen, eineiige Zwillinge. In Deutschland sind durchschnittlich vier von 100 Neugeborenen Zwillinge.

Verhütung

Verhütung ist leider immer noch mehrheitlich Frauensache. Es müsste vielleicht nicht so sein, aber die Gründe dafür sind vielfältig. Wie können Sie nun aber als Frau eine ungewollte Schwangerschaft verhüten? Dazu gibt es viele Methoden, die eines gemeinsam haben: eine hundertprozentige Sicherheit bietet keine von ihnen. Als sehr sicher gilt eine Verhütungsmethode, wenn von 100 Frauen, die die Methode über ein Jahr anwenden, weniger als eine oder zwei schwanger werden. Ursachen des Versagens sind meist Fehler in der Anwendung. Auch Versagen bei optimaler Anwendung einer Methode ist möglich, aber noch deutlich seltener.

Die ältesten Verfahren, die **natürlichen Verhütungsmethoden** beruhen darauf, die fruchtbaren Tage im Zyklus der Frau zu berechnen und den Geschlechtsverkehr nur auf die unfruchtbaren Tage zu beschränken. Dabei richtet sich die Frau nach dem Kalender (Kalendermethode nach Knaus-Ogino), was allerdings zu ungewollten Schwangerschaften führt: Von 100 Frauen, die ein Jahr lang nur mit der Knaus-Ogino-Methode verhüten, werden neun bis 30 von ihnen dennoch schwanger. Eine andere Möglichkeit ist die Temperaturmethode, bei der die morgendliche Basaltemperatur gemessen und damit der Eisprung festgestellt wird. Diese Methode ist bei korrekter Anwendung ziemlich zuverlässig: Es kommt innerhalb eines Jahres bei der Referenzgruppe von 100 Frauen, die die Methode anwenden, nur zu drei Schwangerschaften.

Dann gibt es die **mechanischen Verhütungsmethoden,** die darauf beruhen, dass das Eintreten von Spermien in die Gebärmutter verhindert wird: durch Kondome für den Mann, durch Kondome für die Frau (Femidome), Scheidenpessare, Portiokappen, Verhütungsschwämme und so weiter. Ihre Sicherheit hängt immer davon ab, dass sie richtig angewendet werden und unbeschädigt sind.

Kondome für Männer wie für Frauen schützen als einzige Verhütungsmittel auch vor sexuell übertragbaren Krankheiten. Wenn also ein Schutzbedürfnis gegen HIV, Gonorrhö oder Syphilis besteht, sollten Sie Kondome benutzen. Eine sehr gute Übersicht zum Thema Empfängnisverhütung finden Sie in der *freien Enzyklopädie Wikipedia.*

Die **Verhütungspille** (orale Contraceptiva), meist einfach nur »die Pille« genannt, hat einen enormen Fortschritt bei der Empfängnisverhütung gebracht. In der Regel handelt es sich um Kombinationspräparate, die ein Östrogen (meist Ethinylöstradiol) und ein Gestagen enthalten. Sie verhindern den Eisprung und verändern die Beschaffenheit des Schleimpfropfens im Eingang der Gebärmutter, im Muttermund, sodass Spermien schlechter eindringen können. Im Lauf der Zeit wurde die Östrogenmenge reduziert und die Pille besser verträglich gemacht: Es entstand die **Mikropille.** Es gibt mittlerweile vier Generationen von Mikropillen als Kombinationspräparate, die sich vor allem in ihrem Gestagenanteil unterscheiden.

Eine wichtige Frage im Zusammenhang mit der Pille ist, ob sie das Thromboserisiko erhöht. Zahlreiche Studien dazu wurden durchgeführt, viele fielen negativ, andere positiv aus. Mittlerweile scheint es ziemlich sicher, dass alle Kombinationspräparate mit Ethinylöstradiol, zumindest in der Kombination mit anderen Risikofaktoren wie Übergewicht und Rauchen, das Thromboserisiko doch erhöhen können. Das Risiko ist bei der Einnahme von Mikropillen der dritten und vierten Generation höher als bei der von der zweiten Generation. Aus diesem Grund sollten Frauen mit Bluthochdruck oder anderen Risikofaktoren deren Einnahme vermeiden.

Die **Minipille** dagegen enthält als Monopräparat nur ein Gestagen. Die ersten Präparate sind relativ unsicher, denn sie beeinflussen nur die Gebärmutterschleimhaut und den Schleimpfropf am Eingang in den Uterus, da sie lediglich den Wirkstoff Levonorgestrel enthalten. Später auf den Markt gebrachte Minipillen (sie enthalten den Wirkstoff Desogestrel) verhindern auch den Eisprung zuverlässig. Damit wurde die Sicherheit erhöht.

Schließlich gibt es noch die sogenannte **Pille danach,** die verwendet werden kann, wenn es zum ungeschützten Geschlechtsverkehr gekommen ist, um eine ungewollte Schwangerschaft zu verhindern. Sie muss innerhalb einer kurzen Frist nach dem Verkehr eingenommen werden, ist gut wirksam, aber nicht völlig sicher und hat viele mögliche unerwünschte Nebenwirkungen. Die »Pille danach« ist nicht für die regelmäßige Empfängnisverhütung geeignet.

Schwangerschaftsabbruch

Ein Schwangerschaftsabbruch kann und muss in Erwägung gezogen werden, wenn eine Gefährdung für die Gesundheit der Mutter oder eine schwere Schädigung des Fötus droht. Extrem wichtig sind eine kompetente Beratung und die Berücksichtigung der Wünsche aller Beteiligten.

Das können Sie für sich tun

» Sprechen Sie mit Ihrer Frauenärztin oder Ihrem Frauenarzt über Themen wie Hormontherapien, Alternativen wie bio- oder naturidentische Hormone, Empfängnisverhütung oder Schwangerschaftsabbruch! Oder suchen Sie Hilfe bei einer Beratungsstelle.

Kinderwunsch und Unfruchtbarkeit

Unfruchtbarkeit ist nicht selten, und sie ist vor allem auch nicht immer Frauensache. Die Ursache scheint, sofern auffindbar, zu einem Drittel bei den Frauen und zu einem Drittel bei den Männern zu liegen. In 20 Prozent der Fälle liegt sie bei beiden, beim Rest ist sie nicht zuzuordnen. Drei bis vier Prozent der Paare bleiben dauerhaft ungewollt kinderlos. Und etwa zehn bis 15 Prozent der Paare haben zunächst Probleme, bis sie dann aber doch ein Kind bekommen. Und natürlich spielt nicht nur die Biologie eine Rolle.

Häufige Ursachen, die bei Frauen zur Unfruchtbarkeit führen können, sind hormonelle Störungen (etwa Schilddrüsenerkrankungen), die den Eisprung, die Follikelreifung oder die Einnistung der befruchteten Eizelle beeinträchtigen. Rauchen ist hier ein wesentlicher Faktor. Bei Raucherinnen ist vor allem die Einnistung erschwert. Eine Blockade der Eileiter (etwa nach Infektionen) oder eine Erkrankung der Gebärmutter (Endometriose) kann eine Rolle spielen, ebenso eine Infektion durch eine sexuell übertragbare Erkrankung, wie beispielsweise Chlamydien oder Gonorrhö. Genetische Defekte sind seltener. Auch die Rolle von psychosozialen Faktoren, von Alter oder Stress ist nicht zu unterschätzen. Ebenso können Über- und Untergewicht, Alkohol- und Drogenmissbrauch und Schädigungen durch Behandlungen bösartiger Erkrankungen (Chemotherapie, Strahlentherapie) die Fruchtbarkeit beeinträchtigen. Bei Männern liegen die Probleme zumeist in der Qualität der Spermien – auch hier kann das Rauchen eine Ursache sein.

Untersuchungen

Bei allen Maßnahmen einer Kinderwunschbehandlung handelt es sich um nicht unerhebliche medizinische Eingriffe. Vor der Therapie steht die Diagnose, und die ist häufig recht aufwendig, vor allem bei der Frau. Mindestens drei bis maximal sechs Menstruationszyklen müssen sorgfältig dokumentiert werden, außerdem eine Basaltemperaturkurve sowie mehrmals Hormonspiegel. Zusätzlich muss untersucht werden, ob es Hindernisse für die Durchgängigkeit des Eileiters gibt und ob die Gebärmutter anatomisch der Norm entspricht. Mehrere manuelle Untersuchungen sowie Ultraschalluntersuchungen sind notwendig (häufig unter Narkose, in der Regel über die Vagina zur Beurteilung der Gebärmutter und der Eierstöcke): eine Gebärmutterspiegelung zum Erkennen von Verklebungen, Myomen oder Polypen in der Gebärmutter, eine Bauchspiegelung zum Erkennen von Verwachsungen oder Myomen und eine Prüfung der Durchgängigkeit der Eileiter mittels Kontrastmittelsonografie. Zur Diagnose der männlichen Unfruchtbarkeit wurden viel weniger Verfahren entwickelt. Dazu gehören Tast- und Ultraschalluntersuchungen, Spermiogramme, Hormonuntersuchungen, wenn sich eine geringe Anzahl von Spermien findet, genetische Untersuchungen und selten Hodenbiopsien.

Schließlich gibt es noch Untersuchungen hinsichtlich der Verträglichkeit der Spermien des Mannes mit dem Zervixschleim der Frau (Kremer-Test). Genetisch bedingte immunologische Unverträglichkeiten zwischen Frau und Mann sind ebenfalls möglich.

Kinderwunschbehandlung

Am leichtesten können klar erkennbare Ursachen für die Unfruchtbarkeit, zum Beispiel blockierte Eileiter, behandelt werden – auch chirurgisch.

Hormonbehandlungen, mit denen ein Eisprung ausgelöst werden kann, sind mittlerweile sehr wirksam, aber sie sind auch sehr belastend und bei Vorerkrankungen nicht ungefährlich. Sie verändern bei den betroffenen Frauen das Körpergefühl, führen zu starken Veränderungen des Salz- und Wasserhaushalts und können die Blutgerinnungsaktivität verändern und das Thromboserisiko erhöhen.

Mittlerweile ist es möglich, das Sperma des Mannes in die Gebärmutter oder in die Eileiter der Frau einzubringen, um so eine Befruchtung zu erreichen (intrauterine Insemination, IUI). Bei einer intrakorporalen künstlichen Befruchtung wird der Frau aufbereitetes Sperma des Partners in den Gebärmutterhals eingeführt.

Bei der »Befruchtung im Reagenzglas«, der extrakorporalen künstlichen Befruchtung oder In-vitro-Fertilisation (IVF), muss zuerst über eine Hormontherapie die gleichzeitige Reifung mehrerer Eibläschen stimuliert werden, damit anschließend mehrere Eizellen unter Vollnarkose entnommen und im Labor außerhalb des Körpers *(in vitro)* befruchtet werden können (maximal vier Eizellen). Hier können mittlerweile auch Spermieninjektionen direkt in die Eizelle durchgeführt werden.

Mittels Embryonentransfer (ET) werden anschließend ein oder zwei der befruchteten Embryos in die Gebärmutter eingesetzt, die zuvor hormonell vorbereitet werden muss. Das hört sich einfach an, beinhaltet aber komplizierte Hormonbehandlungen: häufige Hormontests, mehrfache Narkosen und das Risiko von Infektionen bei der Übertragung des Embryos in die Gebärmutter. Über den Umgang mit den dabei verbleibenden Embryos gibt es eine – zu Recht – heftige ethische Diskussion.

Das sollten Paare beachten

» Häufig, nicht immer, sind die Kinderwunschverfahren, von denen es auch noch kompliziertere Varianten gibt, wirksam. Seit 1978, nachdem mit Louise Brown erstmals ein Baby außerhalb des Mutterleibes gezeugt worden ist, sind etwa sechs Millionen Kinder durch künstliche Befruchtung zur Welt gekommen.

» Machen Sie sich klar, dass beide Partner beteiligt sind, wenn es um Unfruchtbarkeit geht, und vermeiden Sie einseitige Schuldzuweisungen.

» Untersuchungen der Paare während und nach den Fruchtbarkeitsbehandlungen zeigten, dass diese oft mit einem ganz enormen Stress für beide Partner verbunden waren und dass der Erfolg nicht selten auch an eine begleitende gute psychologische Betreuung gekoppelt war.

Hormontherapie in der Postmenopause

Mit etwa 45 bis 55 Jahren nimmt die Funktion der Eierstöcke ab: Es werden weniger Hormone produziert, insbesondere weniger Östrogene. Dies spürt eine Frau in vielerlei Hinsicht. Natürlich nimmt in erster Linie die Fortpflanzungsfähigkeit ab, die regelmäßigen Zyklen und Monatsblutungen hören auf, und die Fruchtbarkeit (Fortpflanzungsfähigkeit) der Frau ist beendet, was als Menopause bezeichnet wird. Auch viele andere Veränderungen an Haut, Haaren und Temperaturregulation machen sich bemerkbar. Die Umstellung erfolgt nicht plötzlich, sondern im Laufe von Jahren, die als Klimakterium oder umgangssprachlich als Wechseljahre bezeichnet werden. Auch die Entfernung der Eierstöcke führt zu einer vorzeitigen Menopause.

Welche Beschwerden während der Menopause auftreten, ist von Frau zu Frau unterschiedlich. Manche haben kaum Beschwerden, andere leiden sehr. Hitzewallungen und Nachtschweiß erleben fast alle Frauen. Symptome wie depressive Verstimmung, Niedergeschlagenheit, Stimmungsschwankungen, innere Unruhe, Reizbarkeit und Ängstlichkeit treten weniger regelmäßig auf. Europäerinnen und Amerikanerinnen klagen außerdem häufig über Haarausfall, auch der Schambehaarung, Veränderungen der Haut und Depressionen. Für Deutschland konnte lediglich ein Zusammenhang zwischen Hitzewallungen mit der Peri- und Postmenopause gezeigt werden, während Symptome wie Schlafstörungen, Gelenk- und Muskelbeschwerden, Herzbeschwerden und geistig-körperliche Erschöpfung mit dem Alter zunahmen. Häufig tritt eine Osteoporose auf, die sehr schmerzhaft sein und Knochenbrüche zur Folge haben kann.

Pro und contra Hormontherapie

Schon seit Jahren werden Hormone, das heißt Östrogene und Gestagene, bei Frauen in der Menopause eingesetzt. Lange glaubte man, diese Therapie würde Frauen auch vor altersbedingten Erkrankungen des Herz-Kreislauf-Systems, Demenz und Schlaganfällen schützen und sei eine Art Jungbrunnen. Doch das ist mitnichten der Fall! Mehrere seit 2003 durchgeführte Studien zeigen ganz klar, dass Hormontherapie nach der natürlichen Menopause die Zahl von Herzinfarkten und Schlaganfällen nicht vermindert, sondern sie eher erhöht. Es zeigt sich auch, dass das Risiko für Brustkrebs und für eine Altersdemenz nicht reduziert, sondern erhöht wird – wenn auch nur geringfügig. Behauptungen, dass Jugendlichkeit oder eine straffere Haut durch die Hormontherapie gefördert würden, konnten nie belegt werden.

Erwünschte Wirkungen der Hormontherapie

Die Hormontherapie kann tatsächlich bestimmte Beschwerden der Menopause reduzieren, das heißt Hitzewallungen und Schweißausbrüche und klimakterische Depressionen, Entzündungen sowie Schmerzen im Scheidenbereich. Lokale Behandlungen mit Östrogenen können Beschwerden in der Scheide oder gehäuften ungewollten Harnverlust reduzieren. Besonders wirksam ist diese Behandlung in Kombination mit Beckenbodentraining.

Eine Hormontherapie hemmt außerdem die Osteoporose und das damit verbundene Knochenbruchrisiko. Zur Vorbeugung können zuerst allgemeine Maßnahmen eingesetzt werden: Untergewicht, aber auch Übergewicht, sollte vermieden werden. Wichtig ist regelmäßige körperliche Aktivität mit der Zielsetzung, Muskelkraft, Gleichgewicht und Koordination zu fördern. Die Versorgung mit Kalzium und Vitamin D über die tägliche Nahrung ist außerdem notwendig.[35]

Liegt eine manifeste Osteoporose vor, etwa wenn es bereits zu Knochenbrüchen an der Wirbelsäule oder am Oberschenkelhals gekommen ist, ist eine spezifische medikamentöse Therapie der Osteoporose geboten. Hier kommt dann, neben anderen Therapien, auch eine Östrogenbehandlung infrage. Was in Ihrem Fall das Beste ist, muss Ihre Ärztin oder Ihr Arzt individuell entscheiden.

Nebenwirkungen der Hormontherapie

Bestimmte Formen der Hormontherapie erhöhen das Risiko für Venenthrombosen und in der Folge Lungenembolien. Gleichzeitig erhöht sich das Risiko für einen Schlaganfall oder Herz-Kreislauf-Erkrankungen geringfügig, besonders bei Patientinnen mit vorbestehenden Risikofaktoren.

Die Wirkung auf eine Depression und eine Demenz ist unklar, aber es gibt keine Studien, die belegen, dass eine Hormontherapie bei diesen Erkrankungen hilft. Auch ein Diabetes lässt sich durch eine Hormontherapie nicht günstig beeinflussen.

Möglicherweise kann eine Hormontherapie auch das Entstehen einer Gallenblasenentzündung fördern und das Risiko, an einem Brust- oder Darmkrebs zu erkranken, geringfügig erhöhen.

Alle Studien wurden heftig und sehr emotional diskutiert, nicht zuletzt, weil ihre Ergebnisse zum Teil höchst widersprüchlich sind. Dass die Effekte der Sexualhormone bis heute nicht vollständig verstanden werden, hat das Scheitern der großen Studien über Hormontherapien immerhin gezeigt.

Das sollten Frauen wissen

» Eine postmenopausale Hormontherapie ist erwiesenermaßen wirksam, um typische Wechseljahresbeschwerden wie Hitzewallungen und Schweißausbrüche zu reduzieren. Bei anderen Wechseljahresbeschwerden wie Schlafstörungen oder Stimmungsschwankungen ist ihre Wirkung unsicher.

» Eine postmenopausale Hormontherapie reduziert das Risiko für Osteoporose. Allerdings sollte wegen der möglichen Nebenwirkungen hier vor allem auf alternative Behandlungsmethoden zurückgegriffen werden.

» Eine Hormontherapie ist keine vorbeugende Maßnahme gegen Herz-Kreislauf-Erkrankungen, Schlaganfälle, Demenz oder andere schwere Erkrankungen. Auch beeinflusst sie weder Haarausfall noch das Hautbild positiv.

» Eine Hormontherapie kann das Risiko für Herz-Kreislauf-Erkrankungen und Brustkrebs geringfügig erhöhen. Sie sollte daher nur bei Patientinnen eingesetzt werden, die kein erhöhtes Risiko dafür mitbringen. Das heißt konkret, nicht bei Patientinnen, die rauchen, deutlich übergewichtig sind oder unter einer Fettstoffwechselstörung leiden. Auch bei familiärer Vorbelastung für Brustkrebs oder einem Brustkrebs in der eigenen Vorgeschichte ist von einer postmenopausalen Hormontherapie dringend abzuraten.

ARZNEIMITTEL IN DER SCHWANGERSCHAFT

Arzneimitteleinnahme in der Schwangerschaft ist ein wichtiges und leider etwas vernachlässigtes Thema. Vielleicht, weil es so schwierig ist. Bis zu zehn Prozent der schwangeren Frauen haben Bluthochdruck oder sind von einer Herzerkrankung betroffen. Gut ein Drittel der Frauen mit Herzproblemen nimmt während der Schwangerschaft Medikamente zu sich. Relativ häufig verändern die Frauen die Medikamenteneinnahme auf eigene Faust – in der guten Absicht, das Ungeborene zu schützen. Dabei wird aber leider oft das Gegenteil erreicht, was Mutter und Kind gefährdet. Um das Richtige zu tun, muss man wissen, was sich in der Schwangerschaft verändert, was sich am Arzneimittelbedarf bei der Mutter ändert und wie die Arzneimittel auf den kindlichen und mütterlichen Organismus wirken.

Eine Schwangerschaft verändert den Arzneimittelstoffwechsel

Insgesamt nimmt das Blutvolumen (normal sind etwa 4,5 bis sechs Liter, abhängig vom Körpergewicht) in der Schwangerschaft fast um die Hälfte zu. Gleichzeitig fällt der Blutdruck in der Regel etwas ab, und es kann sein, dass die Schwangere vorübergehend etwas weniger Medikamente braucht, um ihren Blutdruck niedrig zu halten.

Außerdem werden in der Schwangerschaft die Nieren deutlich besser durchblutet: Es kommt zu einem Anstieg um etwa 80 Prozent. Daher können Arzneimittel, die über die Niere ausgeschieden werden, in der Schwangerschaft schneller »verloren« gehen. Das betrifft einige wichtige Herz-Kreislauf-Medikamente. Ihre Dosierung muss in der Schwangerschaft daher durch die behandelnde Ärztin oder den Arzt erhöht werden.

Auch die Leberfunktion verändert sich, und die »Arzneimittelbearbeiter« in der Leber, die Cytochrome, verändern ihre Aktivität.

Auch hier muss die Dosierung einiger Medikamente von der Ärztin oder dem Arzt angepasst werden.

Übelkeit und Erbrechen in der Anfangsphase der Schwangerschaft verändern in der Regel die Arzneimittelaufnahme aus dem Darm. Das muss natürlich individuell berücksichtigt werden. Falls Sie Gerinnungshemmer einnehmen und schwanger sind, sprechen Sie mit Ihrer Ärztin oder Ihrem Arzt. Wahrscheinlich ist Ihr Risiko erhöht, und Dosierungen müssen angepasst werden.

Direkte Effekte der Arzneimittel auf den Fötus

Es gibt eine ganze Reihe von Medikamenten, die einen ungünstigen Einfluss auf den Fötus haben, weil sie seinen Herzschlag oder seinen Zuckerstoffwechsel verändern und zu Missbildungen in wichtigen Entwicklungsphasen führen können. Besprechen Sie daher vor allem während einer Schwangerschaft unbedingt alle Fragen rund um die Medikamenteneinnahme mit Ihrer behandelnden Ärztin oder Ihrem Arzt! Ansprechpartner, die beraten können, sind die Schwangerschaftsherzteams an einigen großen Unikliniken. Eine weitere wichtige Wissensquelle für Ärzt*innen sind die Leitlinien der Fachgesellschaften sowie die Datenbank Embrytox.[36]

Das können Sie für sich tun

» Von einer Arzneimitteltherapie in der Schwangerschaft sind immer zwei betroffen – die Mutter und das Kind. Da man das Wohl des Kindes nicht von dem der Mutter trennen kann, ist nichts gewonnen, wenn die Schwangere ein wichtiges Arzneimittel für sich selbst weglässt, weil sie fürchtet, dass es dem Kind Schaden zufügen könnte. Wenn Sie wichtige Arzneimittel nicht mehr einnehmen, schaden Sie sich im schlimmsten Fall selbst, mit der Folge, dass Sie eventuell sogar Ihr Kind nicht mehr so gut versorgen können.

» Frauen mit Herzerkrankungen sollten sich unbedingt fachärztlich beraten lassen, bevor sie eine Schwangerschaft planen.

» Besprechen Sie während einer Schwangerschaft unbedingt alle Fragen rund um die Medikamenteneinnahme mit Ihrer behandelnden Ärztin oder Ihrem Arzt!

UNTERSCHIEDLICHE WIRKUNGEN UND NEBENWIRKUNGEN VON ARZNEIMITTELN

Unerwünschte Arzneimittelreaktionen sind bei Frauen leider häufiger als bei Männern – ja fast doppelt so hoch. Das belegen wissenschaftliche Studien immer wieder neu. Es hat nicht nur damit zu tun, dass Frauen öfter über die Nebenwirkungen sprechen – auch die Notfälle bei Überdosierungen betreffen mehr Frauen als Männer. Die Unterschiede werden mit zunehmendem Alter und auch mit abnehmendem Körpergewicht größer. Wenn Sie also Nebenwirkungen bemerken, sprechen Sie Ihre Ärztin oder Ihren Arzt darauf an.

Nachfolgend finden Sie konkrete Beispiele für Arzneimittel, die bei Frauen andere Wirkungen oder Nebenwirkungen entfalten als bei Männern. Die folgenden Informationen sollen aber keinesfalls ein Leitfaden zur Selbstmedikation sein: Setzen Sie Medikamente nie eigenmächtig ab und verändern Sie auch nicht die Dosierung, wenn Sie glauben, eine Nebenwirkung bei sich zu bemerken. Die Beispiele sollen Ihnen helfen, die Dinge richtig einzuordnen und besser mit Ihrer Ärztin oder Ihrem Arzt darüber sprechen zu können.

Bei Herz-Kreislauf-Medikamenten sind bisher die meisten Unterschiede dokumentiert worden, die die Wirkungen und Nebenwirkungen von Arzneimitteln betreffen.

Die **ACE-Hemmer** sind wichtige Blutdrucksenker, die auch bei Herzschwäche eingesetzt werden. Hier haben neueste Untersuchungen gezeigt, dass Frauen wahrscheinlich von deutlich niedrigeren Dosen als Männer profitieren. Sie verursachen als häufigste Nebenwirkung einen unangenehmen Reizhusten. Er tritt bei Frauen deutlich häufiger auf als bei Männern.

Diuretika, entwässernde Medikamente, werden häufiger bei Frauen eingesetzt und von ihnen in der Regel auch gerne genommen, da sie als zuverlässig gelten und anfänglich zu einer Gewichtsreduktion führen können. Dabei sind diese Medikamente bei vielen Erkrankungen häufig veraltet und wirken weniger günstig als modernere Substanzen. Als Nebenwirkungen können Muskelschwäche oder Herzrhythmusstörungen auftreten. Bestehen Sie im Gespräch mit Ihrer Ärztin oder Ihrem Arzt nicht darauf, dass Sie lieber die altbewährten Medikamente einnehmen wollen, von denen man nicht zunimmt, sondern lassen Sie sich auf ein moderneres Präparat ein.

Arzneimittel gegen Herzrhythmusstörungen können bei Frauen leichter als bei Männern das Gegenteil bewirken, nämlich die Herzrhythmusstörungen nicht unterdrücken, sondern im Gegenteil auslösen. Die Nebenwirkungen sind nicht leicht zu bemerken, doch wenn sie vermehrt starkes Herzklopfen, Schwindel, Schwäche oder gar Ohnmachtsanfälle unter solch einer Behandlung bemerken, sprechen Sie mit Ihrer Ärztin oder Ihrem Arzt.

Mit **Betablockern** werden ganz verschiedene Erkrankungen wie Bluthochdruck, Herzschwäche und Herzrhythmusstörungen behandelt. Ihre Dosierung sollten Sie nicht eigenmächtig verändern. Sprechen Sie aber mit Ihrer Ärztin oder Ihrem Arzt, wenn Sie vermehrt kalte Hände oder kalte Füße bemerken, sich müde, schwach oder antriebslos fühlen oder Ihre sexuelle Aktivität leidet. Häufig kommen Frauen mit einer niedrigeren Dosis aus, als in den Leitlinien empfohlen wird, was sich hinsichtlich der Nebenwirkungen positiv auswirkt.

Lange Zeit dachte man, dass **Aspirin** allen Menschen gleichermaßen helfen würde, einem ersten Herzinfarkt oder Schlaganfall vorzubeugen. Anfänglich wurden aber nur die Daten von Männern erhoben. Neuere Untersuchungen zeigen, dass Frauen viel weniger profitieren. Daher sollten Frauen unter 60 Jahren zur Vorbeugung eines Herzinfarkts, das heißt, wenn sie bisher noch keinen Infarkt hatten, keinesfalls Aspirin einnehmen. Anders sieht es vielleicht aus, wenn Sie bereits einen Infarkt erlitten und ein höheres Risiko für einen zweiten haben.

Schmerzmittel sind ein schwieriges Thema, weil Schmerz sehr subjektiv wahrgenommen wird. Bei Opiaten, wichtigen Schmerz- und Narkosemitteln, scheint es aber Einvernehmen darüber zu geben, dass Frauen zur Schmerzreduktion oder Narkose – auch bezogen auf das Körpergewicht – niedrigere Dosen brauchen als Männer. Durch eine hohe Dosis bleiben weibliche Patienten länger in Narkose, haben aber auch mehr Nebenwirkungen.

Die meisten **Antidepressiva** sind bei Frauen und Männern wirksam, es gibt aber auch Unterschiede: Eingriffe in das Serotoninsystem mittels Serotonin-Wiederaufnahmehemmern scheinen vor allem bei Frauen sehr gut zu wirken. Schwierig kann die Behandlung in und nach der Schwangerschaft sein. Die benötigten Dosen können sich ändern, Effekte auf das Ungeborene haben und müssen beim Stillen bedacht werden. Hier sind Sie auf die Beratung durch eine erfahrene Ärztin oder einen erfahrenen Arzt angewiesen.

Aufgrund der großen Vielfalt der Substanzen und der ständigen Neuerungen in der **Krebsbehandlung** kann man im Rahmen dieses Buches wenig Allgemeingültiges sagen. Insgesamt treten bei Frauen noch mehr Nebenwirkungen auf als bei Männern, doch das variiert von Substanz zu Substanz. Vor allem Erbrechen und Probleme mit der Mundschleimhaut treten bei ihnen häufiger auf. Frauen scheinen psychologische Zusatztherapien sehr gut anzunehmen, und sie wirken bei ihnen auch sehr gut.

Entzündungshemmer werden unterteilt in Medikamente vom Cortison-Typ und sogenannte nichtsteroidale Antirheumatika (NSAR) – auch nichtsteroidale Antiphlogistika (NSAPI) oder *non-steroidal anti-inflammatory drugs* (NSAID) genannt. Sie können bei Dauereinnahme die Nierenfunktion *(siehe Seite 270)* schädigen. Darüber hinaus haben bestimmte Gruppen dieser Substanzen bei Frauen schwere Nebenwirkungen im Zusammenhang mit dem Herz-Kreislauf-System verursacht, worauf sie schließlich vom Markt genommen wurden. Daher sollten Frauen mit diesen Substanzen vorsichtig sein. Einige lassen sich relativ leicht beschaffen oder sind sogar frei verkäuflich. Sie werden gerne zur Behandlung leichterer Sportverletzungen oder gegen Kopfschmerzen eingenommen. Vermeiden Sie die Einnahme dieser Substanzen, denn sie können schwere Nierenschädigungen hervorrufen. Sie sind nicht harmlos und sollten nicht ohne wichtigen Grund und über einen längeren Zeitraum genommen werden.

Entzündliche Darmerkrankungen gehören zu den Erkrankungen, die bei Frauen oft besondere Probleme machen und sehr belastend sind. Sie treten meistens zwischen dem 25. und 45. Lebensjahr auf und gehören zu den wenigen Erkrankungen, für die in den USA ein Medikament nur für Frauen zugelassen worden ist: *Alosetron*. Leider hat dieses Medikament jedoch relativ viele Nebenwirkungen. In Deutschland ist es nicht zugelassen.

Antivirale Therapien und Impfungen: Frauen sprechen auf Impfungen häufig besser an als Männer, entwickeln eine stärkere Abwehrreaktion, aber auch stärkere Nebenwirkungen. Dies gilt auch für die Substanzen, die zur Behandlung von Virusinfektionen eingesetzt werden. Für einzelne Substanzen sind Geschlechterunterschiede bekannt. Sprechen Sie Ihre Ärztin oder Ihren Arzt darauf an.

Medikamente zur Blutverdünnung (Gerinnungshemmer) sind für Risikopatient*innen lebensnotwendig, zum Beispiel wenn sie eine künstliche Herzklappe haben oder wenn ein höheres Schlaganfallrisiko besteht, zum Beispiel bei Vorhofflimmern. Die Gefahr all dieser

Substanzen besteht darin, dass sie bei Überdosierung Blutungen auslösen können. Auch hier sind Frauen stärker gefährdet als Männer. Die älteren Substanzen, wie zum Beispiel *Marcumar,* mussten intensiv durch Blutproben überwacht und ständig in der Dosierung angepasst werden. Möglicherweise wurde dies bei Frauen weniger sorgfältig durchgeführt. Auf jeden Fall zeigen fast alle Statistiken, dass Frauen mehr Schlaganfälle oder Blutungen unter Einnahme dieser Substanzen hatten als Männer. Mittlerweile gibt es eine neue Gruppe von wirksamen Gerinnungshemmern, die sogenannten NOACs (neue orale Antikoagulantien). Diese Substanzen werden von Frauen und Männern gut vertragen, können ohne ständige Blutkontrollen eingenommen werden und stellen einen enormen Fortschritt in der Behandlung dar. Hier haben Frauen nicht mehr Komplikationen als Männer, und insgesamt treten bei beiden Geschlechtern weniger Nebenwirkungen auf als bei den älteren Substanzen. Lediglich über die Sicherheit in der Schwangerschaft gibt es noch keine Daten. Wenn Ihnen geraten wird, eine Gerinnungshemmung einzunehmen, fragen Sie Ihre Ärztin oder Ihren Arzt nach diesen neuen Substanzen. Sie sind deutlich teurer als die älteren Präparate und werden deshalb manchmal nicht so gerne verordnet.

Das können Sie für sich tun

- » Informieren Sie sich gut.
- » Lesen Sie den Beipackzettel eines Medikaments immer ganz genau.
- » Nehmen Sie Nebenwirkungen ernst.
- » Im Falle einer Schwangerschaft besprechen Sie sämtliche Medikationen mit Ihrer Ärztin oder Ihrem Arzt.
- » Gute Informationen erhalten Sie darüber hinaus bei Patientenorganisationen.
- » Seien Sie vorsichtig bei Selbstbehandlung aufgrund von Informationen aus dem Internet, vor allem wenn eine Schwangerschaft besteht! Holen Sie sich immer professionellen Rat.

WAS FRAUEN WISSEN MÜSSEN, WENN SIE KRANK SIND

Frauen werden anders krank als Männer, haben manchmal andere Beschwerden und brauchen andere Untersuchungsverfahren und Behandlungsmethoden.

Im folgenden Kapitel stellen wir Ihnen die wichtigsten Risikofaktoren und Erkrankungen vor, die Frauen manchmal etwas anders treffen können als Männer. Sie finden jeweils einen kurzen Überblick über das Organsystem oder das Organ, das im Zentrum einer Erkrankung steht, sowie Informationen zu geschlechtsspezifischen Symptomen, zur Diagnostik, zur Behandlung und zum Krankheitsverlauf bei Frauen und Männern. Häufig haben wir auch Hinweise zu Besonderheiten in der Schwangerschaft eingefügt. Abschließend folgt jeweils eine kurze Übersicht dazu, was Sie selbst für sich und Ihre Gesundheit tun können. Das soll aber bitte keine Aufforderung sein, die Behandlung selbst in die Hand zu nehmen. Wir sind überzeugt davon, dass sich im Gespräch mit der Ärztin oder dem Arzt fast immer eine gute Lösung finden lässt, die auch alle geschlechtersensiblen Aspekte berücksichtigt.

Wir haben uns bemüht. auf Fachausdrücke möglichst zu verzichten, doch einige waren trotzdem nicht zu vermeiden. Im Anhang dieses Buches finden Sie ein Glossar, in dem die wichtigsten medizinischen Fachausdrücke erklärt werden *(siehe Seite 287)*.

RISIKOFAKTOREN UND VORBEUGUNG

Was können Frauen also tun, um ihre körperliche Gesundheit zu erhalten und Erkrankungen wirksam vorzubeugen? Entscheidend hierfür ist das Zurückdrängen von Risikofaktoren. Risikofaktoren können in uns selbst liegen, in unseren Eigenschaften oder Genen, aber auch in unserem Lebensstil oder in der Umwelt. Risikofaktoren können aber auch Erkrankungen sein, die dazu führen, dass leichter eine zweite Krankheit auftritt. So führt Diabetes beispielsweise dazu, dass es häufiger zu Erkrankungen des Herz-Kreislauf-Systems kommt. Erstaunlicherweise gehen viele Erkrankungen – Krebs, Herz-Kreislauf-Erkrankungen, Stoffwechselstörungen – mit den gleichen Risikofaktoren einher: Rauchen, hoher Blutzucker, hoher Blutdruck, Über- und Fehlernährung, fehlende Bewegung, Stress, aggressives und feindliches Verhalten, ebenso wie schlechte wirtschaftliche Bedingungen, eine ungünstige Nachbarschaftssituation, niedriger sozialer Status, niedriger Bildungsstand und geringes Wissen über Gesundheit. Nicht alle Risikofaktoren kann man selbst beeinflussen, einige aber schon.

Am besten ist es, die Risikofaktoren, die Sie beeinflussen können, gar nicht erst entstehen zu lassen. Achten Sie also darauf, dass Ihr Blutdruck, Ihre Blutfette, der Blutzucker und Ihr Gewicht im Normalbereich liegen. Außerdem sollten Sie nicht rauchen und sich ausreichend bewegen.

Vorbeugen ist auch dann noch sinnvoll, wenn eine Erkrankung schon besteht, aber noch nicht schwerwiegend ist oder vielleicht noch gar nicht bemerkt wird. Auch Vorsorgeuntersuchungen gehören dazu: Bluthochdruck, Diabetes, Brust- oder Darmkrebs können in sehr frühen Stadien entdeckt und somit frühzeitig und gezielt behandelt werden. Ist die Erkrankung in einem Frühstadium, ist sie besser zu behandeln, und es ist leichter zu verhindern, dass sie sich verschlimmert oder chronisch wird.

Bei chronischen Erkrankungen ist es wichtig, Verschlimmerungen, Folgeerkrankungen oder Rückfälle abzuwenden. Hierzu gehört zum Beispiel auch, einen zweiten Herzinfarkt zu vermeiden, nachdem sich ein erster bereits ereignet hat.

Die wichtigsten Risikofaktoren

Bluthochdruck

Im Zusammenhang mit der Gesundheitsvorsorge spielt der Blutdruck eine zentrale Rolle. Zunächst ist hoher Blutdruck selbst eine Erkrankung, die behandelt werden muss. Darüber hinaus ist er aber auch ein Risikofaktor für Herz-Kreislauf-Erkrankungen, Demenz, Augenschäden und Nierenerkrankungen. Hoher Blutdruck schädigt andere Organe, vor allem das Gehirn, das Herz, die Augen und die Nieren. Der Schaden ist größer, wenn diese Organe durch andere Erkrankungen schon vorgeschädigt sind. Die Schädigung anderer Organe durch hohen Blutdruck ist leider bei Frauen oft stärker ausgeprägt als bei Männern.

Der Blutdruck schwankt bei jedem Pulsschlag zwischen einem oberen (systolischen) und einem unteren (diastolischen) Wert. Welcher Blutdruck optimal für ein langes und gesundes Leben ist, wird häufig diskutiert. Alle oberen Werte zwischen 120 und 130 mmHg sind in jedem Alter gesund. Bei Menschen über 65 Jahren sind auch obere Blutdruckwerte zwischen 130 und 140 mmHg noch gesund. Die unteren Blutdruckwerte sollten unter 80 mmHg liegen beziehungsweise unter 90 bei den Älteren. Werte über 140/90 mmHg müssen behandelt werden.

Versuchen Sie, Ihre Blutdruckwerte unter 130/80 mmHg zu halten, wenn Sie unter 65 sind, und gehen Sie zum Arzt, sofern diese Werte höher liegen. Ein eigenes Blutdruckmessgerät ist immer eine gute Investition. Ihr Arzt kann es Ihnen auch verschreiben, wenn Sie zu einer Risikogruppe gehören. Lassen Sie Ihren Blutdruck regelmäßig von Ihrer Hausärztin/Ihrem Hausarzt, Ihrer Gynäkologin/Ihrem

Gynäkologen, Ihrer Internistin/Ihrem Internisten messen, und notieren Sie sich die konkreten Werte. Geben Sie sich nicht damit zufrieden, dass der Blutdruck »normal« sei. In der Schwangerschaft gelten andere Grenzwerte für den Blutdruck *(siehe Seite 215)*.

Übergewicht

Übergewicht ist weder für Frauen noch für Männer gesund. Aber Unterschiede gibt es doch. Frauen lagern sehr viel Fett unter der Haut ein, zum Beispiel an Oberschenkeln, Po und Hüften, wo es zwar nicht erwünscht und auch nicht ganz gesund ist, aber weniger ungünstige Wirkungen hat, als wenn es im Bauchraum abgelagert wird. Wo das Fett sich ansammelt, ist hormonell gesteuert. Bauchfett tritt eher bei Männern und bei Frauen vermehrt nach der Menopause auf und ist besonders ungünstig. Es wird am besten durch die Messung des Taillenumfangs erfasst. Er sollte bei Frauen unter 80, bei Männern unter 94 Zentimeter liegen. Ein Bauchumfang über 88 Zentimeter bei Frauen beziehungsweise über 102 Zentimeter bei Männern ist mit einem deutlich erhöhten Risiko für Herz-Kreislauf-Erkrankungen verbunden. Und es gibt einen Zusammenhang zwischen Übergewicht und Krebserkrankungen. Übergewicht ist also nicht nur ein »Schönheitsfehler«, sondern ein echter Risikofaktor für viele Erkrankungen.

Erhöhte Blutfettwerte

Erhöhtes Cholesterin ist ein weiterer Risikofaktor. Dabei wird unterschieden zwischen dem »guten« HDL-Cholesterin, bei dem höhere Werte bis zu gewissen Grenzen gesund sind, und dem »schlechten« LDL-Cholesterin, bei dem höhere Werte immer auf eine Erkrankung hinweisen und behandelt werden müssen. Erhöhte Cholesterinwerte können einmal genetisch bedingt sein, das heißt vererbt werden. In diesem Fall kann man sie tatsächlich nur mit Medikamenten senken. Oder sie können auf einer Über- oder Fehlernährung beruhen. Dann sollten sie sich bemühen, fett- und cholesterinhaltige Lebensmittel zu reduzieren und Überernährung insgesamt zu meiden.

Häufig wird das Risiko für Herzinfarkt und Schlaganfall, das mit erhöhten Cholesterinwerten einhergeht, bei Frauen vernachlässigt. Der Grund dafür ist, dass Frauen ihre Herzinfarkte und Schlaganfälle erst im höheren Lebensalter bekommen, etwa zehn Jahre später als die Männer *(siehe Seite 200 und 260)*. Daher dachte man lange, dass Frauen durch ihre Hormone grundsätzlich vor Arteriosklerose, das heißt vor Verkalkungen und Verfettung der Gefäße *(siehe Seite 205)* geschützt sind. Doch das stimmt so nicht. Frauen haben die gleichen Probleme wie die Männer, nur später. Damit Frauen aber möglichst gesund älter werden können, ist es wichtig, eventuell erhöhte Cholesterinwerte rechtzeitig zu behandeln. Dafür gibt es mittlerweile viele einfache und gut verträgliche Medikamente. Es gilt dasselbe wie beim Blutdruck: Sprechen Sie mit Ihrer Ärztin oder Ihrem Arzt, lassen Sie sich die Messwerte in Zahlen geben und besprechen Sie, ob sie vielleicht Medikamente einnehmen müssen.

Erhöhte Blutzuckerwerte

Wenn Ihre Blutzuckerwerte häufiger bestimmte Grenzen überschreiten, haben Sie eine Blutzuckererkrankung, einen Diabetes oder die Vorstufe eines Diabetes *(siehe Seite 221 ff.)*. Bei der Prävention geht es einfach darum, dass Sie Ihre Werte kennen und wissen, was normal ist: <100 Milligramm pro Deziliter oder 5,6 Millimol pro Liter. Lassen Sie Ihre Blutzuckerwerte immer mal wieder von Ihrer Ärztin oder Ihrem Arzt checken.

Bewegungsmangel

Regelmäßige körperliche Bewegung ist ausgesprochen wichtig für die Gesundheit. Früher war das kein Problem: Wir gingen zu Fuß einkaufen oder spazieren, nahmen seltener das Auto, Aufzüge waren vor allem in kleineren Häusern selten, wir arbeiteten im Garten, und die

Wege zur Bushaltestelle oder zur U-Bahn-Station waren weiter als heute. Viele Formen der körperlichen Belastung sind gesund. Wichtig für die Herz-Kreislauf-Gesundheit sind Belastungen, die länger als 20 Minuten dauern. Sie trainieren das Herz-Kreislauf-System. Drei- bis viermal in der Woche ist gut.

Krafttraining, bei dem einzelne Muskelgruppen kurz und gezielt belastet werden, gehört ebenfalls zur Gesundheitsvorsorge *(siehe Seite 34f.)*. Es fördert die Muskelfunktion und die Koordination und beugt dem Abbau von Knochensubstanz im Alter vor. Daher ist es besonders für Frauen wichtig. Die Sorge vieler Frauen, durch Krafttraining Muskeln wie ein Bodybuilder zu bekommen, ist unbegründet. Es gibt viele Turn- oder Sportvereine und auch Fitnessstudios, in denen es spezielle Kursangebote für Frauen gibt. In Deutschland sind deutlich weniger Frauen als Männer Mitglieder eines Sportvereins. Helfen Sie mit, das zu ändern.

Rauchen

Rauchen hat für Frauen gesundheitlich katastrophale Folgen – für Männer übrigens auch. Rauchen schädigt die Gefäße, verursacht Lungenkrebs, macht impotent und vieles andere mehr. Rauchen in der Schwangerschaft schädigt das Ungeborene. Leider sind Frauen durch die Inhaltsstoffe des Tabaks gefährdeter als Männer: Ihr Herz, ihre Gefäße und ihre Lungen werden stärker geschädigt. Auch die Gefahr der Sucht und der Abhängigkeit ist für Frauen größer. Sie tun sich schwerer damit, mit dem Rauchen aufzuhören, als Männer. Am besten gelingt es im Rahmen eines festen Entwöhnungsprogramms, und oftmals ist es hilfreich, sich dazu einer Gruppe anzuschließen.

Stress

Stress ist einer der bedeutendsten Risikofaktoren. Stress geht mit einem höheren Risiko für Herz-Kreislauf-Erkrankungen sowie für Krebs und entzündliche Prozesse einher. Leider wird Stress oft durch Umwelteinflüsse ausgelöst, an denen wir selbst relativ wenig ändern können. Aber wie Sie besser mit Stress umgehen und gelassener werden, können Sie in gewissem Umfang erlernen. Es gibt Entspannungstechniken, die dabei helfen, wie Yoga oder autogenes Training.

Depressionen

Nehmen Sie Depressionen ernst und sprechen Sie mit Ihrer Ärztin oder Ihrem Arzt darüber. Häufig treten Depressionen auch während oder nach einer Schwangerschaft auf. Betreuungsangebote aus der Psychologie oder aus der Psychotherapie können helfen. Scheuen Sie sich nicht, danach zu greifen und diese anzunehmen, wenn sie angeboten werden, oder selbst nach ihnen zu suchen. In einem gewissen Umfang kann man lernen, über seine Probleme zu sprechen und möglichst offen und ehrlich mit ihnen umzugehen. Häufig geben sich Frauen selbst die Schuld an negativen Entwicklungen, die sich eigentlich ihrem Einfluss entziehen. Tun Sie das nicht. Niemand kann sich an den eigenen Haaren aus dem Sumpf ziehen, aber Sie können vielleicht lernen, rettende Äste zu erkennen, zu ergreifen und sich an ihnen festzuhalten.

Die eigenen Werte kennen

Kennen Sie Ihre Normwerte? Ergreifen Sie Maßnahmen, wenn Ihre Werte zu hoch sind! Sorgen Sie dafür, dass Ihre Risikofaktoren richtig behandelt werden und sich Ihre Werte möglichst normalisieren:

» Blutdruck: optimal <120/80 mmHg. Bei Werten ≥140/90 mmHg ist eine Behandlung mit Medikamenten angezeigt.
» Blutzuckerwert: ≤100 mg/dl (5,6 mmol/l)
» Blutfette: LDL-Cholesterin ≤115 mg/dl. Dieser Wert kann niedriger sein, wenn gleichzeitig andere Risikofaktoren vorliegen. Hohe Blutfettwerte sollten Sie genauso ernst nehmen wie Ihr Mann!

- Taillenumfang: Frauen ≤80 Zentimeter, Männer ≤94 Zentimeter, kritisch sind Werte über 88 Zentimeter bei Frauen und 102 Zentimeter bei Männern.

Risikofaktoren im Überblick

Es sind immer die gleichen Risikofaktoren, die bei vielen Erkrankungen eine Rolle spielen. Am besten belegt ist ihr unheilvoller Zusammenhang mit Herz-Kreislauf-Erkrankungen. Hier lässt sich ziemlich genau ausrechnen, wie viele Todesfälle durch Normalisierung von Blutdruck, Blutfett und Blutzucker, durch Nichtrauchen und mehr Bewegung vermieden werden könnten. Nicht bei allen Erkrankungen sind die Zusammenhänge so klar. Aber auch bei Krebs, Schilddrüsenerkrankungen, Rheuma und entzündlichen Erkrankungen gilt, dass eine Minimierung der Risikofaktoren den Krankheitsverlauf verbessert oder die Entstehung der Krankheit hemmt.

- **Bluthochdruck** *(siehe Seite 214-217)* gehört zu den häufigsten Risikofaktoren, vor allem bei jungen Männern und älteren Frauen, verursacht bei Frauen allerdings häufiger Herzinfarkte, Schlaganfälle oder eine Herzschwäche (Insuffizienz) als bei Männern und muss dringend mit Medikamenten normalisiert werden.
- **Diabetes** *(siehe Seite 221-235)* stellt für Frauen ein höheres Risiko für eine koronare Herzkrankheit dar als für Männer. Als Diabetikerin sind Sie eine Hochrisikopatientin, die eine intensive Behandlung benötigt. Leider steigt auch das Krebs- und Rheumarisiko.
- **Hohe Cholesterinwerte** *(siehe Seite 190)* sind bei Frauen und bei Männern gleichermaßen gefährlich und müssen behandelt werden. Ab wann behandelt werden muss, hängt davon ab, wie viele Risikofaktoren gleichzeitig vorliegen.
- **Bewegungsmangel** ist einer der wichtigsten Risikofaktoren unserer Zeit! Wichtig für die Herz-Kreislauf-Gesundheit sind Belastungen, die länger als 20 Minuten dauern, drei- bis viermal pro

Woche. Krafttraining beugt Muskelschwäche und Knochenabbau im Alter vor.

» Bei jungen Frauen, die **rauchen,** steigt das Risiko für Herzerkrankungen und für Lungenkrebs stärker als bei Männern. Besonders die Einnahme der Pille in Kombination mit Rauchen und Übergewicht ist eine lebensgefährliche Kombination.
» **Depressionen** *(siehe Seite 262)* **und Stress** sind starke Risikofaktoren, treten bei Frauen aber häufiger auf. Psychotherapeutische, ärztliche und medikamentöse Beratung und Behandlung können helfen, die Beschwerden zu lindern.
» **Rheumatische Erkrankungen** *(siehe Seite 242)* und andere **Erkrankungen des Immunsystems** *(siehe Seite 243-248)* sind bei Frauen häufiger als bei Männern und führen oft zu Herzerkrankungen.
» Frauen, die während der **Schwangerschaft** unter Bluthochdruck oder Präeklampsie leiden, haben im späteren Leben mit höherer Wahrscheinlichkeit Herzerkrankungen und Bluthochdruck. Bei ihnen sollte der Blutdruck regelmäßig kontrolliert werden.

DAS WEIBLICHE HERZ-KREISLAUF-SYSTEM

Von Herzerkrankungen betroffen sind viele Menschen, aber wer muss womit rechnen? Ein Blick auf die Zahlen zeigt: Frauen sterben genauso oft an Herzinfarkten wie Männer, aber Männer erleiden ihre Herzinfarkte in jüngeren Jahren. Außerdem haben Frauen oft andere Formen der Herzerkrankungen als Männer. Auch bei der Herzschwäche und beim Herztod unterscheiden sich die Geschlechter. Stressbedingte Herzschwäche trifft fast immer Frauen, plötzlicher Herztod vor allem Männer. Frauen haben einige besondere Risiken, die Herz und Gefäße beeinflussen, dazu gehören Schwangerschaften und die Wechseljahre mit hormonellen Veränderungen.

Wie das Herz und seine Gefäße funktionieren

Das Herz ist ein etwa faustgroßer Hohlmuskel mit einer etwa fingerdicken Wand, der je nach Lebenssituation etwa zwei bis 20 Liter Blut pro Minute durch den Organismus pumpt. Das ist eine enorme Aufgabe, die von zwei Vorkammern (rechter und linker Vorhof) und zwei Hauptkammern (rechter und linker Ventrikel) geleistet wird.

Die rechte Vor- und Hauptkammer des Herzens pumpt das sauerstoffarme Blut, das aus dem Körper kommt, in die Lunge, wo es mit Sauerstoff gesättigt wird und in das linke Herz fließt. Die linke Vor- und Hauptkammer pumpt dann das sauerstoffreiche Blut in den Körper, zum Kopf, in den Bauch, zu den Muskeln. Zwischen den Vor- und Hauptkammern und zwischen den Hauptkammern und den großen Gefäßen, die zur Lunge und zum Körper führen, sitzen vier Herzklappen, die den Blutfluss regeln. Ein Rhythmusgeber, der Sinusknoten, sorgt dafür, dass alle schön zusammenarbeiten, mit etwa 60 bis 80 Schlägen pro Minute in Ruhe und schneller – mit bis zu 200 Schlägen bei Anstrengungen beispielsweise beim Sport.

Die zwei Vorkammern füllen die zwei Hauptkammern. Wenn sie wie bei Rhythmusstörungen, wie Vorhofflimmern, aus dem Takt geraten, leidet die Funktion der Hauptkammern. Die enorme Arbeitsleistung des Herzens erfordert eine sehr gute Ernährung und Sauerstoffversorgung.

Sauerstoff und Nährstoffe kommen über die Herzkranzgefäße zum Herzen. Die drei großen Herzkranzgefäße teilen sich in kleinste und feinste Äderchen auf – in die Mikrozirkulation.

Bei Anstrengungen erweitern sich die Gefäße, weil das Herz dann mehr Blut pumpen muss und dazu mehr Sauerstoff braucht. Vor allem in den Wänden der großen Kranzgefäße können sich Fette und Kalk einlagern. Das führt zu Wandverdickungen, sogenannten Plaques, und heißt Arteriosklerose *(siehe Seite 205)*. An diesen Engstellen können sich Blutgerinnsel bilden, sogenannte Thrombosen.

Herz- und Blutkreislauf

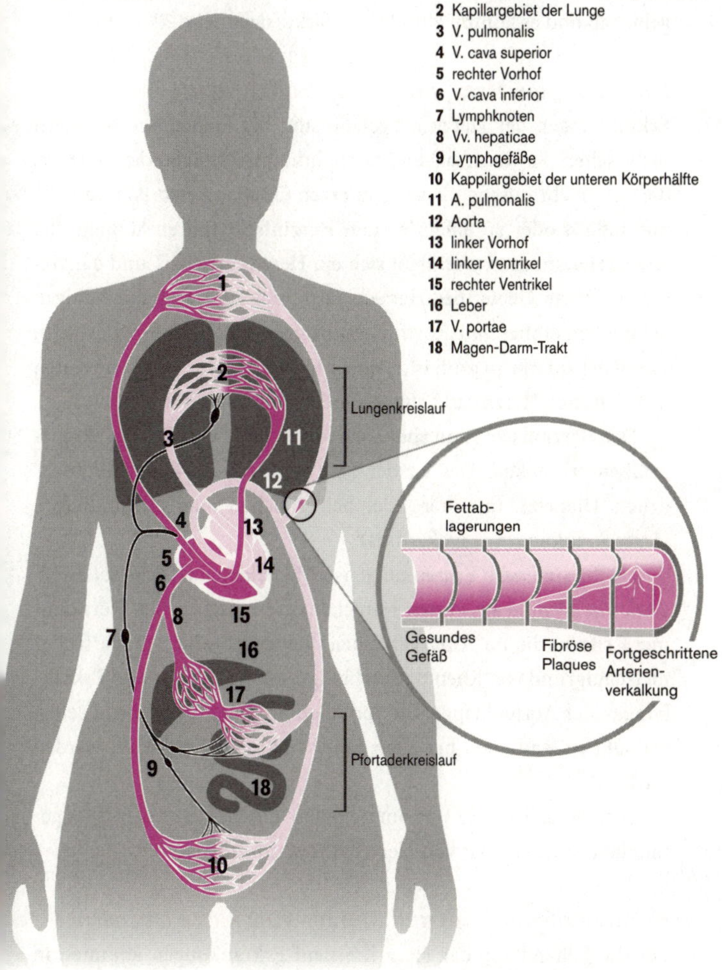

Links sehen Sie die schematische Darstellung des menschlichen Herz- und Blutkreislaufs. Lagern sich Fette und/oder Kalk an den Wänden der Herzkranzgefäße ab, führt dies zu Plaques und damit zu Arteriosklerose (rechts).

Sie können das Gefäß verschließen. Dann stirbt das betroffene Herzgebiet ab und es kommt zum Herzinfarkt *(siehe Seite 200-209).*

Die häufigsten Herz- und Gefäßkrankheiten

Erkrankungen der Herzkranzgefäße sind bei Frauen wie Männern nicht selten. Sie verursachen Durchblutungsstörungen des Herzens, die sich in chronischen Brustschmerzen (Angina Pectoris) und Luftnot äußern oder zu einem akuten Herzinfarkt führen können. Bei einem Herzinfarkt verschließt sich ein Herzkranzgefäß, und das von ihm ernährte Gebiet des Herzens stirbt ab. Dies geht mit heftigen Schmerzen einher, mit Rhythmusstörungen und mit Herzschwäche. Wenn der Infarkt zu groß ist, kann er tödlich enden. An einem ersten unerwarteten Herzinfarkt sterben mehr Frauen als Männer.

Der Herzmuskel kann aber auch unabhängig von den Herzkranzgefäßen erkranken. Das ist der Fall bei Herzschwäche, Bluthochdruck, Diabetes, im Alter, oder bei erblichen oder entzündlichen Herzerkrankungen (Myokarditis).

Häufig sind auch Erkrankungen der Herzklappen *(siehe Seite 218-220),* vier Ventile aus zarten Häutchen, die zwischen den Herzkammern sitzen, die im Alter verkalken. Sie wurden bei Frauen früher meist aufgrund von Rheuma geschädigt. Am häufigsten sind Erkrankungen der Aortenklappe, die vor allem im hohen Alter nicht selten verkalkt ist und auch bei alten Menschen häufig repariert werden muss.

Schließlich kann es vorkommen, dass das Herz aus dem Takt gerät, dann sprechen wir von Herzrhythmusstörungen.

Behandlung für Frau und Mann – eine kurze Übersicht

Für die Behandlung der Herz-Kreislauf-Erkrankungen kommen in erster Linie Lebensstiländerungen und Medikamente *(siehe Seite 182-186)* infrage sowie sogenannte interventionelle Verfahren (von Intervention – Eingriff). Zu diesen Eingriffen gehören Maßnahmen,

Herzkatheter

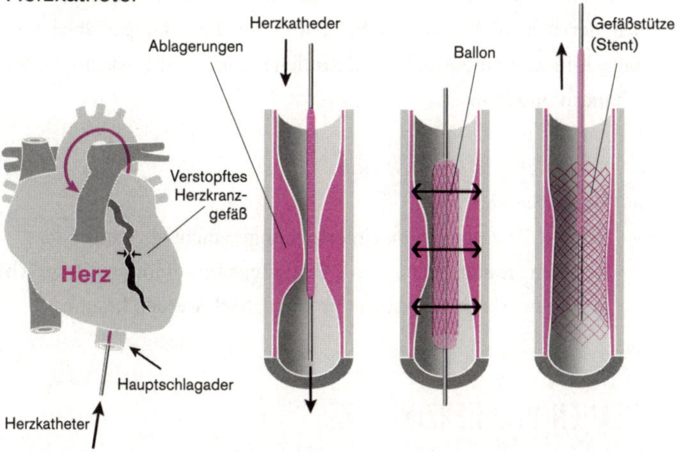

Links ist zu sehen, wie ein Linksherzkatheter über die Schlagader (Arterie) in die linke Herzkammer vorgeschoben wird. Daneben in Vergrößerung der Katheter (links), der Ballon (Mitte) und die Gefäßstütze beziehungsweise der Stent (rechts).

bei denen mit dem Herzkatheter von außen, durch ein Arm- oder Beingefäß an den Herzkranzgefäßen, am Herzmuskel oder an den Klappen manipuliert wird, der Herzrhythmus beeinflusst wird, oder auch eine Operation, bei der der Brustkorb geöffnet und etwas an Herz und Gefäßen repariert wird.

Immer mehr operative Verfahren werden inzwischen durch interventionelle Verfahren mit dem Herzkatheter ersetzt. Hier profitieren die Frauen zum Teil sehr deutlich, manchmal mehr als die Männer. Frauen sollten Herzkatheter daher auch nicht ablehnen, ohne sich über die Tragweite ihrer Ablehnung wirklich im Klaren zu sein. Im Zweifelsfall lieber so oft wie nötig nachfragen.

Bei ausgeprägter Herzschwäche stehen mittlerweile Verfahren zur Verfügung, die sogar die Herztransplantation immer häufiger ersetzen. Frauen profitieren genauso wie Männer, werden jedoch seltener behandelt, auch deshalb, weil sie dies häufiger ablehnen. Bitte informieren Sie sich als Betroffene eingehend hinsichtlich der Chancen und Risiken.

Das können Sie für sich tun

» Haben Sie Vertrauen.
» Lehnen Sie eingreifende Untersuchungen nicht vorschnell ab.
» Nehmen Sie eine Person Ihres Vertrauens zum Beratungsgespräch mit, wenn Sie ahnen, dass es problematisch werden könnte.

FRAUEN UND HERZINFARKT

Glauben Sie auch, dass der Herzinfarkt eine Männererkrankung ist? Damit sind Sie nicht alleine, dennoch ist es falsch! Frauen bekommen ebenso häufig Herzinfarkte, nur etwas später im Leben – vorzugsweise dann, wenn sie verwitwet sind, allein oder im Altersheim leben. Und das fällt weniger auf, weil die Frauen zu diesem Zeitpunkt eben nicht mehr mitten im Leben stehen. Bei Männern dagegen manifestieren sich die Erkrankungen »im besten Mannesalter« – oft mit Anfang 60 und noch mitten im Berufsleben. Und das wird natürlich gesehen und deutlicher wahrgenommen. Mittlerweile sterben aber am Herzinfarkt ebenso viele Frauen wie Männer.

Symptome: Wie Frauen den Infarkt erleben

Was würden Sie tun, wenn es Ihnen bei Ihrer Arbeit plötzlich nicht mehr gut geht, Sie starke Übelkeit, Schwäche sowie Bauch- und Brustschmerzen haben? Rufen Sie um Hilfe oder ziehen Sie sich auf die Toilette zurück, wie eine etwa 40-jährige Friseurin vor einigen Jahren an einem Freitagnachmittag? Sie wollte abwarten, bis es ihr besser ginge. Doch es wurde nicht besser. Also versuchte sie weiterzuarbeiten, aber es ging nicht. Sie bekam Ärger mit dem Chef und ihren Kolleginnen und begab sich schließlich nach Hause. Am Montag ging sie zum Hausarzt. Der hatte den Verdacht auf eine Magenverstimmung und verschrieb ihr Medikamente. Sie versuchte in der Woche wieder zu arbeiten, jedoch es wurde nicht besser. Als ihre Beschwerden besonders heftig waren, suchte sie die Notaufnahme eines Krankenhauses auf, wurde von dort aber wieder nach Hause geschickt. Daraufhin riss sie sich zusammen und versuchte trotz starker Müdigkeit, Übelkeit und Schwäche in den nachfolgenden Wochen wieder zu arbeiten. Als es ihr nach einigen Wochen wieder sehr, sehr schlecht ging, suchte sie Hilfe in der nächsten Apotheke. Dort wurde ein extrem erhöhter Blutdruck gemessen, worauf man sie erneut ins Krankenhaus bringen ließ – diesmal in eine andere Klinik. Nach einigen Tagen wurde ein abgelaufener Herzinfarkt diagnostiziert.

Frauentypische Infarktsymptome

Die **häufigsten Symptome** eines Herzinfarkts sind sowohl bei Frauen als auch bei Männern starke Schmerzen und/oder ein Druckgefühl im Brustraum, meist auf der linken Seite, und Luftnot. Ganz oft stehen bei Frauen aber auch andere Symptome im Vordergrund, wie etwa:

- starkes Unwohlsein
- Schmerzen im Bereich von Nacken, Kiefer, Schultern, oberem Rücken oder Bauch
- Schmerzen auf der rechten Seite des Brustkorbs oder im rechten Arm
- Übelkeit oder Erbrechen
- Schwitzen
- Benommenheit oder Schwindel
- unerklärliche starke plötzliche Erschöpfung und Müdigkeit

Im Notfall: Rufen Sie die 112!

Was machen Sie als Frau, wenn Sie fürchten, einen Herzinfarkt zu haben? Rufen Sie sofort die 112! Häufig sind Frauen zu passiv. Nicht selten versorgen sie zuerst noch tagelang die Kinder, die Eltern und den Ehemann, obwohl es ihnen schon sehr schlecht geht. Und dann warten sie ab, ob es ihnen mit der Zeit vielleicht doch wieder besser gehen wird. Erst wenn das nicht geschieht, gehen sie zum Arzt, meist zuerst zum Hausarzt. Dabei müssten sie mit akuten Brustschmerzen umgehend den Notarzt oder die Notaufnahme eines Krankenhauses anrufen. Leider zögern die Frauen selbst, aber auch ihre Angehörigen, zu oft und zu lange. Genau dieses Verhalten sorgt wahrscheinlich dafür, dass Frauen mit einem Herzinfarkt später in die Klinik kommen als Männer. Bis zum Beginn einer effektiven Therapie dauert es bei Frauen europaweit im Durchschnitt tatsächlich deutlich länger als bei Männern.

Wiederbelebung durch Erste Hilfe

Dass es ein Unterschied ist, ob eine Frau – zum Beispiel mit einem Herzinfarkt – bewusstlos auf der Straße zusammenbricht oder ein Mann, konnte eine große US-amerikanische Studie eindrucksvoll nachweisen: Während bei 45 Prozent der Männer eine Wiederbelebung durch zufällige Zeugen des Geschehens versucht wurde, betrug der Anteil bei Frauen nur 39 Prozent.[37] Der »kleine« Unterschied hatte Folgen, wie die weitere Analyse der Überlebensrate zeigte: Die Männer überlebten den Herzstillstand an öffentlichen Orten um 23 Prozent häufiger als die Frauen.

Wie kommen Frauen an die richtige Diagnose?

Die wichtigsten Helfer zur Diagnose eines Herzinfarkts sind einmal die Beschwerden. Druckschmerzen im Brustbereich oder linksseitig in den Arm ausstrahlende Schmerzen werden von Männern häufig sofort mit einem Herzinfarkt in Verbindung gebracht. Frauen beschreiben dagegen oft ein diffuses Druckgefühl im Oberbauch oder im Rücken, im Kiefer oder im Nacken. Sie schildern seltener hinter der Brust sitzende Engegefühle und Schmerzen, die in den linken Arm ausstrahlen. Möglicherweise interpretieren Männer und Frauen ähnliche Beschwerden einfach anders. Denkbar ist auch, dass schmerzhemmende Systeme im Hirn der Frau eine Rolle für eine veränderte Wahrnehmung spielen. Es ist erstaunlich, dass wir in der Medizin so wenig darüber wissen, nachdem das Phänomen bereits seit über zehn Jahren bekannt ist.

Sicher wird die Diagnose eines Herzinfarkts (Myokardinfarkts) dann über die Herzstromkurve gestellt, die durch das Elektrokardiogramm (EKG) gezeichnet wird, und mithilfe der Laborwerte. Diese Untersuchungen erfolgen im Krankenhaus schnell und sind in der Regel sehr zuverlässig.

Dennoch, auch hier gibt es Geschlechterunterschiede. Bei Frauen sind die Blutwerte eines wichtigen Markers für Herzinfarkt (hsTNI) normalerweise etwas niedriger, daher erreichen sie auch später die männertypische Schwelle, bis zu der die Werte ansteigen müssen, damit ein Infarkt diagnostiziert wird. Das bedeutet: Auch in Krankenhäusern können Infarkte bei Frauen übersehen werden.

Welche Verfahren bei der Diagnostik helfen

Nach dem Ruhe-EKG sollte ein **Belastungs-EKG** – meistens auf einem Fahrrad-Ergometer – gemacht werden. Dabei müssen Frauen sich wirklich anstrengen, denn die Belastungsprotokolle wurden an Männern erstellt und erfordern eine relativ hohe Muskelarbeit, bevor das Herz richtig belastet wird. Wenn sich dann aber eine Veränderung in der Herzstromkurve (im EKG) unter Belastung nachweisen lässt, ist das wegweisend. Deswegen: Lassen Sie beim ersten Verdacht ein Belastungs-EKG machen.

Mit dem **Ultraschall** lassen sich ganz hervorragende Bilder vom Herzen machen – allerdings handelt es sich dabei um echte Handarbeit, die von der Untersucherin oder vom Untersucher viel Geschick erfordert. Zudem können Übergewicht oder Asthma die Untersuchung erschweren. Mit dem Ultraschall kann man die Bewegung des Herzens erkennen und auf seine Durchblutung schließen. So bekommt die Ärztin oder der Arzt wertvolle Daten zur Funktion des Herzens. Das Verfahren ist völlig ungefährlich und nicht mit einer Strahlenbelastung verbunden.

Auch die **Magnetresonanztomografie (MRT)** liefert wunderbare Bilder. Sie misst und zeigt die Größe und die Bewegung des Herzens und die Durchblutung – ganz unabhängig vom Geschick des Untersuchers. Allerdings ist es in der Röhre sehr laut und eng, die Untersuchung dauert lange, die Geräte sind sehr teuer und nicht überall verfügbar.

Zur Darstellung der Herzkranzgefäße dient die **Koronarangiografie,** der sogenannte Herzkatheter *(siehe Seite 199)*. Hierzu wird ein dünner Schlauch (Katheter) vom Handgelenk oder von der Leiste aus über die Arm- oder Beinarterie bis in die Herzkranzgefäße vorgeschoben, über den dann ein Kontrastmittel gespritzt wird, sodass die Gefäße im Röntgenbild dargestellt werden können. Dabei kann man Verengungen durch Fette oder Kalk sehen. Zur funktionellen Untersuchung der Herzkranzgefäße, die vor allem bei Frauen besonders häufig notwendig ist, braucht man jedoch andere Methoden, die die Durchblutung des Herzens messen, häufig mit (sehr schwach) radioaktiven Substanzen. Diese Art der Untersuchung darf in der Schwangerschaft natürlich nur im Notfall und unter besonderen Vorsichtsmaßnahmen angewendet werden.

Krankheitsursachen für einen Herzinfarkt bei Frauen

In jüngster Zeit haben wir gelernt, dass sich die Erkrankungen der Herzkranzgefäße, die einem Herzinfarkt zugrunde liegen, bei Frauen und Männern unterscheiden.

Arteriosklerose

Die Arteriosklerose geht mit Ablagerungen von Fett und Kalk in den großen Herzkranzarterien (Koronararterien) einher, die zu Einengungen der Kranzgefäße und Durchblutungsstörungen des Herzmuskels führen und die Beschwerden verursachen. Dies ist vor allem bei Männern und älteren Frauen über 65 Jahre die allerhäufigste Ursache für einen Herzinfarkt.

Chronische Erkrankungen der Herzkranzgefäße

Chronische Erkrankungen der Herzkranzgefäße sind Vorläufer eines Infarkts. Bevor sich ein Herzkranzgefäß verschließt und einen Infarkt verursacht, gibt es oft Warnsymptome, wenn das Gefäß zwar eingeengt, aber noch offen ist. Häufig tritt eine Angina Pectoris (Brustenge) bei Belastungen auf. Bei Frauen sind die Beschwerden allerdings oft weniger eng an Belastungen gekoppelt als bei Männern.

Verkrampfungen der Gefäße

Wenn Sie eine Frau und unter 65 sind, haben Sie eine größere Wahrscheinlichkeit als Männer, Verengungen der Koronararterien durch krampfartiges Zusammenziehen (Spasmen) der großen Arterien zu entwickeln. Auch die kleineren Koronararterienäste im Herzmuskel können betroffen sein und Verkrampfungen entwickeln. Die Schmerzen treten unvermittelt auf, häufig auch bei Kälte oder nachts, und verschwinden gelegentlich auch so unvermittelt, wie sie gekommen sind. Manchmal kann dies auch bei Anstrengung oder Stress passieren. Insgesamt zeigen Frauen hier ein anderes Beschwerdebild, als die meisten Ärztinnen oder Ärzte es von den Männern kennen.

Längseinrisse in den Kranzarterien

Eine weitere Ursache für plötzliche heftige Brustschmerzen sind Längseinrisse in den Kranzarterien. Die Erkrankung tritt häufig in der Schwangerschaft auf, aber nicht nur dann. Sie ist nicht selten, wenn andere Bindegewebserkrankungen vorliegen. Auch hier treten die Beschwerden oft unvermittelt auf und bilden sich zudem spontan wieder zurück. Dennoch müssen Sie bei diesen Symptomen dringend eine Kardiologin oder einen Kardiologen aufsuchen.

Stressbedingte Herzschwäche (Gebrochenes-Herz-Syndrom)

Machen Sie sich zu viele Sorgen um Ihre Familie, Ihren Mann, die Kinder, die Eltern? Oder auch in Ihrem Beruf? Wenn die Sorgen überhandnehmen, kann das bei Frauen nach den Wechseljahren eine akute stressbedingte Herzschwäche auslösen. Heftigste Brustschmerzen, die Sie an einen Herzinfarkt denken lassen. Es ist eine lebensbedrohliche Situation. Eine ärztliche Behandlung ist dringend notwendig: Rufen Sie sofort den Notarzt! In der Klinik wird man eine Herzkatheteruntersuchung durchführen. Bei der stressbedingten Herzschwäche sind die Koronararterien normal, aber die Funktion des Herzens ist schwer gestört. Ursache ist wohl eine Überstimulation des Herzmuskels durch Stresshormone, die nicht durch Östrogene gebremst werden – wie es bei jüngeren Frauen in der Regel der Fall ist. Diese Erkrankung, auch Gebrochenes-Herz-Syndrom genannt, kommt bei Männern äußerst selten vor. Bei der Mehrzahl der Fälle bildet sich die Störung durch die notwendige medikamentöse Behandlung zurück, aber sie kann auch zum Tod führen. Bei manchen Frauen kommt es zum wiederholten Auftreten. Eine kontinuierliche Behandlung, Änderung des Lebensstils, Stressreduktion und Behandlung mit Betablockern oder ACE-Hemmern sind oft hilfreich.

Therapie und Verlauf

Nach einem Herzinfarkt oder bei chronischen Erkrankungen der Herzkranzgefäße wird Ihnen Ihre Ärztin oder Ihr Arzt sicher Medikamente *(siehe Seite 182 ff.)* verschreiben. Die meisten heute gebräuchlichen Substanzen wurden allerdings für Männer entwickelt und an ihnen getestet. Es ist eher die Ausnahme, wenn sie auch ernsthaft an Frauen geprüft wurden. Scheuen Sie sich bei Nebenwirkungen also keinesfalls, diese mit Ihrer Ärztin oder Ihrem Arzt zu besprechen, vielleicht muss nur die Dosis angepasst werden. Oder Sie können auf ein ähnliches Präparat mit weniger Nebenwirkungen wechseln. Setzen Sie verordnete Medikamente jedoch auf keinen Fall eigenmächtig ab.

Wahrscheinlich wird man Ihnen vorschlagen, ein eingeengtes oder verstopftes Herzkranzgefäß zur Verhinderung eines Infarkts oder nach einem Infarkt wieder mit einem Herzkatheter zu öffnen oder sogar, wenn mehrere Gefäße betroffen sind, sogenannte Bypässe legen zu lassen. Beim Herzkatheter sollten Sie fragen, ob ein Zugang über Ihre Armarterie eventuell besser ist als einer von der Leiste aus. Meist ist das bei Frauen der Fall.

Frauen wie Männer profitieren gleichermaßen von den modernen Therapien wie Katheterisierung, Ballondilatation, Herzoperationen und Herzschrittmachern. Da Frauen jedoch seltener behandelt werden als Männer, sollten Sie mit Ihrer Ärztin oder Ihrem Arzt besprechen, welche dieser Maßnahmen gegebenenfalls für Sie infrage kommt.

Erholung und Rehabilitation

Nach einem Infarkt oder einer Herzoperation ist auch die Beratung zur richtigen Lebensweise wichtig. Dazu gehören Themen wie gesunde Ernährung *(siehe auch Prävention auf den Seiten 101-148)*, Nichtrauchen und Bewegung, aber auch Empfehlungen zum Sexualleben, die sich an der individuellen Belastbarkeit orientieren. Letztere fallen bei Frauen häufig unter den Tisch *(siehe auch Diabetes auf den Seiten 221-235)*. Frauen haben nach einem Herzinfarkt häufig eine schlechtere Lebensqualität und größere Schwierigkeiten, wieder einen Einstieg in das Alltagsleben zu finden als Männer.

Dass Sie als Frau in der Regel länger als ein Mann brauchen, um sich von einem Herzinfarkt oder einer Herzoperation zu erholen, kann möglicherweise daran liegen, dass Sie sich viel zu schnell wieder voll um Ihren Haushalt und Ihre familiären Aufgaben kümmern. Darunter leidet die kardiologische Rehabilitation oft. Fangen Sie daher nicht zu früh wieder mit der Hausarbeit an und nehmen Sie eine angebotene kardiologische Rehabilitation auch in Anspruch.

In der Schwangerschaft

Glücklicherweise sind Herzinfarkte und Erkrankung der Herzkranzgefäße in der Schwangerschaft extrem selten. Dennoch kommen sie vor – und in letzter Zeit häufiger. Frauen sollten das wissen und sich an Ihre Ärztin oder Ihren Arzt wenden, wenn in der Schwangerschaft plötzlich heftige Brustschmerzen auftreten. Fast alle Diagnoseverfahren, die bei Nichtschwangeren eingesetzt werden, können mit entsprechenden Vorsichtsmaßnahmen auch in der Schwangerschaft genutzt werden. In erster Linie wird man ein EKG durchführen und Laborwerte einholen. Natürlich wird man diejenigen Verfahren, die Strahlung benutzen, als letzte einsetzen. Aber auch Untersuchungen mittels Herzkatheter, Eingriffe an den Herzkranzgefäßen sowie Implantationen von Gefäßstützen sind möglich. Wichtig ist eine gute Nachbetreuung nach der Schwangerschaft. Frauen, die Gerinnungshemmer einnehmen oder Substanzen, die die Funktion der Blutplättchen hemmen, sollten nicht stillen. Ein früherer Herzinfarkt oder eine bekannte Erkrankung der Herzkranzgefäße schließt eine Schwangerschaft zumeist nicht aus. Die Schwangere sollte dann aber in einem Zentrum betreut werden, das Erfahrung mit diesen speziellen Problemen hat.

Das können Sie für sich tun

- » Unterschätzen Sie Ihr **Risiko** nicht! Frauen sind sich des Herzinfarktrisikos häufig nicht bewusst.
- » Lernen Sie Ihre **Normwerte** kennen *(siehe Seite 193f.)*.
- » Ergreifen Sie **Maßnahmen,** wenn Ihre Werte zu hoch sind:
  - » **Werden Sie Nichtraucherin bzw. fangen Sie gar nicht erst an zu rauchen:** Versuchen Sie es aufzugeben und nehmen Sie gegebenenfalls Hilfe in Anspruch.
  - » **Treiben Sie regelmäßig Sport:** Sie können viel für Ihre Herzgesundheit tun, indem Sie regelmäßig Sport treiben. Nehmen Sie sich zum Beispiel fünf Mal pro Woche 30 Minuten Zeit für einen Spaziergang.
  - » **Essen Sie sich gesund:** Essen Sie reichlich Vollkornprodukte, eine Vielfalt an frischem Gemüse und Obst, fettarme oder fettfreie Milchprodukte und mageres Fleisch. Vermeiden Sie gesättigte Fettsäuren und Transfette, Produkte mit Zuckerzusatz und insbesondere Salz. Halten Sie ein normales Körpergewicht für optimale Gesundheit und ein langes Leben.
  - » Schränken Sie Ihren **Alkoholkonsum** ein.
  - » **Versuchen Sie Stress zu vermeiden:** Lernen Sie Entspannungstechniken, nehmen Sie sich Zeit für sich selbst.
  - » Suchen Sie bei **Depressionen** eine Ärztin oder einen Arzt auf.
- » Eine **Hormontherapie** nach den Wechseljahren **hilft nicht,** Herzkrankheiten zu vermeiden.

FRAUEN UND HERZSCHWÄCHE

Wenn Sie beim Treppensteigen Atemnot haben, Ihre Beine oft dick werden, oder sogar Ihr Bauch, und Sie nicht selten unerklärliche Müdigkeit, Schwäche oder Schwindel verspüren, sprechen Sie auf jeden Fall mit Ihrer Ärztin oder Ihrem Arzt. Dies sind nämlich Zeichen einer Herzschwäche, die viele Ursachen haben kann: Erkrankungen der Herzkranzgefäße, wie oben beschrieben, des Herzmuskels, der Herzklappen oder Herzrhythmusstörungen. Auch eine Störung der Dehnbarkeit des Herzens führt zu Atemnot, Müdigkeit und Schwäche. Dieses Krankheitsbild ist bei Frauen sehr viel häufiger als bei Männern, und es geht häufig mit Übergewicht, Diabetes, Bluthochdruck und Depression einher. Also seien Sie besonders achtsam, wenn eine oder mehrere dieser Risikofaktoren bei Ihnen vorliegen. Oft hören die Patientinnen: »Das Herz pumpt normal« und »Die Herzkranzgefäße sind normal«, und man versteht ihre Beschwerden nicht. Fragen Sie als Betroffene in diesem Fall bitte nach, ob auch die Dehnbarkeit des Herzmuskels gemessen wurde.

Wie wird Herzschwäche diagnostiziert?

Die häufigste Ursache einer Herzschwäche ist eine Erkrankung der Herzkranzgefäße. Diese muss als Erstes ausgeschlossen werden, mit Belastungstests oder einem Herzkatheter. Wenn die Herzkranzgefäße unauffällig sind, wird auch die Funktion des Herzens und der Klappen beurteilt, meistens durch eine Ultraschallkardiografie (UKG). Oft sind die Werte in Ruhe unauffällig oder normal: Dann ist eine Untersuchung bei Belastung erforderlich. Dies kann schwierig sein und erfahrene Untersucher*innen erfordern. Lehnen Sie nicht ab, wenn Ihnen als weiterführende Diagnostik eine Magnetresonanztomografie (MRT) oder ein anderes bildgebendes Verfahren mit radioaktiven Substanzen (Szintigrafie) angeboten wird. Sehr wichtig ist es, zwischen den Störungen der Pumpfunktion (die bei Männern sehr häufig sind) und den Störungen der Dehnbarkeit (die häufiger bei Frauen auftreten) zu unterscheiden.

Welche Therapien stehen zur Verfügung?

Zur Behandlung gibt es eine ganze Reihe von Substanzen, die allerdings vor allem bei Störungen der Pumpfunktion, bei der systolischen Herzschwäche, wirksam sind. Dazu gehören die sogenannten ACE-Hemmer sowie Betablocker und wassertreibende Mittel (Diuretika). Weiterhin werden häufig Mittel gebraucht, die den Herzschlag verlangsamen oder die Pumpfunktion unterstützen (Digitalis). Wenn im Gefolge der Herzschwäche Rhythmusstörungen auftreten, müssen auch diese behandelt werden. Dann werden häufig auch Gerinnungshemmer eingesetzt.

Die Medikamente unterscheiden sich bei Männern und Frauen zum Teil in ihren optimalen Wirkdosen und in ihren Nebenwirkungen *(siehe auch Medikamente auf den Seiten 182-186)*. Insgesamt scheinen Frauen von den wichtigen Medikamentengruppen der ACE-Hemmer und Betablocker niedrigere Dosen zu benötigen als Männer – und sie sind empfindlicher gegen die Nebenwirkungen (etwa kalte Hände oder Füße und Müdigkeit). *Digitalis*, ein weiteres wichtiges Medikament, scheint bei Frauen in niedrigeren Dosen benötigt zu werden. Und einige Mittel gegen Herzrhythmusstörungen müssen bei Frauen besonders gut mit dem EKG überwacht werden. Fragen Sie also Ihre Ärztin oder Ihren Arzt, ob das Medikament, das Sie bekommen sollen, bereits an Frauen erprobt worden ist oder ob frauenspezifische Empfehlungen für die Dosierung vorliegen. Sollten Nebenwirkungen auftreten, sprechen Sie dies an. Setzen Sie die Medikamente aber keinesfalls eigenmächtig ab oder verändern Sie die Dosierung. Sie brauchen die Medikamente!

Neben der rein medikamentösen Therapie stehen heute Verfahren zur Verfügung, die die Herzfunktion unterstützen. Dazu gehört einmal die sogenannte Resynchronisierungstherapie. Hier geht man davon aus, dass sich bei Herzschwäche einzelne Bereiche des Herzens nicht synchron kontrahieren und dies die Pumpfunktion weiter einschränkt. Mit sehr speziellen Schrittmachern kann man das Herz dazu bringen, sich wieder synchron zu kontrahieren, was die Auswurfleistung dann wesentlich verbessert. Dies klingt sehr technisch und wird von Frauen relativ häufig abgelehnt. Aber: Frauen profitieren von dieser innovativen Therapie noch mehr als Männer. Lehnen Sie daher entsprechende Behandlungsangebote nicht von vornherein ab.

Darüber hinaus haben mittlerweile die technischen Verfahren, das Herz mit kleinen implantierbaren Pumpen zu unterstützen, enorme Fortschritte gemacht. Diese Pumpen, die mithilfe einer Operation implantiert werden, waren anfangs für Frauen häufig zu groß bemessen und machten viele Probleme. Inzwischen ist dies nicht mehr der Fall; die Technik hat hier enorme Fortschritte gemacht. Leider werden Frauen oft zu spät behandelt und deshalb auch mit schlechteren Ergebnissen. Sie sollten daher entsprechende Behandlungsangebote nicht von vornherein ablehnen, sondern sie sorgfältig überdenken – idealerweise mit Personen Ihres Vertrauens.

Herztransplantationen werden mittlerweile nur noch in Ausnahmefällen, vor allem bei jungen Patientinnen und Patienten, aber auch bei Frauen mit akuter Herzschwäche nach einer Schwangerschaft, durchgeführt. Hier muss eine sehr intensive individuelle Beratung erfolgen.

Frauen sind häufig Organspenderinnen, die Mehrzahl der Organe aber erhalten Männer. Der Unterschied wird nur unzureichend durch die Verteilung der Erkrankungen erklärt, eher durch die unterschiedliche Spende- und Empfangsbereitschaft. Besprechen Sie mit Ihrer Ärztin oder Ihrem Arzt das Thema Transplantation in Ruhe, sofern es sie betrifft.

Herzschwäche und Schwangerschaft

Wenn auch sehr selten, so kann in der Schwangerschaft plötzlich eine Herzschwäche auftreten. Am bekanntesten ist die sogenannte Schwangerschafts-Kardiomyopathie, die sich vor allem zwei Monate vor der Geburt bis zu sechs Monate nach der Geburt manifestiert. Wenn Sie als Schwangere oder Mutter plötzlich eine heftige Atemnot, Gewichtszunahme oder Wassereinlagerung in den Beinen bemerken, sollten Sie dies mit Ihrer behandelnden Ärztin oder Ihrem Arzt besprechen. Häufig entwickelt sich die Herzerkrankung sehr schnell, sodass Sie bereits bei den ersten Symptomen nicht unnötig zögern sollten. Es gibt eine Vielzahl medikamentöser Behandlungsmöglichkeiten und darüber hinaus auch die Möglichkeit, schweren Herzrhythmusstörungen vorzubeugen. Meistens ist eine Entbindung auf natürlichem Weg möglich. Abhängig vom Schweregrad der Erkrankung sollten Sie sich an ein Zentrum wenden, das spezielle Erfahrung in diesem Bereich hat *(siehe Anhang Seite 291f.)*.

Das können Sie für sich tun

- Wenn Sie beim Treppensteigen immer wieder Luftnot haben und sich dafür keine Ursache findet, fragen Sie Ihre Ärztin oder Ihren Arzt, ob die Durchblutung und die Dehnbarkeit des Herzens gemessen wurde – und nicht nur die Koronararterien dargestellt und die Pumpfunktion überprüft worden sind.
- Achten Sie darauf, dass alle Begleiterkrankungen energisch behandelt werden – Diabetes, Bluthochdruck, Fettstoffwechselstörungen –, und tun Sie das Ihre dazu. Lernen Sie Ihre Normwerte kennen *(siehe Seite 193f.)*.
- Nehmen Sie Ihre Medikamente regelmäßig – Sie brauchen sie! Ändern Sie sie nicht eigenmächtig.
- Überprüfen Sie Ihren Lebensstil – finden Sie Freude am Nichtrauchen und an der Bewegung. Das geht in der Gruppe besser und braucht Zeit. Es gibt spezielle Reha-Zentren dafür.
- Akute Herzschwäche in der Schwangerschaft ist immer ein Alarmsignal. Falls Sie Anzeichen bei sich, einer Freundin, einer Verwandten oder einer Frau in Ihrem Umfeld bemerken: Es muss sofort eine medizinische Untersuchung erfolgen!

FRAUEN UND BLUTHOCHDRUCK

Hoher Blutdruck schädigt alle Organe – Hirn, Herz, Leber, Nieren und viele andere. Leider merkt man das erst, wenn es zu spät ist. Daher ist es wichtig, hohen Blutdruck ernst zu nehmen und ihn rechtzeitig zu behandeln. Im jüngeren Alter ist Bluthochdruck bei Frauen seltener als bei Männern. Bluthochdruck betrifft Frauen vor allem nach der Menopause – und dann muss er reduziert werden.

Wie erkenne ich Bluthochdruck?

Bei den Beschwerden und der Diagnosestellung gibt es kaum Unterschiede zwischen den Geschlechtern. Allerdings zeigen Frauen häufiger die »Weißkittelhypertonie«, das heißt, ihr Blutdruck ist beim Besuch in der Arztpraxis deutlich höher als im täglichen Leben. Dies kann durch eine Langzeitblutdruckmessung über 24 Stunden entdeckt und ausgeschlossen werden. Die modernen Geräte sind klein und stören kaum, wenn sie einen Tag und eine Nacht lang am Körper getragen werden müssen.

Leider kommt es bei Frauen mit Bluthochdruck häufiger zu Organschädigungen als bei Männern. Sie entwickeln eher eine Größenzunahme des Herzens, Störungen der Nierenfunktion, eine Herzschwäche oder einen Schlaganfall. Daher ist es für Sie als Frau extrem wichtig, darauf zu achten, dass Ihr Blutdruck wirklich gut eingestellt ist. Bei länger bestehendem Bluthochdruck sollte per Ultraschall eine Messung der Herzgröße durchgeführt und die Nierenfunktion kontrolliert werden.

Welche Medikamente helfen bei Bluthochdruck?

Für die medikamentöse Therapie des Bluthochdrucks stehen viele Substanzen zur Verfügung. Erstaunlicherweise werden Frauen immer noch sehr häufig mit den älteren, wassertreibenden Mitteln (Diuretika) behandelt. Es scheint, dass Frauen dies gelegentlich deshalb bevorzugen, weil diese Medikamente häufig auch zu einem Gewichtsverlust führen. Lassen Sie sich nicht irreführen, es gibt modernere Mittel: Dazu gehören die sogenannten ACE-Hemmer, die allerdings einen sehr heftigen und lästigen Reizhusten auslösen können, bei Frauen häufiger als bei Männern. Bei vergleichbaren noch neueren Substanzen besteht dieses Problem nicht. Die sehr oft benutzten Betablocker scheinen bei Frauen ebenfalls mehr Nebenwirkungen zu haben und werden ihnen meist in niedrigeren Dosierungen verabreicht. Auf andere Substanzen reagieren Frauen mit vermehrter Wassereinlagerung im Gewebe. Auch hier gilt der Hinweis: Sprechen Sie bei Problemen und Nebenwirkungen mit Ihrer Ärztin oder Ihrem Arzt und verändern Sie die Medikation nicht eigenmächtig.

Bluthochdruck und Schwangerschaft

Bluthochdruck in der Schwangerschaft ist nicht selten und betrifft in Europa fünf bis zehn Prozent aller Schwangeren. Achten Sie daher darauf, dass Ihr Blutdruck sorgfältig kontrolliert wird, wenn Sie schwanger sind, und erkundigen Sie sich nach den Werten. Sowohl die Mutter als auch das Ungeborene sind durch den Bluthochdruck gefährdet. Die Mutter wegen der Gefahr eines Schlaganfalls, beim Ungeborenen können Wachstumsstörungen auftreten. Außerdem kann es zu Frühgeburten und Aborten kommen.

In der Schwangerschaft gelten andere Grenzwerte für die Behandlung. Hier unterscheiden wir

- bereits vor der Schwangerschaft bestehenden Bluthochdruck.
- den klassischen Schwangerschafts-Bluthochdruck, der sich ab der 20. Schwangerschaftswoche entwickelt und sich normalerweise innerhalb von sieben Wochen nach der Geburt zurückbildet.
- ein kompliziertes Syndrom – die Präeklampsie – mit den Symptomen Bluthochdruck, Eiweißausscheidung im Urin, außerdem gelegentlichen Sehstörungen und Bauchschmerzen. Sollten Sie

diese Symptome feststellen, handelt es sich um einen Notfall, und Sie müssen unverzüglich medizinische Hilfe in Anspruch nehmen. Ein erhöhtes Risiko für eine Präeklampsie besteht, wenn Sie eine vorbestehende Nierenerkrankung haben, eine sogenannte Autoimmunerkrankung, Diabetes oder chronischen Bluthochdruck.

Medikamentös kann der Bluthochdruck in der Schwangerschaft gut behandelt werden. Einige häufig verschriebene blutdrucksenkende Medikamente wie ACE-Hemmer oder verwandte Substanzgruppen dürfen jedoch von Schwangeren auf keinen Fall eingenommen werden, da sie den Fötus schädigen. Wenn Sie ein solches Medikament eingenommen haben und schwanger werden, besprechen Sie das umgehend mit Ihrer Ärztin oder Ihrem Arzt. Das früher häufig verschriebene ältere Medikament *Methyldopa* führt zu Depressionen und wird mittlerweile vermieden.

Wenn Sie einmal einen Schwangerschaftshochdruck oder eine Präeklampsie entwickelt haben, ist Ihr Risiko, später in Ihrem Leben eine Bluthochdruckerkrankung, einen Schlaganfall oder eine Erkrankung der Herzkranzgefäße zu erleben, erhöht. Besonders wichtig ist es in diesem Zusammenhang, dass Sie Ihren Lebensstil an dieses Risiko anpassen, bei weiteren Schwangerschaften für eine sorgfältige Überwachung sorgen und regelmäßig Ihre Hausärztin oder Ihren Hausarzt aufsuchen. Übergewichtige Schwangere sollten darauf achten, dass Ihr Körpergewicht in der Schwangerschaft nicht zu stark zunimmt. Ideal wäre es, wenn die Gewichtszunahme unter sieben Kilo bliebe.

Das können Sie für sich tun

» Finden Sie eine körperliche Aktivität, die Ihnen Spaß macht, und suchen Sie nach einem Stressbewältigungsprogramm. Vieles geht in der Gruppe leichter. Kleine konstante Änderungen sind wichtig.

» Medikamente und ein gesunder Lebensstil sind entscheidend – nehmen Sie Ihre Medikamente regelmäßig ein. Sollten Sie diese jedoch schlecht vertragen, setzen Sie sie nicht einfach ab, sondern sprechen Sie mit Ihrer Ärztin oder Ihrem Arzt.
» Gehen Sie in der Schwangerschaft zu den geplanten Kontrollen. Achten Sie hierbei besonders auf Ihren Blutdruck.

FRAUEN UND HERZRHYTHMUSSTÖRUNGEN

Wenn das Herz unregelmäßig schlägt, bezeichnet man das als Herzrhythmusstörung. Nicht immer wird es gleich bemerkt. Manche Herzrhythmusstörungen, die man kaum bemerkt, können lebensgefährlich sein, andere, die sehr lästig sind, können harmlos sein. Wichtig ist immer eine Diagnose mit dem EKG.

Vorhofflimmern

Zu den ganz häufigen Herzrhythmusstörungen gehört das Vorhofflimmern. Das ist zwar sehr lästig, aber nur selten lebensbedrohlich. Vorhofflimmern schränkt jedoch die Leistungsfähigkeit des Herzens ein und führt zu der häufigen Komplikation Schlaganfall. Und hier spielt das Geschlecht eine Rolle: Frauen mit Vorhofflimmern erleiden häufiger Schlaganfälle als Männer, daher müssen sie ganz besonders sorgfältig mit Gerinnungshemmern behandelt werden. Früher standen nur die alten Gerinnungshemmer wie etwa *Marcumar* zur Verfügung, die allerdings regelmäßige und relativ engmaschige Kontrollen erfordern (beim Hausarzt oder durch die Patient*innen selbst). Da die Kontrollen jedoch häufig nicht richtig erfolgten, kam es oft zu Komplikationen, bei Frauen häufiger als bei Männern. Dies hat sich mit der Verfügbarkeit der sogenannten neuen Antikoagulantien (NOAC) schlagartig gebessert. Sie wirken bei Frauen und Männern gleich gut und sind gleich sicher. Durch sie können Komplikationen unter Gerinnungshemmung erheblich reduziert werden, wohl vor allem bei Frauen. Fragen Sie Ihren Arzt danach, falls Sie Vorhofflimmern haben und noch auf *Marcumar* eingestellt sind.

Andere Herzrhythmusstörungen

Andere Herzrhythmusstörungen wie Kammerflimmern können schnell lebensbedrohlich werden. An schweren Herzrhythmusstörungen beim Sport sterben vor allem Männer, Frauen scheinen über noch unbekannte Schutzmechanismen zu verfügen. Unter anderem gehen sie vielleicht vernünftiger mit Extrembelastungen um. Das sollte sich auch nicht ändern – denken Sie daran, bevor Sie sich in einen Triathlon stürzen. Frauen haben allerdings bei einigen angeborenen Formen von Herzrhythmusstörungen (Long-QT-Syndrom) ein höheres Risiko. Diese Erkrankungen sind zum Glück sehr selten.

HERZKLAPPENERKRANKUNGEN: WELCHE THERAPIE FÜR WEN?

Vier Herzklappen sitzen zwischen den Herzkammern und den Blutgefäßen und regeln den Blutfluss. Am häufigsten erkranken die Klappen auf der linken Seite des Herzens, die Mitralklappe, die zwischen linkem Vorhof und linker Hauptkammer sitzt, und die Aortenklappe zwischen linker Hauptkammer und der großen Körperschlagader (Aorta).

Mitralklappenprolaps (MKP)

Eine häufige Erkrankung bei jungen Frauen ist der Mitralklappenprolaps (MKP). Dabei handelt es sich um eine überwiegend harmlose Anomalie der Mitralklappe, die etwas zu groß ist und sich bei jedem Schlag ein klein wenig zu viel bewegt. Häufig nehmen gerade junge schlanke Frauen dies als sehr unangenehm wahr und klagen auch in Ruhe über einen heftigen, gelegentlich unregelmäßigen Herzschlag. Hier muss mit einer Ultraschalluntersuchung (Echokardiografie) sichergestellt werden, dass keine ernsthafte Herzerkrankung besteht. Häufig kann Ihre Ärztin oder Ihr Arzt anschließend Entwarnung geben. Künftig ist es lediglich notwendig, im Falle von Infektionen oder Operationen mittels Antibiotika eine Infektion zu verhüten. Betroffene bekommen dazu in der Regel ein entsprechendes Merkblatt. Nur in wenigen Fällen ist die Klappe so stark verändert, dass sie undicht wird und es weiterer Therapie und Behandlung bedarf.

Mitralstenose

Häufiger als Männer sind Frauen von Mitralstenosen betroffen, also Verengungen der Mitralklappen. Sie traten früher oft in der Folge

Künstliche Herzklappen TAVI

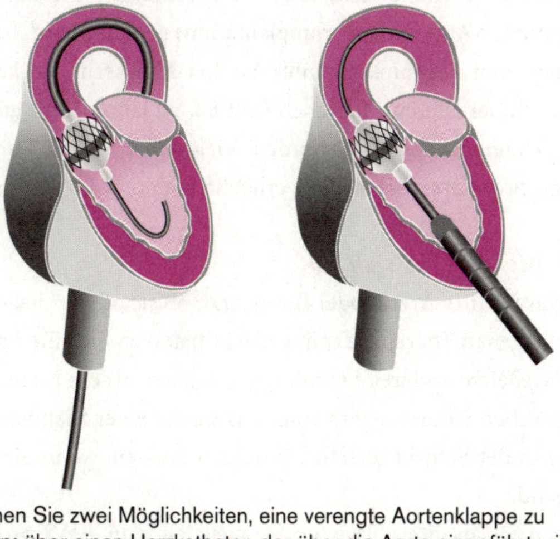

Hier sehen Sie zwei Möglichkeiten, eine verengte Aortenklappe zu erweitern: über einen Herzkatheter, der über die Aorta eingeführt wird (links), oder durch die Brustwand und die Herzspitze (rechts).

eines rheumatischen Fiebers auf, einer Erkrankung, die mittlerweile in Deutschland weit zurückgedrängt ist. Mittlerweile können diese Klappenerkrankungen bei Frauen und Männern sehr gut behandelt werden. Probleme entstehen vor allem in der Schwangerschaft.

Erkrankungen der Aortenklappe

Erkrankungen der Herzklappe, die zwischen dem Herzen und der Hauptschlagader sitzt, betreffen im Alter häufiger Frauen, in jungen Jahren häufiger Männer. Die Diagnose erfolgt bei beiden Geschlechtern überwiegend über die Beschwerden – Atemnot und Brustschmerzen bei Belastung – und mithilfe einer Ultraschalluntersuchung, wobei die Messwerte vor allem bei Frauen immer auf die Körpergröße bezogen werden sollten. In letzter Zeit gab es in der Therapie ganz erhebliche Fortschritte. Bei den meisten Patient*innen mit einer Einengung der Aortenklappe ist es möglich, die alte Herzklappe mittels Herzkatheter ohne Operation zu ersetzen. Überraschenderweise zeigte sich, dass diese Prozedur, die kurz TAVI (Transkatheter-Aortenklappenimplantation) genannt wird, bei Frauen zu besseren Ergebnissen führt als bei Männern. Sie kann bei Bedarf auch bei älteren Menschen (mit 80, 90 Jahren) mit guten Erfolgsaussichten durchgeführt werden. Viele ältere Frauen – und auch Männer – profitieren davon ganz erheblich.

Das können Sie für sich tun

» Fragen Sie Ihre Ärztin oder Ihren Arzt, ob sie oder er bei der vorgeschlagenen Therapie daran gedacht hat, dass Sie eine Frau sind und vielleicht andere Maßnahmen brauchen als ein Mann.

» Besprechen Sie als jüngere Frau, was Sie mit einer Klappenerkrankung in der Schwangerschaft beachten müssen, wenn Sie betroffen sind.

» Fragen Sie als ältere Frau, ob Sie vielleicht von TAVI profitieren könnten.

DIABETES MELLITUS UND BAUCHSPEICHELDRÜSE

Diabetes mellitus, im Folgenden kurz Diabetes genannt, ist eine moderne Volkskrankheit, die insgesamt zunimmt und auch mehr Frauen betrifft. Diabetes mellitus (honigsüßer Durchfluss) hat seinen Namen nach dem Zucker, der mit dem Urin ausgeschieden wird. Mehr als sieben Millionen Menschen in Deutschland leiden an dieser Krankheit, insgesamt etwas mehr Männer als Frauen. In den Jahren 2008 bis 2011 wussten sieben Prozent der Männer und 7,4 Prozent der Frauen in Deutschland, dass sie an Diabetes erkrankt sind. Dazu kommt eine große Zahl von Patient*innen, die noch nichts von ihrer Erkrankung weiß. Das heißt: Mehr als jede*r Zehnte ist betroffen! Ursächlich sind es meistens Schädigungen oder Überforderungen der Bauchspeicheldrüse, die zu einer Störung der Produktion des Hormons Insulin führen, das den Zuckerhaushalt regelt.

Frauen und Männer unterscheiden sich vor allem in den Risikofaktoren, die zu der Entstehung eines Diabetes führen, und in seinen Komplikationen. Dazu gehören Bluthochdruck, diabetische Netzhautschäden, Nervenschäden, Nierenschäden, Gefäßschäden, Herzinfarkt, Schlaganfall, diabetisches Fußsyndrom, Amputation und Erblindung.

Die Bauchspeicheldrüse

Die Bauchspeicheldrüse (Pankreas) des Menschen ist ein etwa 16 bis 20 Zentimeter langes, drei bis vier Zentimeter breites und ein bis zwei Zentimeter dickes keilförmiges Organ, das etwa 40 bis 120 Gramm wiegt und quer im Oberbauch hinter dem Magen liegt. Sie bildet Verdauungsenzyme, die die Nahrungsbestandteile im Darm aufspalten und für eine gesunde Verdauung dringend gebraucht werden. Gleichzeitig bildet sie das Hormon Insulin, das den Zuckerhaushalt reguliert. Ihre häufigste Erkrankung ist die Zuckerkrankheit. Daneben gibt es akute Entzündungen der Bauchspeicheldrüse, die zu heftigen

Die Bauchorgane – Magen, Bauchspeicheldrüse und Leber

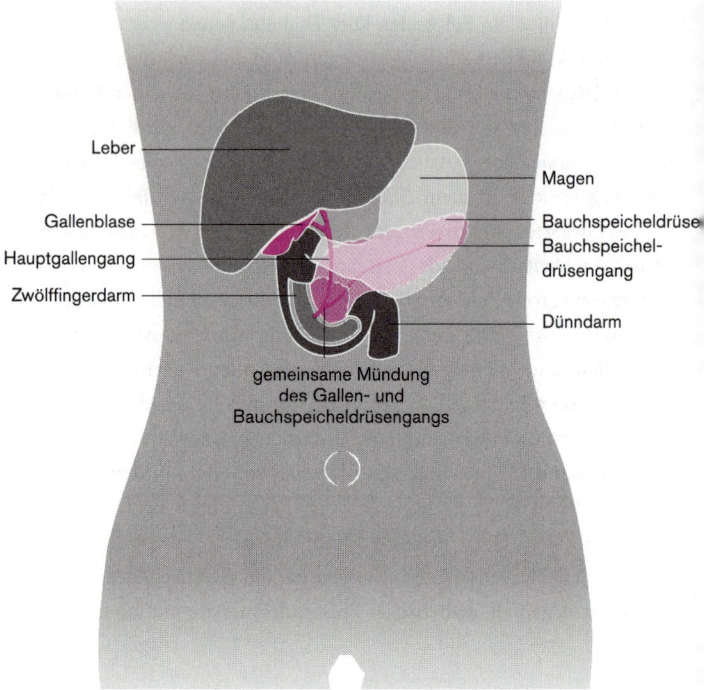

Die Organe im Oberbauch: rechts die Leber, links der Magen, hinten in der Mitte die Bauchspeicheldrüse

Schmerzen im Oberbauch, Übelkeit, Erbrechen, Verstopfung und Fieber führen. Gallensteine und Alkoholmissbrauch können solche Entzündungen hervorrufen. Pankreastumore sind überwiegend extrem bösartige Krebsformen, die meist zu spät entdeckt werden. Sie sind für Frauen und Männer sehr gefährlich, wenn sie auch unter den Männern etwas mehr Todesopfer fordern.

Das Bauchspeicheldrüsenhormon Insulin wird benötigt, damit der Körper den Zucker, der ihm mit der Nahrung zugeführt wird, in den Muskeln, der Leber und anderen Organen aufnehmen und dann verbrennen oder speichern kann. Ist zu wenig Insulin vorhanden, kann der Zucker nicht aus dem Blut in die Muskeln und die anderen Organe aufgenommen werden – der Blutzuckerspiegel steigt an, und der Zucker wird ungenutzt im Urin ausgeschieden.

Diabetes kann unterschiedliche Ursachen haben, und danach unterscheidet man seine Formen:

Typ-1-Diabetes

Wenn die Bauchspeicheldrüse einen Defekt hat und nicht genügend Insulin produziert, entsteht der Insulinmangeldiabetes oder Typ-1-Diabetes. Die Patient*innen scheiden den Zucker im Urin aus und verlieren mit dem Zucker vermehrt Flüssigkeit. Es kommt zu Gewichtsverlust, und die Betroffenen leiden unter ständigem Durstgefühl, häufigem Wasserlassen und Erbrechen. Sie sind schwach, meist mager, müde und kraftlos, außerdem treten Seh- und Konzentrationsstörungen auf. Es handelt sich um die häufigste Form des Diabetes mellitus bei Kindern oder jungen Erwachsenen. Die Defekte können angeboren sein, aber auch im jungen Erwachsenenalter aufgrund einer Autoimmunerkrankung entstehen. Dabei greift der eigene Körper Gewebe der Bauchspeicheldrüse an. Ähnliches kann auch die Schilddrüse, die Leber und die Gelenke betreffen. Frauen bekommen häufiger Autoimmunerkrankungen als Männer, mit einer Ausnahme: Der Typ-1-Diabetes betrifft mehr Männer als Frauen. Er verursacht aber insgesamt nur etwa fünf bis zehn Prozent der Diabeteserkrankungen.

Schwangerschaftsdiabetes

Unter Schwangerschaftsdiabetes versteht man eine Form der Blutzuckererkrankung, die zum ersten Mal in der Schwangerschaft auftritt. Auslöser sind wahrscheinlich Schwangerschaftshormone wie

Cortisol, aber auch Östrogen oder Progesteron, die die Wirkung von Insulin in der Schwangerschaft bremsen. Wenn die Bauchspeicheldrüse bei Patientinnen in der Schwangerschaft nicht vermehrt Insulin bilden kann, kommt es zum Schwangerschaftsdiabetes, der sich in den meisten Fällen am Ende der Schwangerschaft jedoch wieder zurückbildet. Allerdings ist er auch ein Risikofaktor und ein wichtiger Hinweis darauf, dass die betroffenen Frauen in späteren Jahren, zum Beispiel nach der Menopause, einen Typ-2-Diabetes *(siehe Seite 225)* oder eine Arteriosklerose *(siehe Seite 205)* entwickeln können.

Die Häufigkeit ist in den letzten zehn Jahren in Deutschland stark gestiegen. Man schätzt, dass etwa 13 Prozent aller Schwangeren betroffen sind. Das höchste Risiko haben ältere Schwangere über 45 Jahre – in dieser Gruppe ist jede vierte Frau betroffen. Wichtige Risikofaktoren sind Übergewicht vor der Schwangerschaft, Typ-2-Diabetes in der Familie, ein Alter von über 30 Jahren bei Beginn der Schwangerschaft oder eine extreme Gewichtszunahme während der Schwangerschaft. Um einen Schwangerschaftsdiabetes auszuschließen, wird heutzutage bei allen schwangeren Frauen ein Zuckerbelastungstest zwischen der 24. und der 28. Schwangerschaftswoche empfohlen. Für den Nachweis eines Schwangerschaftsdiabetes ist ein oraler Glukosetoleranztest *(siehe Seite 226, Diagnostik)* von entscheidender Bedeutung.

Der Schwangerschaftsdiabetes führt bei der Mutter und beim Kind zu Komplikationen. Die Mutter hat ein erhöhtes Risiko für Bluthochdruck oder Präeklampsie sowie für Harnwegsinfektionen. Häufig muss aufgrund der Größe des Kindes ein Kaiserschnitt durchgeführt werden. Auch ist das Risiko erhöht, bei einer erneuten Schwangerschaft wieder einen Schwangerschaftsdiabetes zu entwickeln und in den nächsten zehn Jahren an einem Typ-2-Diabetes zu erkranken. Wichtig ist daher nach der Geburt die Durchführung eines oralen Glukosetoleranztests, eine sorgfältige Blutzuckerkontrolle in einer nächsten Schwangerschaft und auch nach etwa zehn Jahren eine Vorsorgeuntersuchung für Diabetes. Diese ist allerdings noch nicht in den Regel-Untersuchungsprogrammen enthalten.

Auch das Kind ist durch den Schwangerschaftsdiabetes gefährdet. Zum einen ist die Entwicklung der Plazenta gestört und damit die Versorgung des Neugeborenen. Zum anderen wird die kindliche Bauchspeicheldrüse stimuliert, was nach der Geburt zu einer Unterzuckerung führen kann. Aufgrund dieser Belastung der kindlichen Bauchspeicheldrüse können sich schon im Schulalter erste Schädigungen des Organs manifestieren. Die Kinder beginnen dann Vorstufen eines Diabetes und Übergewicht zu entwickeln.

Typ-2-Diabetes

Am häufigsten ist der Typ-2- oder Erwachsenen-Diabetes. Er macht etwa 90 Prozent der Diabetes-Erkrankungen aus. Ursache ist nicht die Störung in der Insulinproduktion, sondern dass über lange Jahre zu viel Zucker mit der Nahrung aufgenommen worden ist, was zu einer Überproduktion von Insulin durch die Bauchspeicheldrüse führt. Die Folge: Muskeln und die Leber sprechen auf das Insulin immer schlechter an, es muss immer mehr Insulin produziert werden, sodass die Bauchspeicheldrüse allmählich ermüdet und in ihrer Produktion nachlässt. Diese Patient*innen sind aufgrund ihres hohen Zuckerkonsums meistens stark übergewichtig. Überernährung ist daher ein wichtiger Risikofaktor für diese Form des Diabetes.

Durch ihre Hormone haben Frauen einen relativen Schutz vor Diabetes. Östrogen wirkt zum einen günstig auf die Zellen der Bauchspeicheldrüse – es scheint sie zu schützen. Zum anderen verbessert Östrogen auch die Glukoseaufnahme in der Leber. Leider können diese positiven Östrogeneffekte wegen ihrer Nebenwirkungen nicht therapeutisch genutzt werden. Aber sie erklären einen Teil der Unterschiede zwischen Frauen und Männern mit Diabetes.

Symptome, Frühformen und Diagnose

Diabetes tut nicht weh. Hauptsymptome sind die Ausscheidung von Zucker mit dem Urin, der resultierende Durst und der ständige Harndrang. Bereits in der Antike diagnostizierten Ärzte Diabetes mellitus anhand einer Geschmacksprobe des Urins: Der Harn von Menschen mit Diabetes schmeckt süßlich. Um den Zucker auszuscheiden, muss auch mehr Wasser ausgeschieden werden. So entstehen der erhöhte Harndrang und der Durst.

Für die Diagnose eines Diabetes werden mehrere Laborwerte herangezogen. Dazu gehören der Nüchtern-Blutzucker sowie der orale Glukosetoleranztest (Blutzucker nach Belastung mit einer Zuckerprobe von 75 Gramm), der sogenannte HbA1c-Wert, der langfristige Veränderungen des Blutzuckers erfasst, oder der Harnzucker, der aber als recht unzuverlässig gilt. Für die Normalwerte gibt es keine geschlechtsspezifischen Grenzwerte, obwohl diese zum Beispiel bei dem oralen Glukosetoleranztest durchaus angebracht wären. Dabei werden 75 Gramm Zucker verabreicht, um zwei Stunden später den Anstieg des Blutzuckers zu messen, egal, ob es sich um eine Frau handelt, die 50 Jahre ist oder um einen Mann, der 80 Kilogramm wiegt. Natürlich gibt es noch mehr und kompliziertere Untersuchungen, über die im Einzelfall die Hausärztin beziehungsweise der Hausarzt sehr gut Bescheid weiß.

Mit diesen Messungen unterscheidet man Gesunde von Patient*innen mit Vorstufen von Diabetes mellitus oder auch mit manifestem, also voll ausgeprägtem Diabetes mellitus. Vorstufen des Diabetes zeigen Patient*innen, bei denen der Nüchtern-Blutzucker lediglich mäßig erhöht ist, sowie jene, bei denen lediglich der Blutzucker nach Glukosebelastung erhöht ist, also Patient*innen mit gestörter Glukosetoleranz. Beide Gruppen haben ein besonders hohes Risiko, im weiteren Verlauf einen manifesten Diabetes zu entwickeln. Bei ihnen sind Vorsorgemaßnahmen also besonders wichtig. Interessanterweise haben Frauen häufiger eine gestörte Glukosetoleranz, während Männer öfter die erlaubten Werte des Nüchternblutzuckers überschreiten. Die Gründe dafür sind noch unklar, doch die meisten Experten nehmen an, dass nicht nur das Körpergewicht, sondern auch Unterschiede in Krankheitsmechanismen eine Rolle spielen. Der orale Glukosetoleranztest zur Identifikation von Vorstufen des Diabetes mellitus spielt also bei Frauen eine besondere Rolle.

Risikofaktoren für Diabetes

Für Diabetes gibt es eine Reihe von Risikofaktoren, also Faktoren, die seine Entstehung fördern und die zum Teil bei Frauen und Männern von unterschiedlicher Bedeutung sind.

Übergewicht, Fettleibigkeit (Adipositas) und Taillenumfang

In Europa haben zwischen 31 und 72 Prozent der Bevölkerung Übergewicht oder leiden unter extremer Fettleibigkeit. Ausgeprägte Fettleibigkeit betrifft Frauen häufiger als Männer. Der Zusammenhang zwischen Gewichtszunahme, also Übergewicht und Fettleibigkeit, und steigendem Risiko, einen Typ-2-Diabetes zu entwickeln, ist bekannt und gilt für beide Geschlechter gleichermaßen.

Tatsächlich ist ein hohes Körpergewicht (genauer: eine erhöhte Körpermasse, BMI) für Männer ein stärkerer Risikofaktor, obwohl das Gewicht natürlich auch bei Frauen eine Rolle spielt. Bei Frauen ist das Fett jedoch meist günstiger verteilt als bei Männern: Sie lagern Fett an den Hüften und Oberschenkeln an (Birnentyp), Männer stärker im Bauchraum selbst (Apfeltyp).

Das Bauchfett ist besonders ungünstig, da die von ihm gebildeten Stoffwechselprodukte direkt in die Leber fließen und dort Schaden anrichten. Ein erhöhter Taillenumfang weist unabhängig vom Übergewicht auf einen höheren Anteil an Bauchfett hin. Ein Taillenumfang von über 88 Zentimetern bei Frauen (über 102 Zentimetern bei Männern) geht mit einer Zunahme der Sterblichkeit von ungefähr 30 Prozent einher.

Körperliche Inaktivität

Besonders für Frauen ist körperliche Inaktivität mit einem sehr hohen Gesundheitsrisiko verbunden *(siehe Seite 141-148)*. Leider treiben Frauen weniger Sport als Männer, sind seltener in Sportvereinen und gehen seltener wandern oder Rad fahren. Machen Sie eine Ausnahme!

Sexualhormone

Störungen der Eierstockfunktion, niedrige Östrogenspiegel und hohe Testosteronspiegel sind bei Frauen ein massiver Risikofaktor, und ihr Risiko, einen Typ-2-Diabetes zu entwickeln, ist vierfach erhöht. Diese Kombination findet sich häufig bei Mädchen und Frauen mit einem polyzystischen Ovarialsyndrom (kurz PCO-Syndrom). Ungefähr zehn Prozent aller Frauen sind davon betroffen. Symptome sind Zyklusunregelmäßigkeiten, oftmals Übergewicht, »Vermännlichung« (Bartwuchs und Ähnliches) und Eierstockzysten. Bei den Betroffenen sollte unbedingt der Zuckerstoffwechsel untersucht werden. Bei Männern sind hohe Testosteronspiegel günstig und niedrige ungünstig. Nehmen Sie häufige Zyklusstörungen bei sich selbst und bei Ihren Töchtern ernst! Gehen Sie mit diesen Symptomen zum Arzt.

Metabolisches Syndrom

Das sogenannte metabolische Syndrom nimmt in beunruhigendem Ausmaß in Deutschland und Europa zu. Es umfasst im Wesentlichen vier Merkmale: abdominelle Fettleibigkeit (erhöhter Taillenumfang), erhöhter Blutdruck, eine Fettstoffwechselstörung mit unterschiedlichen Komponenten und eine Störung des Zuckerstoffwechsels.

Das metabolische Syndrom ist ein Risikofaktor ersten Ranges für die Entwicklung eines Diabetes mellitus und später auch einer koronaren Herzerkrankung. Die Risikofaktoren kombinieren sich bei Frauen und Männern in unterschiedlicher Weise und haben auch ein unterschiedliches Gewicht. Vor allem bei Frauen sagen ein erhöhter Blutdruck, erhöhte Blutfettwerte und eine Familiengeschichte für

Diabetes das Entstehen eines Diabetes oder einer koronaren Herzerkrankung voraus.

Ganz vorne in der Therapie des metabolischen Syndroms und damit in der Prävention seiner Folgeerkrankungen stehen regelmäßige körperliche Aktivitäten sowie die Normalisierung des Körpergewichts und des Fettstoffwechsels.

Andere Stoffwechselstörungen

Aus noch unbekannten Gründen sind **niedrige Vitamin-D-Spiegel** und **hohe Harnsäurespiegel** bei Frauen Veränderungen, die das Auftreten eines Diabetes mellitus wahrscheinlicher machen. **Hohe Blutfette** (Serum-Triglyzeride) und **niedrige HDL-Cholesterinwerte** führen bei Frauen und insbesondere bei Diabetikerinnen zu einem besonders hohen Anstieg im kardiovaskulären Risiko.

Lebensumstände

Diabetes hängt tatsächlich auch wesentlich von den äußeren Lebensumständen ab. Gerade Patientinnen mit schlechter Ausbildung, niedrigem Einkommen und wenig Wissen um ihre Gesundheit entwickeln relativ häufig einen Diabetes. Der Zusammenhang zwischen den sozioökonomischen Faktoren und dem Auftreten der Erkrankung ist bei Frauen stärker als bei Männern.

Prävention und Versorgung bei Diabetes

Sowohl die Vorbeugung als auch die Behandlung spielen eine Rolle, wenn es gilt, den Verlauf eines Diabetes zu verbessern. Änderungen des Lebensstils wirken bei beiden Geschlechtern gleich gut und können zu einer Reduktion des Risikos um bis zu einem Drittel führen. Dazu gehören: gesunde Ernährung mit weniger Kalorien, Fett und Zucker, eine Gewichtsreduktion, möglichst bis zum Normalgewicht, regelmäßige Bewegung im Alltag und nicht rauchen *(siehe Seite 101-148)*. Sowohl der Blutzucker als auch die vorzeitige Sterblichkeit können gesenkt werden, und zwar fast um die Hälfte! Solche Effekte sind auch noch nach Jahren und Jahrzehnten zu beobachten, nicht nur bei Europäerinnen, sondern auch in Amerika und Asien, denn es handelt sich hierbei um grundlegende Mechanismen.

Medikamente

In der medikamentösen Therapie sind wenige Unterschiede zwischen Männern und Frauen bekannt. Obwohl in vielen Studien Männer und Frauen eingeschlossen wurden, wurden die Unterschiede nur selten analysiert *(siehe auch Medikamente auf den Seiten 154-160).* *Acarbose,* ein Medikament, das die Zuckeraufnahme im Darm hemmt, soll bei Frauen besser wirken, während *Metformin,* ein anderes häufig eingesetztes Diabetes-Medikament, seine günstigen Wirkungen am besten bei jungen Männern entfalten soll.

Vor einigen Jahren wurde versucht, eine neue Medikamentengruppe, die sogenannten *Glitazone,* in die Therapie einzuführen. Vor allem postmenopausale Frauen, die diese Medikamente bekamen, erlitten vermehrt Knochenbrüche. Andere Medikamentengruppen führen bei Frauen zu häufigeren Harnwegsinfekten. Unter einigen Insulinen wurde besonders bei normalgewichtigen Frauen ein stärkerer Blutzuckerabfall gefunden. Insgesamt sind die Geschlechterunterschiede jedoch nur unzureichend untersucht.

Fragen Sie Ihre Ärztin oder Ihren Arzt, inwieweit das Medikament, das Ihnen gegen Diabetes verschrieben wurde, auch an Frauen getestet worden ist und worauf Sie besonders achten müssen. Ganz wichtig ist: Sie brauchen die Medikamente – der Diabetes muss effektiv behandelt werden. Es geht darum, ganz individuell für Sie die beste Substanz und die beste Dosis herauszufinden.

Erreichen der Therapieziele

Erstaunlicherweise werden auch hierzulande Patientinnen mit Diabetes gelegentlich schlechter behandelt als Männer. Es hat sich gezeigt, dass Frauen die Behandlungsziele, wie Senken des Blutzuckers, des Blutdrucks und der Blutfette, weniger häufig erreichen als Männer. Dies könnte einmal damit zu tun haben, dass sie Begleiterkrankungen haben und dadurch die Behandlung komplizierter wird. Möglicherweise werden insbesondere Störungen im Fettstoffwechsel bei Frauen weniger ernst genommen als bei Männern und weniger Medikamente verschrieben. Das wiederum könnte damit zusammenhängen, dass die Patientinnen selbst und die Hausärztinnen oder Hausärzte die Gefährdung unterschätzen. Es könnte auch darauf zurückzuführen sein, dass die Ärztinnen oder Ärzte nicht genügend mit ihren Patient*innen sprechen. Es hat sich gezeigt, dass dies für Frauen noch wichtiger ist als für Männer.

Bessere Behandlung durch Ärztinnen?

In einer Studie, die vor einigen Jahren in Deutschland durchgeführt wurde, zeigte sich, dass Ärztinnen männliche und weibliche Patienten mit Diabetes gleich gut behandelten, während die Patientinnen, die bei Männern in Behandlung waren, weniger profitiert haben. Es ist zu hoffen, dass sich die Situation mittlerweile gebessert hat. Dennoch, die Beziehung zur Ärztin oder zum Arzt spielt für Frauen in der Regel eine größere Rolle als für Männer. Frauen leiden stärker unter der Einschränkung ihrer Lebensqualität durch Diabetes als Männer. Männer schätzen invasive Untersuchungen oder strikte Management-Programme eher.

Verlauf und Komplikationen

Ob es eine Frau ist, die an Diabetes mellitus erkrankt ist, oder ein Mann, spielt eine größere Rolle als bisher angenommen wurde. Vor allem die Begleiterkrankungen und Komplikationen unterscheiden sich bei den Geschlechtern.

Herz- und Gefäßerkrankungen, Blutdruck

Diabetes ruiniert das Gefäßsystem der Frauen. Das klingt hart, aber so muss man die vielen Befunde zu diesem Thema zusammenfassen. So werden die kleinen Blutgefäße, die eine große Rolle bei Nierenerkrankungen, Augenerkrankungen und Nervenschädigungen spielen, durch den Diabetes bei Frauen wie Männern extrem geschädigt. Die großen Blutgefäße dagegen werden bei Frauen noch stärker geschädigt als bei Männern. Die Innenauskleidung der Gefäße, die Endothelzellen, die auch wichtige Regulatoren für die Durchblutung sind, leiden unter dem hohen Blutzucker besonders, auch dies ist bei Frauen stärker ausgeprägt als bei Männern.

Ein Diabetes erhöht das relative Risiko von Frauen, eine Erkrankung der Herzkranzgefäße zu entwickeln, auf das Fünf- bis Siebenfache. Bei Männern kommt es »nur« zu einer Risikosteigerung auf das Drei- bis Vierfache. Im Ergebnis haben dann beide Geschlechter, Diabetikerinnen und Diabetiker, ein stark erhöhtes Risiko, einen Herzinfarkt und Schlaganfall zu erleiden – in deren Folge sie auch häufiger sterben. Vor allem bei den jüngeren Frauen (65 bis 69 Jahre) ist das Sterblichkeitsrisiko durch einen Diabetes extrem erhöht.

Was können Sie als Frau tun? Wichtig ist es, die Risikofaktoren zu behandeln. Hier spielt der Bluthochdruck eine zentrale Rolle. Frauen mit Diabetes haben häufiger Bluthochdruck als Nicht-Diabetikerinnen, und der Hochdruck führt bei ihnen leichter zu einem Schlaganfall oder zu Herzschwäche. Auch das Rauchen ist ein Risikofaktor, der bei Diabetikerinnen extrem hart zuschlägt. Rauchen ist bei ihnen mit einem 25 Prozent höheren Risiko für Herzinfarkte verbunden als bei Männern. Und schließlich ist auch der Fettstoffwechsel bei Diabetikerinnen noch stärker gestört als bei diabetischen Männern. Extrem wichtig zur Vermeidung dieser Komplikationen sind körperliche Bewegung, gesunde Ernährung und die Reduktion von Übergewicht. Eine wirksame Änderung des Lebensstils führt auch hier zu einer effektiven Verringerung des Risikos.

Nierenfunktionsstörungen und Harnwegsinfekte

Frauen mit Diabetes haben ein relativ hohes Risiko, eine Nierenerkrankung zu entwickeln oder dass sich eine bereits vorliegende Nierenerkrankung verschlechtert. Übergewichtige ältere Frauen, Frauen mit hohen Blutdruckwerten oder einer bereits fortgeschrittenen Nierenerkrankung sind besonders gefährdet. Und schließlich haben Frauen mit Diabetes ein besonders hohes Risiko für Harnwegsinfekte. Diese Komplikationen müssen sorgfältig behandelt werden.

Sexualfunktionsstörungen

Störungen bei der Sexualfunktion spielen wahrscheinlich bei Frauen und Männern mit Diabetes eine große und erheblich unterschätzte Rolle. Insbesondere bei Frauen wurde das Thema bisher völlig vernachlässigt – auch gibt es kaum Studien dazu. Eine zentrale Rolle spielt bei Diabetikerinnen eine gestörte Funktion der Klitoris, aufgrund von Gefäßstörungen und Störungen in der Nervenversorgung, die zu vermindertem Lustempfinden und mangelnder Erregbarkeit führt. Darüber hinaus leiden diese Patientinnen aufgrund des hohen Blutzuckers auch häufig an Irritationen und Trockenheit der Schleimhäute. Etwas besser bekannt sind die Sexualfunktionsstörungen der Männer, wobei der Testosteronmangel mit seinen Auswirkungen auf die Lust und die Erregungsfähigkeit an erster Stelle steht. Dass die Ansammlung von Fettgewebe im Bauchraum bei älteren Männern häufig zu einem Testosteronmangel führt, ist relativ gut bekannt.

Eine Reihe von Medikamenten haben Nebenwirkungen, die die Sexualfunktion beeinträchtigen. Dazu gehören Substanzen, die zur Behandlung des Bluthochdrucks (Betablocker) und zur Behandlung von Depressionen eingesetzt werden. Selten sprechen die behandelnden Ärzt*innen mit männlichen Diabetikern über die Störungen ihrer Sexualfunktion und noch seltener mit Frauen. Möglicherweise müssen Sie als Patient*in das Gespräch selbst darauf bringen. Scheuen Sie sich nicht, dies zu tun.

Krebsrisiko

Diabetiker*innen haben ein erhöhtes Krebsrisiko – insbesondere für Brustkrebs und einige Formen von Gebärmutterkrebs (Endometriumkarzinome) –, wie Studien an über 19 Millionen Teilnehmer*innen gezeigt haben. Bei Frauen und Männern ist das Risiko für Pankreaskarzinome, Darmkrebs und Leberkrebs deutlich erhöht. Leider beteiligen sich Diabetikerinnen seltener als andere Frauen an Vorsorgeuntersuchungen (Mammografie-Screening). Bitte gehen Sie daher unbedingt zu den angebotenen Vorsorgeterminen, wenn Sie Diabetikerin sind.

Osteoporose

Diabetes mellitus stört den Knochenstoffwechsel – bei Frauen und bei Männern. Diabetes führt daher bei beiden Geschlechtern zu einem höheren Risiko für Knochenbrüche, aber auch für Knochenschwund beziehungsweise Osteoporose. Bei besonders gefährdeten Personen kann eine Knochendichtemessung verordnet werden.

Depressionen

Diabetes geht häufig mit Depressionen oder depressiven Verstimmungen einher. Diese betreffen in der Regel Frauen doppelt so oft wie Männer. Aber auch bei Männern sind sie häufiger als erwartet. Man sollte sie also mit ins Kalkül ziehen. Das Vorliegen einer Depression kann leicht mittels Fragebogen abgeklärt werden. Scheuen Sie sich nicht, Ihre Ärztin oder Ihren Arzt anzusprechen, wenn Sie grundlos traurig, verstimmt, lustlos oder müde sind.

Schilddrüsenerkrankungen

Vor allem ältere Frauen und Frauen mit Typ-1-Diabetes leiden sehr oft zusätzlich unter einer Schilddrüsenerkrankung. Besonders gefährlich kann diese Kombination in der Schwangerschaft werden.

Das können Sie für sich tun

» Senken Sie Ihr Risiko für Diabetes durch gesunde Ernährung, durch Gewichtsreduktion, regelmäßige Bewegung im Alltag und rauchen Sie nicht.

» Kennen Sie Ihre Normwerte für Gewicht, Blutdruck und Blutfette? Schauen Sie auf Seite 193 f. nach. Diese Werte sind für Sie als Diabetikerin besonders wichtig. Machen Sie sich einen Plan, durch welche Maßnahmen Sie die Normwerte erreichen können.

» Nehmen Sie häufige Zyklusstörungen bei sich selbst, bei Ihren Töchtern und anderen Frauen in Ihrem Umfeld ernst. Suchen Sie ärztlichen Rat, wenn Sie Zyklusstörungen feststellen.

» Nehmen Sie den Diabetes und das damit verbundene Risiko für Komplikationen ernst und befolgen Sie die Empfehlungen Ihrer Ärztin oder Ihres Arztes.

» Bei Schwangerschaftsdiabetes ist einige Wochen nach der Geburt die Durchführung eines oralen Glukosetoleranztests und nach etwa zehn Jahren eine Vorsorgeuntersuchung für Diabetes wichtig.

» Fragen Sie, ob und in welchem Umfang das Medikament, das Ihnen gegen Diabetes verschrieben worden ist, auch an Frauen getestet wurde und worauf Sie besonders achten müssen.

» Gehen Sie zu den angebotenen Vorsorge- beziehungsweise Frühdiagnoseterminen für Krebs.

DIE WEIBLICHE LEBER – STOFFWECHSELZENTRALE UND ENTGIFTUNGSSTATION

Die Leber wiegt etwa ein bis 1,5 Kilogramm, liegt unter dem rechten Zwerchfell und über der Gallenblase. Sie ist die Stoffwechselzentrale und das Entgiftungsorgan im menschlichen Organismus – Zucker und Fette werden hier abgebaut und gespeichert, Arzneimittel abgebaut, aber auch aktiviert. Zunächst fließt das nährstoffreiche Blut aus dem Darm über die Pfortader in die Leber. Nährstoffe und Medikamente werden hier entzogen und weiterverarbeitet. Diese Arbeit machen die Leberzellen. Sie sind in ein feines bindegewebsartiges Gerüst eingebettet – wird es gereizt, kann es unkontrolliert wachsen, und es kommt zur Leberzirrhose. Die Gallenblase gibt auf Kommando ihren verdauungsfördernden Inhalt an den Darm ab. Wenn die Zusammensetzung der Gallenflüssigkeit nicht ganz stimmt, bilden sich Gallensteine, was zu schmerzhaften Verkrampfungen (Koliken) führen kann.

Alkohol und sehr fettreiche Nahrung schädigen die Leber, die Zellen verfetten, es kann zur Fettleber kommen und anschließend zur Zirrhose. Auch Virusinfektionen schädigen das empfindliche Organ. Die Leber regeneriert kaum – wenn sie zerstört ist, hilft nur eine Lebertransplantation.

Alkoholbedingte Lebererkrankungen

Alkohol schädigt die Leber, bei Frauen sehr viel leichter als bei Männern. Welche Mengen unschädlich sind, lässt sich sehr schwer sagen. In der Regel geht man davon aus, dass 12 g Alkohol am Tag bei Frauen – das sind etwa ein kleines Glas Wein oder 1/4 l Bier – mit relativ wenigen Risiken einhergehen. Sicher ist man da aber nicht. Männer vertragen in der Regel doppelt so viel *(siehe Seite 110-112)*.

Alkoholbedingte Leberschädigungen reichen von einer Fettleber über die alkoholbedingte Leberentzündung bis zur alkoholbedingten Leberzirrhose. Zuerst vergrößert sich die Leber und wird druckschmerzhaft. Dann treten starke Müdigkeit, Übelkeit und Schmerzen im rechten Oberbauch auf. Später können bei einer alkoholbedingten Leberentzündung auch Gelbsucht und Fieber hinzukommen, weiter Gewichtsverlust, Ansammlung von Wasser im Bauchraum, Störung des Zucker- und Elektrolythaushalts, der Blutgerinnung und der Hirnfunktionen. Bei der Leberzirrhose kommt es im späten Stadium zu einem bindegewebigen Umbau der Leber. Dann kann die Leber nicht mehr richtig durchblutet werden, es bilden sich Umgehungskreisläufe in der Speiseröhre (Ösophagusvarizen) und in der Bauchdecke. Erstere können zu lebensgefährlichen Blutungen führen. Die Diagnose wird aus der Vorgeschichte, aus den Symptomen, aus den Veränderungen der Blutwerte, mithilfe eines Ultraschalls, einer Computertomografie oder der Magnetresonanztomografie gestellt.

Entscheidend für eine erfolgreiche Behandlung ist der Verzicht auf Alkohol. Gesundheitsfördernde Ernährung und medikamentöse Behandlung können unterstützen. Bei einer fortgeschrittenen Leberzirrhose hilft manchmal nur eine Lebertransplantation, eine extrem aufwendige und einschneidende Maßnahme, die an den meisten Zentren nur durchgeführt wird, wenn die Aussichten auf eine spätere komplette Alkoholabstinenz hoch sind. Besser ist es, alles daranzusetzen, damit es nicht so weit kommt. Selbsthilfegruppen, wie die *Anonymen Alkoholiker,* können hier sehr wertvoll sein.

Leberentzündungen

Die Leberentzündungen Hepatitis A, B und C entstehen als Folge einer Infektion mit Viren. **Hepatitis A** holt man sich über verunreinigte Speisen. Diese Erkrankung verläuft häufig gutartig, Symptome sind die sogenannte Gelbsucht mit Fieber für wenige Tage oder Wochen. Die Hepatitis A heilt meist ohne Komplikationen spontan aus. Eine Impfung bietet einen sicheren Schutz.

Die Infektion mit **Hepatitis B** und **Hepatitis C** erfolgt über Blutkontakte – und auch bei »hartem« Sex. Beide Erkrankungen sind gefährlich und können die Leber unwiederbringlich schädigen. Leberentzündungen gehören zu den häufigsten Infektionskrankheiten. Weltweit tragen mehr als 400 Millionen Menschen das Hepatitis-B-Virus in sich. Die Impfung gegen Hepatitis B kann eine Infektion und einen schweren Verlauf verhindern. Wenn Sie sich in Gefahr begeben – möglicher Blut- oder Spermakontakt –, sollten Sie sich unbedingt impfen lassen. Gegen Hepatitis C gibt es keine Impfung.

Drogensucht und die damit verbundene Nutzung von Injektionsnadeln, die häufig geteilt werden, ist ein weiteres Risiko für eine Hepatitis-C- und Hepatitis-B-Infektion – besonders für Frauen. Sie benutzen häufiger eine Injektionsnadel gemeinsam mit anderen. Tabak- und Alkoholmissbrauch beschleunigen den Krankheitsfortschritt ebenfalls – bei Frauen und Männern gleichermaßen. Nicht immer haben wir es in der Hand, unseren Lebensstil zu ändern. Aber mit dem Wissen über die Risiken kann man sich selbst und anderen doch manchmal einen guten Rat geben.

Nach einer Infektion muss mit Substanzen behandelt werden, die die Virusvermehrung verhindern sollen. Diese haben zum Teil starke Nebenwirkungen, die bei Frauen häufiger auftreten als bei Männern. Sie bieten aber die Chance, den Übergang in eine Leberzirrhose oder einen Leberkrebs zu verhindern.

Autoimmunerkrankungen der Leber

Wie fast alle Autoimmunerkrankungen sind auch die Erkrankung der Leber und der Gallengänge überwiegend Frauensache. Die stärkere Aktivierung des Immunsystems spielt hier wahrscheinlich eine Rolle. Genau erforscht sind die Mechanismen leider nicht. Zu den häufigsten Symptomen gehören starke Müdigkeit und heftiger Juckreiz, der etwa bei der Hälfte der Patienten auftritt sowie Veränderungen der Hautfärbung und Veränderungen der Schilddrüsenfunktion. Die Aktivität der Erkrankung nimmt in der Regel während einer Schwangerschaft ab, nach der Geburt kann sie wieder aufflackern – dann meist umso heftiger. Die Therapie erfolgt in der Regel mittels Immunsuppression. Bei den schwersten Verläufen muss möglicherweise an eine Lebertransplantation gedacht werden. Achtung: Aus sehr unterschiedlichen Gründen wurden in den vergangenen Jahren Frauen seltener als Organempfängerinnen ausgewählt als Männer. Sie müssen daher im Ernstfall diese Option mit Ihrem Arzt aktiv ansprechen.

GALLENERKRANKUNGEN

Gallensteine sind häufig. Sie kommen bei zehn bis 15 Prozent aller Menschen vor, bei Frauen doppelt so häufig wie bei Männern. Die Steine verursachen oft keine Beschwerden und müssen dann auch nicht behandelt werden. Sie können aber auch, wenn sie sich einklemmen und den Abfluss der Galle behindern, heftige Schmerzanfälle (Koliken) und Entzündungen auslösen. Gallensteine entstehen durch zu viele schwer lösliche Stoffe in der Galle, entweder in der Gallenblase oder im Gallengang. Ihre Vorstufe ist der Gallengrieß oder Gallenschlamm. Gefördert wird die Entstehung durch verschiedene Faktoren: Schwangerschaft, familiäre Veranlagung, Zuckerkrankheit, überhöhter Cholesterinspiegel, Übergewicht, fettreiche Ernährung, hoher Konsum von rotem Fleisch, chronische Verstopfungen, Bewegungsmangel, Einnahme bestimmter Medikamente (wie der Pille) und Rauchen. Die typischen Symptome sind ein sich anfallsartig steigernder Schmerz im (rechten) Oberbauch, der auch in den Rücken oder die rechte Schulter ausstrahlen kann, starke Übelkeit, Erbrechen und Schwäche. Bei diesen Beschwerden müssen Sie als Frau aber immer auch an die Möglichkeit eines Herzinfarkts denken. Achtung: Ein erhöhtes Risiko für Herzinfarkt besteht bei den Gallensteinpatient*innen lebenslang.[38]

Das können Sie für sich tun

» Meiden Sie Alkohol, denn Frauen vertragen weniger Alkohol als Männer und beide manchmal weniger, als sie sich wünschen.
» Um eine Infektion mit Hepatitisviren zu vermeiden, sollten Sie Obst und Gemüse generell vor dem Verzehr waschen, Früchte aus oder in Risikogebieten schälen oder kochen.
» Vorsicht beim Sex und bei möglichen Blutkontakten mit Angehörigen von Risikogruppen.
» Wenn Sie einem erhöhten Ansteckungsrisiko ausgesetzt sind, sollten Sie sich impfen lassen.
» Reduzieren Sie das Risiko für Gallenblasenerkrankungen durch gesunde Ernährung und einen gesunden Lebensstil – viel Gemüse und Obst, nicht rauchen und regelmäßige Bewegung.

DAS WEIBLICHE IMMUNSYSTEM

Unser Immunsystem ist ein biologisches Abwehrsystem, das Krankheitserreger von außen abwehrt und bedrohliche Veränderungen im Körperinneren wie etwa Krebs aufhält. Zum Immunsystem gehören spezialisierte weiße Blutzellen und bestimmte Eiweißstoffe (Antikörper), die im Blut zirkulieren und Krankheitserreger oder fremde Substanzen erkennen und vernichten. Sie haben ihre Heimat in der Milz, im Thymus, in bestimmten Darmbereichen wie dem Blinddarm und in den Lymphknoten. Der weibliche Organismus ist abwehrstark, aber das hat nicht nur Vorteile. Und Frauen stecken sich zwar seltener an, entwickeln aber häufiger Erkrankungen des Immunsystems.

Man unterscheidet eine **angeborene Immunabwehr,** die sich gegen alles Fremde richtet und unspezifisch ist, aber innerhalb sehr kurzer Zeit aktiviert werden kann, und eine **spezifische Immunabwehr,** die im Lauf des Lebens erworben wird und entsteht, wenn sich

Zellen und ihre Aufgaben im Immunsystem

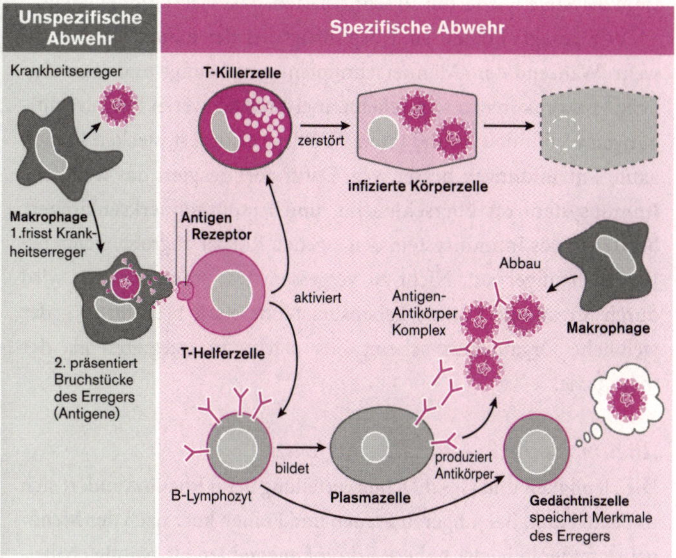

der Körper mit Fremdstoffen auseinandersetzt. Impfungen aktivieren dieses spezifische Immunsystem (siehe Seite 255). Ein erster Schutz wird mit der Muttermilch vermittelt.

Auch psychische Faktoren wirken auf das Immunsystem. Die Verbindung zwischen Psyche und Immunsystem ist unstrittig, aber schwer therapeutisch zu nutzen. Sportliches Ausdauertraining oder Verfahren zur Stressbewältigung können das Immunsystem stärken. Nikotin und Alkohol, Mangelernährung und ungesunde oder einseitige Ernährung schädigen das Immunsystem. Auch unter Stress wird die Leistungsfähigkeit des Abwehrsystems beeinträchtigt. Unter chronischem Stress kann es zu lang anhaltenden Einschränkungen kommen. Die Sonne wiederum kann das Immunsystem stärken. Das funktioniert über die vermehrte Bildung von Vitamin D im Sonnenlicht. Andererseits können bestimmte Anteile des Sonnenlichts das Immunsystem wiederum so sehr belasten, dass Hautkrebs entsteht.

Wie gesagt, Frauen sind begünstigt bei der akuten Immunabwehr: Während der »Männerschnupfen« eine häufige und »fast tödliche« Erkrankung zu sein scheint, meist mit schweren Beeinträchtigungen verbunden ist und intensive Pflege erfordert, stecken Frauen akute Entzündungen besser weg. Dafür aber reagiert das weibliche Immunsystem oft überschießend, und Autoimmunerkrankungen, bei denen das Immunsystem den eigenen Körper angreift, treten bei Frauen häufiger auf. Nicht zu vergessen: Das Immunsystem wird durch Stress und äußere Lebensumstände stark beeinflusst – der weibliche Organismus scheint hier stärker zu reagieren als der männliche.

Rheuma und rheumatoide Arthritis

Die Häufigkeit und Geschlechterverteilung beim Rheuma ändert sich mit dem Alter. Bei jüngeren Frauen und Frauen kurz nach der Menopause finden wir viel höhere Erkrankungszahlen als bei gleichaltrigen Männern. Insgesamt nimmt die Erkrankungshäufigkeit mit dem Alter zu, und postmenopausale Frauen sind häufig betroffen. Durch eine Schwangerschaft wird eine rheumatoide Arthritis häufig günstig beeinflusst. Insgesamt ist die Erkrankung bei Frauen, die Kinder haben, seltener als bei kinderlosen. Östrogen und Progesteron scheinen schützende Effekte zu haben. Ein Effekt der Antibabypille wurde bisher nicht nachgewiesen.

Welche Symptome weisen auf Rheuma hin? Ganz typisch ist das seitengleiche Auftreten von schmerzhaften Entzündungen an den kleinen Gelenken der Hände oder Füße. Häufig misst man die Kraft des Händedrucks als einen Marker für das Fortschreiten der Erkrankung. Frauen leiden besonders. Sie scheinen strukturelle Veränderungen an den Händen auch häufiger und ausgeprägter zu entwickeln als Männer.

Dementsprechend werden korrigierende Operationen der Gelenke bei Frauen öfter durchgeführt. Geschlechtshormone spielen eine Rolle: Oft sinken die Krankheitsaktivitäten bei Frauen in der Schwangerschaft, bei der Einnahme der Pille oder unter einer Hormontherapie. Ein Wiederaufflackern nach der Geburt oder in der Menopause ist typisch. Frauen werden nach dem Auftreten der Symptome später in eine spezialisierte Klinik eingewiesen als männliche Patienten. Sprechen Sie die Überweisung an eine Spezialklinik gezielt an, wenn Sie betroffen sind.

Einige Begleiterkrankungen beim Rheuma betreffen Frauen häufiger als Männer. So ist das Rheuma bei Frauen nicht selten mit anderen Autoimmunerkrankungen wie Fibromyalgie *(siehe Seite 247)* oder Schilddrüsenerkrankungen *(siehe Seite 273-276)* assoziiert oder mit Depressionen *(siehe Seite 262f.)* und Osteoporose (siehe Seite 276f.). Arbeitsunfähigkeit vor dem 45. Lebensjahr ist bei Frauen etwa viermal so häufig wie bei Männern.

Morbus Bechterew

Früher glaubte man, dass Morbus Bechterew vor allem Männer betrifft, doch heute wissen wir, dass Frauen ebenso häufig betroffen sind. Allerdings zeigen sich die Beschwerden unterschiedlich. Bei Frauen findet sich eher ein Befall im Nacken und in den Gelenken der Arme und Beine, während bei Männern tatsächlich die Wirbelsäule früher betroffen ist. Die typische »Bambusstab«-Wirbelsäule im Röntgenbild betrifft Männer früher. Auch der hoch charakteristische Labormarker für Morbus Bechterew, HLA-B 27, tritt bei Männern häufiger auf. In einer Studie lag die Verzögerung zwischen Beschwerdebeginn und Diagnosestellung bei Männern bei drei und bei Frauen bei zehn Jahren. Dank der Magnetresonanztomografie (MRT) wird die Erkrankung heute bei Frauen früher nachgewiesen.

Frauen leiden stärker unter Begleitsymptomen wie Depressionen *(siehe Seite 262f.)* und Schlaflosigkeit. In der Hälfte aller Fälle liegt bei

Frauen eine begleitende Fibromyalgie *(siehe Seite 247)* vor, und die Beschwerden überlagern sich. Männer werden zudem eher mit den moderneren und teureren Substanzen, den sogenannten Biologika, behandelt als Frauen.

Multiple Sklerose (MS)

Multiple Sklerose ist die häufigste chronisch entzündliche Erkrankung des Nervensystems. Weltweit sind etwa 2,5 Millionen Menschen betroffen, und es erkranken doppelt so viele Frauen wie Männer. In Deutschland leben etwa 200 000 bis 220 000 Menschen mit MS. Und sie leben im wahrsten Sinne des Wortes mit der Erkrankung, denn ihre Sterblichkeit ist im Vergleich zu Nichterkrankten vergleichbaren Alters kaum erhöht.

Die Ursachen sind unklar. Genetische Faktoren scheinen eine Rolle zu spielen, denn bei eineiigen Zwillingen von MS-Patienten beträgt das Erkrankungsrisiko über 30 Prozent, bei Geschwistern immer noch etwa vier Prozent, in der Allgemeinbevölkerung aber nur etwa 0,1 Prozent.

Die Häufigkeit bei Frauen hat in den letzten Jahren erheblich zugenommen. In manchen Ländern Europas hat sie sich in der weiblichen Bevölkerung quasi verdoppelt, während sie bei Männern unverändert blieb. Männer und Frauen unterscheiden sich auch bei den Formen der MS. Frauen haben meistens die häufige Variante: die in Schüben und Erholungsphasen verläuft.

Die Krankheit ist ein Chamäleon. Zu den häufigsten Beschwerden gehören Sehstörungen, Lähmungen, Störung der Schmerzempfindung, des Gleichgewichts, Verlust der Blasen- oder Darmkontrolle. Es scheint, dass Frauen öfter von Sehstörungen betroffen sind. Zu ihren typischen Symptomen gehören auch Müdigkeit, Muskelschmerzen, Depression und stark gestörte Leistungsfähigkeit. Etwa 85 Prozent der MS-Patienten, und vor allem Frauen, haben eine Erkrankungsform, die mit einem akuten Schub beginnt und sich danach fast wieder vollständig zurückbildet, bevor irgendwann der nächste Schub auftritt. Vor allem aber schwanken die Beschwerden bei Frauen mit dem Zyklus.

Schwangerschaften reduzieren die Symptomatik. Die Zahl der Rückfälle vermindert sich während der Schwangerschaft, nimmt aber nach der Geburt wieder stark zu. MS selbst beeinträchtigt Empfängnisbereitschaft oder Schwangerschaft nicht, wohl aber die medikamentöse Behandlung. Einige Arzneimittel gehen mit einer erhöhten Fehlgeburtsrate oder Wahrscheinlichkeit für die Schädigung des Fötus einher. Fragen Sie Ihre Ärztin oder Ihren Arzt. Der Einfluss der Schwangerschaft ist dermaßen auffällig, dass Überlegungen darüber angestellt werden, Geschlechtshormone, insbesondere Östrogene, in der Therapie der MS zu nutzen. Dazu laufen gerade vielversprechende klinische Studien, jedoch gibt es derzeit noch keine verfügbare Therapie.

Lupus erythematodes

Zu den häufigen Autoimmunerkrankungen gehört der systemische Lupus erythematodes. Diese Erkrankung betrifft zu 90 Prozent Frauen – vor allem im gebärfähigen Alter. Es ist eine ganz typische Systemerkrankung, bei der – aus bisher unbekannten Gründen – das Immunsystem Antikörper bildet, die dann die Organe des eigenen Körpers angreifen.

Die Beschwerden sind vielfältig und fallen bei den Geschlechtern manchmal unterschiedlich aus: Gelenkschmerzen, Durchblutungsstörungen in den Fingern, Verwirrtheitszustände und Kopfschmerzen scheinen Frauen häufiger zu betreffen, während Hautveränderungen, Nierenprobleme und Krampfanfälle bei Männern nicht selten sind.

Sexualhormone beeinflussen die Erkrankung und ihren Verlauf. In hoher Dosis scheinen sie den Lupus zu befördern. Die Erkrankung kann auch in der Schwangerschaft aufflackern oder kurz nach einer

Geburt. In der Schwangerschaft verschlimmert sich auch die Nierenmanifestation des Lupus. Einige äußere Risikofaktoren, Kosmetika oder Umwelteinflüsse, können ebenfalls Lupus befördern. Osteoporose und Depression sind häufige Begleiter, bei Frauen häufiger als bei Männern. Zu den Geschlechterunterschieden in der Therapie gibt es bisher kaum Daten.

Systemische Sklerose

Hierbei handelt es sich um eine lebensbedrohliche Autoimmunerkrankung, die durch Verhärtung der Haut, aber auch der inneren Organe charakterisiert wird. Im Vordergrund stehen in fortgeschrittenem Stadium die manchmal extreme Verhärtung der Speiseröhre und die sich daraus ergebenden Schluckstörungen. Frauen sind fünfmal häufiger betroffen als Männer. Meistens wird die Diagnose im frühen Erwachsenenalter gestellt, mit etwa 30 bis 50 Jahren. Geschlechtshormone spielen eine Rolle für die Entwicklung und den Verlauf der Erkrankung, aber auch einige Umweltmaterialien, besonders Plastik beziehungsweise Kunststoffe, können zusätzlich eine Rolle als Auslöser spielen. Bei Frauen treten schwerere Gelenkbeschwerden auf als bei Männern, die Durchblutungsstörungen der Finger sind stärker ausgeprägt, und eine Nierenschädigung kann häufig vorkommen. Störungen in der Sexualfunktion finden sich bei beiden Geschlechtern. Dass auch das Herz betroffen ist, kommt bei Männern häufiger vor.

Betrachtet man die Zeit vom Auftreten der ersten Symptome bis zur Diagnosestellung, so wird bei Frauen die Diagnose häufig später gestellt als bei Männern. Über die Auswirkungen der Schwangerschaft gibt es wenig klare Daten: Fehlgeburten sind jedoch bei Patienten mit Sklerodermie häufiger als bei gesunden Frauen. In der Schwangerschaft können außerdem schwere Nierenprobleme auftreten.

Sjögren-Syndrom

Das Sjögren-Syndrom betrifft etwa 0,5 bis ein Prozent der Bevölkerung, also jeden 200. oder 100. Erwachsenen in Deutschland. 90 Prozent der Erkrankten sind Frauen. Meist tritt es im späteren Erwachsenenalter auf (etwa ab 45 Jahren). Zu den Hauptsymptomen gehören starke Mundtrockenheit und Trockenheit der Augen. Patientinnen leiden stärker als Männer unter Symptomen wie Müdigkeit und Gelenkbeschwerden, auch an Durchblutungsstörungen der Finger und unklaren Schmerzsymptomen. Als Frau sollten Sie daher beim Auftreten dieser Beschwerden auch an ein Sjögren-Syndrom denken, sofern sich keine andere Ursache finden lässt. Nicht selten geht das Sjögren-Syndrom mit anderen Autoimmunerkrankungen einher. Geschlechtshormone spielen eine Rolle bei der Entstehung – vor allem erhöhte Prolaktinspiegel und ein Androgenmangel.

Fibromyalgie

Fibromyalgie ist eine chronische Erkrankung, die durch symmetrische, diffuse, heftige Muskelschmerzen gekennzeichnet ist. Müdigkeit, Wahrnehmungsstörungen, Schlafstörungen und Störungen im emotionalen Empfinden sind ebenfalls nicht selten. Zwei bis vier Prozent der Frauen in der Bevölkerung können betroffen sein, bei den 60- bis 80-jährigen sind es bis zu sieben Prozent. Früher hat man Fibromyalgie für eine Erkrankung jüngerer Frauen gehalten, doch das ist falsch. Die Erkrankung tritt häufiger bei depressiven Patientinnen auf und bei Patientinnen mit anderen psychologischen Problemen, etwa Angststörungen. Auch sind Frauen aus schwierigen sozioökonomischen Verhältnissen, mit niedrigem Schulabschluss und niedrigem Einkommen sowie Alleinlebende häufiger betroffen. Eine Therapie sollte sich daher neben medikamentösen Ansätzen auch auf die Verbesserung der psychosozialen Situation konzentrieren. Wichtig sind eine gute psychologische Unterstützung, körperliche Aktivitäten und Gruppenaktivitäten.

Das können Sie für sich tun

» Fragen Sie Ihre Ärztin oder Ihren Arzt nach dem Einfluss der Hormone auf Ihre Erkrankung – auch Zyklusschwankungen und eine eventuelle Schwangerschaft betreffend.
» Multiple Sklerose ist hormonabhängig. Besprechen Sie die Effekte der Hormone und ihrer Schwankungen im Zyklus und in der Schwangerschaft mit Ihrer Ärztin oder Ihrem Arzt.
» Diskutieren Sie den Einfluss der Medikamente auf eine Schwangerschaft.
» Schildern Sie, wie Sie sich fühlen. Häufig ist Depression eine wichtige Komponente Ihrer Erkrankung. Depressionen können und müssen behandelt werden!

Extra: Gender und COVID aus medizinischer Sicht

COVID-19 ist eine weltweit kursierende multisystemische Infektionserkrankung, die durch ein neues Virus *(severe acute respiratory syndrome coronavirus type 2,* SARS-CoV-2) induziert wird und sich seit ihrer Entstehung in China Ende 2019 zu einer gefährlichen Pandemie entwickelt hat. Neben der ursprünglichen Form des Virus (dem sogenannten Wildtyp) sind mittlerweile eine Reihe von Mutanten bekannt, die zum Teil ansteckender sind als die genuine Form, wohl auch schwerere Erkrankungen verursachen und gegen die die bereits entwickelten Impfstoffe schlechter wirksam sind. Die dominierenden Symptome unterscheiden sich wenig bei Frauen und Männern und beinhalten Geruchsstörungen, Geschmacksverlust, trockenen Husten, Fieber, Atemnot, Gelenkschmerzen, Muskelschmerzen und Müdigkeit. Hohes Alter, unkontrollierter Diabetes, Bluthochdruck und Übergewicht, chronische Lungenerkrankungen sowie Herz-Kreislauf-Erkrankungen gehen mit einem ungünstigen Verlauf einher. Vor allem am Anfang der Pandemie sah man die größeren Probleme bei den Männern, aber seit dem ersten Lockdown infizieren sich vermehrt Frauen, und ihre Probleme verdienen eine stärkere Aufmerksamkeit.

Ausbreitung von COVID-19

Mittlerweile (Stand: 16.06.2021) sind weltweit rund 176 Millionen Menschen an COVID-19 erkrankt und 3,8 Millionen an COVID-19 gestorben[I]. Unglücklicherweise schlüsseln nicht alle Länder ihre Erkrankungs-, Behandlungs- und Todesdaten nach dem Geschlecht auf. Von 192 Ländern, die regelmäßig über die Pandemie berichten, machen nur 14 Angaben zum Geschlecht bei Tests, nur 26 bei Krankenhausaufnahmen und 18 bei Aufnahmen auf die Intensivstationen. Infektionen und Todesfälle werden von 111 bzw. 106 der 192 geschlechtsspezifisch berichtet.

Insgesamt hängen die gemeldeten Infektionen sehr von den jeweiligen nationalen Teststrategien ab. Zu Beginn der Pandemie wurden überwiegend Männer als infiziert gemeldet. Das änderte sich im ersten Lockdown, wo sich mehr Frauen unter den Infizierten fanden. Es zeigte sich, dass vor allem die jüngeren Frauen stärker betroffen waren. Ursachen dieses Phänomens sind nicht systematisch erforscht worden, man kann jedoch annehmen, dass Frauen sich aufgrund ihrer beruflichen Situationen schlechter in das sogenannte Homeoffice zurückziehen konnten. Frauen arbeiten häufiger als Männer in Pflegeberufen, wo körperliche Nähe praktisch nicht vermeidbar ist. Oder sie üben andere Dienstleistungen aus, die zahlreiche Kontakte mit anderen Menschen voraussetzen. Sie arbeiten auch vermehrt in schlecht bezahlten Positionen, sodass sie oftmals mehrere Arbeitsstellen gleichzeitig innehaben, um ihren Lebensunterhalt zu verdienen. Außerdem kümmern sie sich traditionell um die Pflege innerhalb der Familie, sodass ein Abstandhalten gegenüber Infizierten kaum möglich ist, und auch dies kann nicht einfach ignoriert werden.

Risikofaktoren

Die existierenden Daten weisen auf einen Zusammenhang zwischen chronischen Lungenerkrankungen, Herz-Kreislauf-Erkrankungen, Diabetes und dem Schweregrad von COVID-19 hin[II]. Alle großen

Studien bestätigen übereinstimmend, dass neben Alter Herz-Kreislauf-Erkrankungen, vor allem Bluthochdruck, die wichtigsten Risikofaktoren sowohl für die Infektion als auch für einen tödlichen Verlauf sind.[III, IV] Weltweit sind diese Risikokonstellationen bei Männern häufiger als bei Frauen. Ein weiterer äußerst wichtiger Risikofaktor, sowohl für die Infektion mit COVID-19 als auch für den Tod durch das Virus, ist Adipositas. Dabei sagt der Grad an Übergewicht das Risiko in nicht-weißen und in jüngeren Populationen am besten voraus.[V]

Geschlechtsspezifische Unterschiede im Risikoverhalten, wie etwa Rauchen und Trinken, können zu den Unterschieden in der Sterblichkeit nichtübertragbarer Krankheiten beitragen. Rauch- und Trinkraten sind bei Männern weltweit höher als bei Frauen. Dies steht im Zusammenhang mit Geschlechternormen, also dem, was gesellschaftlich als angemessene Verhaltensweisen für Männer und Frauen angesehen wird.[VI] Bei COVID-19 können möglicherweise auch andere geschlechtsspezifische Normen und Verhaltensweisen zu einer höheren Krankheitshäufigkeit beitragen, zum Beispiel dass Männer sich seltener die Hände waschen und in eher verzögertem Maße das Gesundheitssystem aufsuchen.[VII]

Prävention und Stress

Eine erfolgreiche Prävention von COVID-19 hängt davon ab, dass Vorsichtsmaßnahmen eingehalten und umgesetzt werden. Letzteres wiederum hängt davon ab, wie stark die Pandemie die Lebensqualität und die psychische Gesundheit bestimmt und gegebenenfalls selbst psychische Symptome wie Stress, Ängstlichkeit und Depression auslöst. Frauen, jüngere Menschen, Studierende, Unbeschäftigte und solche mit psychischen Vorerkrankungen sind dabei besonders gefährdet. Männer und Menschen im jüngeren Alter zeigen die geringste Bereitschaft zum Einhalten von Vorsichtsmaßnahmen.[VIII]

Was hilft hier? Wie so oft: ein gesundes und vernünftiges Verhalten. Vermeidbaren Risikofaktoren wie Rauchen kann man versuchen, aus dem Weg zu gehen. Darüber hinaus gilt es, die Regeln zu respektieren und pfleglich miteinander umzugehen. Außerdem miteinander zu reden, auf andere zu achten und eigene Probleme mit anderen sowie mit dem Hausarzt oder der Hausärztin zu besprechen.

Krankheitsmechanismen

Um in Zellen einzudringen, bindet das Virus SARS-CoV-2 Eiweiße auf der Zelloberfläche. Dazu gehört ACE2. ACE2 ist ein Eiweiß, das sich unter anderem auf der Oberfläche von Atemwegszellen findet. Es wurde spekuliert, dass eine erhöhte ACE2-Dichte auf den Zellen, aufgrund der zentralen Rolle des Enzyms für den Zelleintritt des Virus, dazu führen könnte, dass das Virus leichter in Organe, zum Beispiel in Atemwegs- oder Herzzellen, eindringen könnte.[VII] Es gibt auch Hinweise dafür, dass Östrogene und Androgene ACE2 regulieren und dadurch das Eindringen des Virus mitbestimmen können. Einige Studien haben höhere ACE2-Spiegel in männlichen Tieren als in weiblichen gefunden.[IX, X] Die Entfernung der Eierstöcke in weiblichen Tieren führte zu einem Anstieg der ACE2-Aktivität, während die Entfernung der Hoden in männlichen Tieren die ACE2-Aktivität eher reduziert. Es scheint, dass Testosteron eine hohe ACE2-Aktivität im Herzen und in der Niere aufrechterhält, während Östrogene diese eher vermindert.[XI]

Ob das ausreicht, um Geschlechterunterschiede bei der Erkrankung zu erklären, ist noch offen. Aber es wäre wichtig, dass die Studien, die die Rolle der Geschlechtshormone bei COVID-19 untersuchen und so zum Verständnis der Erkrankung beitragen, fortgeführt werden.

Immunreaktionen

Unser Abwehrsystem hat die Eigenschaft, dass es fremde Substanzen, vor allem Eiweiße, als fremd erkennt und angreift. Die sogenannten adaptiven, also spezifischen Immunreaktionen sind bei Frauen üblicherweise stärker als bei Männern. Frauen reagieren auf Antigenstimulation bei Impfung oder Infektion stärker als Männer.[XII] Immunglobuline oder Antikörper-Reaktionen sind üblicherweise bei Frauen oder weiblichen Tieren stärker ausgeprägt,[XIII, XIV] und Frauen haben eine stärkere T-Zellen- (eine bestimmte Gruppe von Abwehrzellen) Antwort auf akute Infektionen.[XV-XIX] Darüber hinaus beeinflussen Geschlechtshormone und das Alter die Immunantwort.

Frauen entwickeln also im Allgemeinen stärkere Immunantworten als Männer, was zu einer schnelleren Beseitigung und Kontrolle einer Infektion führen kann. Sie bilden häufig mehr Antikörper, die im Blut zirkulieren, und können bestimmte Abwehrzellen (T-Zellen) stärker aktivieren als Männer. Daher sind sie wahrscheinlich resistenter gegen Infektionen.

Bei Männern scheint sich leichter eine überschießende Reaktion bestimmter entzündungsfördernder Substanzen (Cytokine) zu entwickeln, die zu einem sogenannten Cytokinsturm führt und einen ungünstigen Verlauf begünstigt.[XX] Auch die Thrombosebereitschaft wird wohl bei Männern noch stärker aktiviert als bei Frauen.[XXI]

Verlauf

Viele frühere Studien berichteten, dass der Verlauf bei Männern schwerer war als bei Frauen, dass sie sich nicht nur häufiger infizierten, sondern nach einer Infektion auch häufiger sterben.[XXII] So deuteten erste Analysen aus einer großen Datenbank in den USA mit rund 14 000 Patienten darauf hin, dass die Sterblichkeit bei Männern höher war als bei Frauen, auch dann, wenn das Vorliegen von Begleiterkrankungen oder Risikofaktoren berücksichtigt wurde.[XXII] Auch in Europa war das relative Risiko, an COVID zu sterben, für Männer höher als für Frauen, aber regional zeigten sich dennoch starke Unterschiede. Das relative Risiko schwankte zwischen 1,1 in Portugal bis 1,54 in Frankreich. In den meisten Ländern bestanden Geschlechterunterschiede, die jedoch bei über 80-Jährigen weniger stark ausgeprägt waren.[XXIII]

In der Initialphase der Pandemie in Europa und China war die Sterblichkeit bei Männern höher als bei Frauen. Auch die Zahlen aus Deutschland und aus der Schweiz wiesen darauf hin, dass Männer eine höhere Sterblichkeit haben, wenn sie erst einmal erkrankt waren.[VII] Verschiedene Untersuchungen aus mehreren europäischen Ländern bestätigten diesen Trend.[XXIV]

Mittlerweile ist klar geworden, dass viele Patienten und Patientinnen sich nach einer COVID-Infektion nicht völlig erholen und noch Monate oder Jahre danach krank sind. Eine endgültige klinische Einteilung dieser Syndrome liegt noch nicht vor. Man unterscheidet jedoch ein subakutes COVID-19-Syndrom, das sich relativ direkt aus der akuten Erkrankung entwickelt, von einem chronischen Post-COVID-19-Syndrom, das sechs Monate nach der Erkrankung weiter besteht. Die Patient*innen leiden unter Müdigkeit, Abnahme der Lebensqualität, Muskelschwäche, Gelenkschmerzen, Atemnot, Husten, Ängstlichkeit oder Depressionen, Schlafstörungen, Wahrnehmungsstörungen, Kopfschmerz, Herzklopfen, Brustschmerzen, Thromboembolien, chronischen Nierenerkrankungen und Haarausfall.[XXV] Geschlechterunterschiede stehen hier nicht im Vordergrund der Diskussion. Sie wurden jedoch in einer chinesischen Studie beschrieben, die eine der größten der vorliegenden ist.[XXVI] Hier litten Frauen im Verlauf häufiger unter chronischer Müdigkeit, Depressionen und Ängstlichkeit als Männer. Vom Post-COVID-Syndrom können alle Organe betroffen sein, es können sich schwere Einschränkung der Lungen-, der Herz-, der Nierenfunktion und der Gerinnung finden sowie Wahrnehmungsstörungen auftreten. Spezifische Therapieansätze gibt es noch nicht, eine wesentliche Rolle spielt sicher eine frühe Rehabilitation, Aufklärung und psychologische Betreuung der Patient*innen, und deren Selbstengagement in Selbsthilfegruppen.[XXV]

Therapie
Mittlerweile gibt es eine Vielzahl von Substanzen, die gegen COVID eingesetzt werden, die mehr oder weniger gut erprobt sind. Obwohl einige vielversprechend bei der Hemmung des Virus SARS-CoV-2 sind, birgt ihre Verwendung das Risiko von Nebenwirkungen wie Herzrhythmusstörungen und plötzlichem Herztod. Insbesondere Chloroquin und Hydroxychloroquin, beide Anti-Malariamittel, sind dafür bekannt, dass sie lebensbedrohliche Herzrhythmusstörungen auslösen können. Diese Nebenwirkungen sind bei Frauen häufiger als bei Männern. Intensivmediziner*innen kennen diese Probleme mittlerweile gut.

In einer italienischen Studie unterschieden sich Männer und Frauen auch in der Art der Therapie. Männer erhielten eher neuere oder sogar experimentelle Therapien wie etwa mit Antikörpern. Frauen sollten nicht ablehnen, wenn ihnen solche innovativen neuen Therapieverfahren vorgeschlagen werden bzw. ggf. gezielt danach fragen.

Die Geschlechterunterschiede im Verlauf haben wieder zu einer Spekulation über eine Schutzwirkung von Östrogen bei Frauen beziehungsweise von Anti-Androgenen bei Männern geführt. Dementsprechend laufen weltweit derzeit über zehn klinische Studien,[XXVII] die eine mögliche Schutzwirkung von Östrogenen überprüfen. Allerdings wird es noch mindestens ein bis zwei Jahre dauern, bis definitive Ergebnisse vorliegen.

Auch bei Männern gibt es vergleichbare Ansätze. So hat eine italienische Studie geprüft, ob Männer, die wegen eines Prostatakarzinoms mit Anti-Androgenen behandelt worden sind, einen Überlebensvorteil hatten.[XXVIII] Erste positive Befunde konnten bisher nicht bestätigt werden.

Impfungen

Impfungen sind die beste Prophylaxe für Infektionskrankheiten, da sie Immunität und Schutz vor der Infektion bieten. Geschlechtsspezifische Faktoren beeinflussen sowohl ihre Akzeptanz durch die Patient*innen als auch ihre Ergebnisse. Bei einer Vielzahl von Impfstoffen gibt es Anhaltspunkte für eine bessere Wirksamkeit bei Frauen, dazu gehören die Impfstoffe gegen Grippe, Gelbfieber, Röteln, Masern, Mumps, Hepatitis A und B, das Herpes-Virus, Tollwut, Dengue-Fieber und Pocken. Leider sind auch unerwünschte Nebenwirkungen bei Frauen häufiger als bei Männern, was für Impfstoffe gegen Grippe, Hepatitis B und Gelbfieber nachgewiesen wurde.[XXIX] Frauen vor der Menopause haben im Allgemeinen eine stärkere Immunantwort als Kinder, Männer oder Frauen während der Zeit nach der Menopause. Diese Nebenwirkungen sind in der allergrößten Mehrheit der Fälle nicht lebensbedrohlich und können in der Regel gut behandelt werden. Daher sind sie kein Grund, eine Impfung nicht wahrzunehmen. Aber es bedeutet, dass Sie sich frühzeitig an den Impfarzt wenden sollten, wenn Sie meinen, dass Nebenwirkungen auftreten.

Östrogen hat einen starken Einfluss auf die funktionelle Aktivität von Immunzellen und kann die Qualität und das Ausmaß von Immunantworten stark beeinflussen. Mehrere Studien zeigten, dass Testosteron eher immunsuppressive Wirkungen hervorruft.

Geschlechtsspezifische Unterschiede bei der Impfung sind bereits bei Kindern zu beobachten, was darauf hindeutet, dass nicht nur hormonelle, sondern auch genetische und epigenetische Faktoren die Impfergebnisse beeinflussen können. Beispielsweise rufen Impfstoffe gegen Hepatitis B, Diphtherie, Pertussis, Pneumokokken, Tollwut, Malaria und das humane Papillomavirus bei Mädchen eine stärkere Immunantwort hervor als bei Jungen.

Die gute Nachricht: Antikörper-Antwort nach COVID-19-Infektionen: Antikörper gegen Virusproteine scheinen gut reproduzierbar und von Alter und Geschlecht im Wesentlichen unabhängig zu sein.[XXX]

Die derzeitigen COVID-19-Impfstoffe

Genbasierte Impfstoffe wie BNT162b2 (BioNTech/Pfizer) und mRNA-1273 (Moderna) beruhen auf einer völlig neuen Technologie. Diese (Boten-RNA-basierten) Impfstoffe sind nach derzeitigem Wissen sehr sicher. Sie können mit minimaler Gefahr von Verunreinigungen hergestellt werden, und die Boten-RNA gelangt nicht in die Nähe der DNA, des Erbmaterials, das sich im Zellkern befindet. Sie wurden an einer großen Zahl von Männern und Frauen überprüft und wirken bei Frauen und Männern gleich gut.

Die Impfstoffe von AstraZeneca (AZD1222, University of Oxford), der chinesische Impfstoff (Ad5-nCoV, CanSino Biological Inc./ Beijing Institute of Biotechnology), der Impfstoff von Janssen und Sputnik V gehören ebenfalls zu den sogenannten Vektorimpfstoffen. Vcktorimpfstoffe sind in ihrer Herstellung komplexer als die genbasierten Impfstoffe, da dazu lebende Zellen benutzt werden. Zudem sind Immunreaktionen gegen den Vektor möglich. Ein Einbau in das menschliche Erbmaterial, der oft diskutiert wurde, kann jedoch mit hoher Sicherheit ausgeschlossen werden. Es geht bei den Nebenwirkungen bisher vor allem um lokale und systemische Entzündungen, wobei auch die Auslösung von überschießenden Immunreaktionen möglich ist. Weiter können Störungen der Blutgerinnung und eine krankhafte Gerinnselbildung in den Gefäßen auftreten. Dies ist bisher nur in extrem seltenen Fällen passiert – mit nur einem Fall auf 250 000 Geimpften lagen diese schweren Nebenwirkungen fast im Bereich, in dem sie bei Gesunden auftreten (siehe unten).

Aber auch hier gilt: Das Risiko, dass Frauen mit einer Nicht-Impfung auf sich nehmen, ist um ein Vielfaches höher als das Risiko, das sie mit einer Impfung auf sich nehmen.

Frauen und Männer in COVID-Studien

Medikamente werden vor ihrer Anwendung an Patientinnen und Patienten in großen sogenannten Arzneimittelstudien getestet. Hier haben die COVID-Studien ein Defizit, wie viele andere Studien auch. In den sogenannten Beobachtungsstudien, die den Krankheitsverlauf verfolgten, lag der Frauenanteil bei drei Viertel der Arbeiten unter 45 Prozent. Ebenso in den Behandlungsstudien, die nicht Impfstoffe, sondern Medikamente gegen COVID testeten. In diesen Studien wurde das Thema möglicher Unterschiede zwischen Frauen und Männern äußerst selten angesprochen und absolut nicht ausreichend diskutiert.[XXXI]

Dagegen war in den in den großen Arzneimittelstudien zu den Impfstoffen der Anteil der Frauen und Männer ungefähr gleich hoch. Die Wirkungen waren gut nachvollziehbar bei Frauen und Männern dargestellt und bei beiden sehr ähnlich. Allerdings schlüsselt keine der großen Impfstudien die Nebenwirkungen der Impfstoffe geschlechtsspezifisch auf, das heißt, es wird nicht angegeben, welche und wie viele Nebenwirkungen Männer und welche und wie viele Nebenwirkungen Frauen betrafen.[XXXI]

Im März sind auch die ersten Studien, die sich auf die Untersuchungen in der geimpften Bevölkerung beziehen, veröffentlicht worden. Eine Analyse von 1,1 Millionen Patienten aus Schottland hat gezeigt, dass sich nach allen drei Impfstoffen bei Männern und Frauen relativ zügig eine Immunität gegen das Virus entwickelt. Schwere Nebenwirkungen wie Todesfälle wurden hier nicht beschrieben. Allerdings sind auch hier die Nebenwirkungen nicht geschlechtsspezifisch aufgeschlüsselt worden. Hätte man dies konsequent getan, hätte man zeigen können, dass allergische Reaktionen in erster Linie Frauen betrafen.[XXXI]

Im März 2021 wurde dann jedoch eine Serie von Komplikationen an jüngeren Frauen dokumentiert. Bei Frauen zwischen 30 und 63 Jahren, die mit Vektorimpfstoffen geimpft worden waren, traten häufiger Sinusvenenthrombosen, kurz Hirnvenenthrombosen genannt, auf, das heißt Blutgerinnsel in den großen Blutgefäßen des Gehirns, die normalerweise eine große Seltenheit sind. Diese Form der Blutgerinnsel war auch ohne Zusammenhang mit dem Impfstoff sehr selten, und überwiegend an jüngeren Frauen, aufgetreten. Allerdings war die Häufung bei den Geimpften so auffällig, dass ein Zusammenhang mit der Impfung angenommen werden musste. Seit Mai 2021 empfiehlt die Ständige Impfkommission den Impfstoff für Menschen ab 60 Jahren. Dennoch können sich auch Jüngere nach individueller Beratung durch ihren Arzt damit impfen lassen. Für den Mechanismus der Nebenwirkungen gibt es nur erste Anhaltspunkte: Antikörper gegen Blutplättchen könnten eine Rolle spielen.[XXXII]

Dieser Ablauf der Ereignisse zeigt, wie komplex Arzneimittelnebenwirkungen sein können, und wie wichtig es auch sein kann, die Auswirkungen des Geschlechts besser zu verstehen. Ein besseres Verständnis der Interaktion des weiblichen Geschlechts oder der weiblichen Hormone mit der Impfreaktion hätte es vielleicht ermöglicht, die Impfungen an den jüngeren Frauen noch früher auszusetzen und so mehr der schweren Nebenwirkungen zu verhindern. All dies spricht dafür, dass die Berücksichtigung des Geschlechtes bei der Arzneimitteltherapie und beim Impfen zentral ist.

DAS WEIBLICHE GEHIRN UND DIE PSYCHE

Natürlich gibt es auch beim Gehirn Geschlechterunterschiede. Das der Männer ist insgesamt größer. Wissenschaftler haben diesen Befund um 1900 als Beweis dafür missbraucht, dass Frauen dümmer und für die Wissenschaft völlig ungeeignet seien – darüber wurden viele sogenannte wissenschaftliche Abhandlungen geschrieben. Schauen wir aber genauer hin, so stellen wir fest: Ein männliches Gehirn wiegt zwar 130 Gramm mehr als ein weibliches, aber das Verhältnis Gehirn/Körper ist kleiner. Männer kommen auf 20 Gramm Gehirn pro Kilogramm Körpergewicht und Frauen auf 22. Insgesamt bringen diese Größenvergleiche jedoch nichts, wie Untersuchungen an Elefanten und Salamandern zeigen. Beim Gehirn ist nicht die Größe ausschlaggebend, sondern die Zusammensetzung und die Funktion!

Größe und Funktion des Gehirns

Das Gehirn besteht einmal aus der grauen Substanz, in der die Hirnzellen, die Neuronen, liegen, und aus der weißen Substanz, die überwiegend aus Leitungsbahnen besteht und die Neuronen vernetzt. Neuronen sind Zellen, die denken. Sie sind in sogenannten Kernen oder Zentren angeordnet, die spezielle Aufgaben haben. Es gibt ein Zentrum für rationales Denken, eines für Gefühle, für die Koordination der Bewegung, für Instinkte und für das Gedächtnis. Man kann diese Zentren und ihre Vernetzung mithilfe der Magnetresonanztomografie (MRT) darstellen – die Zellen ebenso wie die Bahnen zwischen ihnen. Doch das ist eher für die Forschung von Bedeutung als für die praktische Medizin. So lassen sich mittels MRT tatsächlich Unterschiede im Gehirn von Frauen und Männern nachweisen – und zwar in der Stressverarbeitung und auch bei bestimmten Hirnerkrankungen.

Außerdem kann man die Hirnfunktion mit Intelligenztests messen. Hier schneiden Männer und Frauen in der Regel ähnlich ab. Wenn wir allerdings Patient*innen mit Anomalien der Geschlechtschromosomen anschauen, sehen wir Unterschiede. Das heißt, dass Veränderungen in der Zahl der Geschlechtschromosomen Veränderungen in der Intelligenz bei beiden Geschlechtern entsprechen.

Ganz wichtig zu wissen sind drei Dinge:

1. Über die Funktion des Gehirns entscheiden die Nervenzellen und die Verbindungen zwischen ihnen. Zum Teil kann man die Aktivitäten des Gehirns heute sichtbar machen.
2. Das Gehirn ist plastisch. Verbindungen zwischen Nervenzellen, die benutzt werden, werden ausgebaut, unbenutzte verkümmern. Mann und Frau können ihr Gehirn also trainieren.

3. Frau und Mann kommen mit ihren Nervenzellen auf die Welt. Nervenzellen können sich in der Regel nicht vermehren. Wir alle müssen also mit dem auskommen, was wir von Geburt an haben – lebenslang.

Bedauerlicherweise sterben im Alter zunehmend Nervenzellen ab. Und das ist eine Ursache für verschiedene Erkrankungen des Gehirns. Bei der Multiplen Sklerose (MS) werden Hirnzellen und die Verbindungen zwischen ihnen von Immunzellen geschädigt. Bei Morbus Parkinson sterben Hirnzellen in bestimmten Gehirnregionen ab, die für die Bewegungskontrolle nötig sind. Und bei Morbus Alzheimer oder anderen Formen der Demenz sterben ebenfalls Nervenzellen ab. Alkoholmissbrauch – es reicht bereits ein Vollrausch – führt ebenfalls zu einem Nervenzellensterben. Und auch beim Schlaganfall sterben Nervenzellen ab – aufgrund von Minderdurchblutung oder einer Blutung ins Gehirn.

Schlaganfall

Beim Schlaganfall stirbt ein Gebiet des Gehirns ab, weil die Blutversorgung gestört ist. Das führt meistens zu Bewegungs- oder Sprachstörungen. Der Schlaganfall ist eine Erkrankung des hohen Lebensalters. Unter anderem deshalb haben Frauen insgesamt mehr Schlaganfälle als Männer: Im Alter über 75 sind es bei Frauen zwei- bis dreimal so viele. Häufige Erkrankungen wie Vorhofflimmern, Bluthochdruck oder Diabetes erhöhen das Risiko, besonders bei Frauen. Alkohol und Rauchen scheinen bei Frauen zudem das Risiko weit stärker zu erhöhen als bei Männern. Die Symptome beim Schlaganfall hängen von der Gehirnregion ab, die betroffen ist. Frauen leiden jedoch häufiger als Männer unter Begleitsymptomen wie Schmerzen, Bewusstseinsstörungen oder Schwindel.

Frauen erholen sich schlechter und haben einen ungünstigeren Verlauf als Männer. Häufiger sind sie nach dem Schlaganfall pflegebedürftig. Auf jeden Fall haben sie nach Schlaganfällen eine deutlich schlechtere Lebensqualität. Sie leiden auch vermehrt unter depressiven Verstimmungen und werden häufiger ins Pflegeheim entlassen. Das höhere Alter allein erklärt diese Unterschiede nicht ganz, doch eine spezifische Forschung auf diesem Gebiet steht noch aus.

Demenz und Alzheimer-Krankheit

Demenz tritt bei Frauen häufiger auf als bei Männern. Demenz hat unterschiedliche Formen und unterschiedliche Namen. Die Alzheimer-Krankheit (AK, lat. *Morbus Alzheimer)* ist die häufigste Demenzform und verursacht etwa 70 Prozent aller Erkrankungen. Die Zahl der Demenzkranken verdoppelt sich mit jedem Alterssprung von fünf bis zehn Jahren nach dem 70. Lebensjahr, und die Zahl der betroffenen Frauen steigt noch einmal überproportional an. Das Gleiche gilt für Alzheimer.

Die Erkrankung beginnt schleichend. Häufig können die Patient*innen lange eine scheinbar intakte Fassade aufrechterhalten. Frauen haben ein besseres verbales Gedächtnis, wodurch erste Anzeichen von Demenz maskiert werden. Meist bleiben die Patienten freundlich und friedlich. Bei der Alzheimer-Krankheit zeigen Frauen oft schwerere Krankheitssymptome als Männer und mehr Verhaltensstörungen. Sie werden eher depressiv, während Männer oft aggressiv sind.

Studien haben gezeigt, dass es geschlechtsspezifische Faktoren gibt. Schwangerschaften und Geburten senken das Risiko. Ereignisse im Leben, die insgesamt den Östrogeneinfluss verringern, also zum Beispiel eine vorzeitige Entfernung der Eierstöcke, sind bei Frauen mit einem erhöhten Alzheimer-Risiko verbunden. Dagegen schien eine östrogenbasierte Hormontherapie, die um die Menopause herum verabreicht wurde, das Risiko für Alzheimer zu verringern. Sicher war das jedoch nicht, und eine sehr spät nach der Menopause einsetzende Hormontherapie schien diesen Schutz sogar umzukehren. Insgesamt sind die Ergebnisse der Studien äußerst widersprüchlich. Dies ist auch der Grund dafür, dass Östrogene keinen Eingang in die Therapie gefunden haben.

Auch für die Demenzerkrankungen gilt, dass Geschlechterunterschiede unzureichend untersucht sind.

Epilepsie

Epilepsie ist eine sehr allgemeine Bezeichnung für wiederholte Krampfanfälle und umfasst mehr als 40 verschiedene Formen. Während der epileptischen Krampfanfälle feuern Nervenzellen grundlos in einer speziellen Weise, die dazu führt, dass mehr oder weniger große Teile des Gehirns mitgerissen und beeinträchtigt werden.

Epilepsie und Sexualhormone beeinflussen sich wechselseitig: Auf der einen Seite wirkt die Epilepsie auf die Sexualhormone, indem sie die Funktion der Hirnanhangsdrüse stört. Andererseits beeinflussen Hormone die Hirnaktivität. Das sieht man daran, dass Krampfanfälle vor allem bei Veränderungen der Hormonzustände, in der Pubertät, während einer Schwangerschaft und in der Menopause auftreten. Östrogen scheint die epileptische Gehirnaktivität eher zu stimulieren und Progesteron zu hemmen. Eine Behandlung mit Antiepileptika beeinflusst die Fruchtbarkeit, den Hormonstoffwechsel und hat unerwünschte Effekte auf das Körpergewicht, die Sexualfunktion und das äußere Erscheinungsbild. In der Schwangerschaft können diese Arzneimittel das Ungeborene schädigen.

Depression

Von Depressionen sind Frauen doppelt so häufig betroffen wie Männer – das gilt kulturübergreifend. Das Risiko, während ihres Lebens eine Depression zu erleiden, liegt in Europa für Frauen bei etwa 20 und für Männer bei 13 Prozent. Die Frauen haben auch schwerere Symptome. Sie berichten häufiger über lang anhaltende oder wiederkehrende Depressionen, die die Lebensqualität erheblich beeinträchtigen. Frauen müssen außerdem mit einer größeren Gewichtszunahme, mehr Ängstlichkeit oder körperlichen Beschwerden während der depressiven Episoden rechnen. Depressionen treten vor allem während des jungen und mittleren Erwachsenenalters auf und gehen wahrscheinlich mit Hormonveränderungen einher. Während des Zyklus und der Schwangerschaft finden wir bei Frauen besondere Formen – prämenstruelle Depression, Schwangerschaftsdepression oder die Depression nach der Geburt. Auch andere Erkrankungen werden bei Frauen durch Depression verschlimmert. Frauen vor der Menopause sprechen sehr gut auf Pharmaka an, die in den Serotoninspiegel eingreifen, während die sehr bekannten trizyklischen Antidepressiva bei ihnen schlechter wirksam sind. Bei Männern und Frauen nach den Wechseljahren ist dies umgekehrt.

Das können Sie für sich tun

» Glauben Sie es nicht, wenn Sie hören, dass die Gehirne von Frauen weniger leistungsfähig sind. Es stimmt nicht!

» Machen Sie sich im Umgang mit Alzheimer-Patient*innen immer wieder klar, dass die unerwünschten Verhaltensweisen Krankheitszeichen sind.

» Befragen Sie Ihre Ärztin oder Ihren Arzt zu Nebenwirkungen der Therapie mit Medikamenten gegen Epilepsie und Depression: Häufig können sie bei Frauen andere oder schwerere Nebenwirkungen haben als bei Männern oder gar das Ungeborene schädigen.

DIE WEIBLICHE LUNGE

Mit der Lunge nehmen wir Sauerstoff aus der Luft in unser Blut auf und geben das Kohlenstoffdioxid (CO_2), das in unserem Körper produziert wird, an die Außenwelt ab. Dies geschieht im sogenannten Bronchialsystem oder Bronchialbaum. Er beginnt mit der Luftröhre, verzweigt sich in große Seitenäste, die Bronchien, und in immer fei-

Lungen und Bronchien

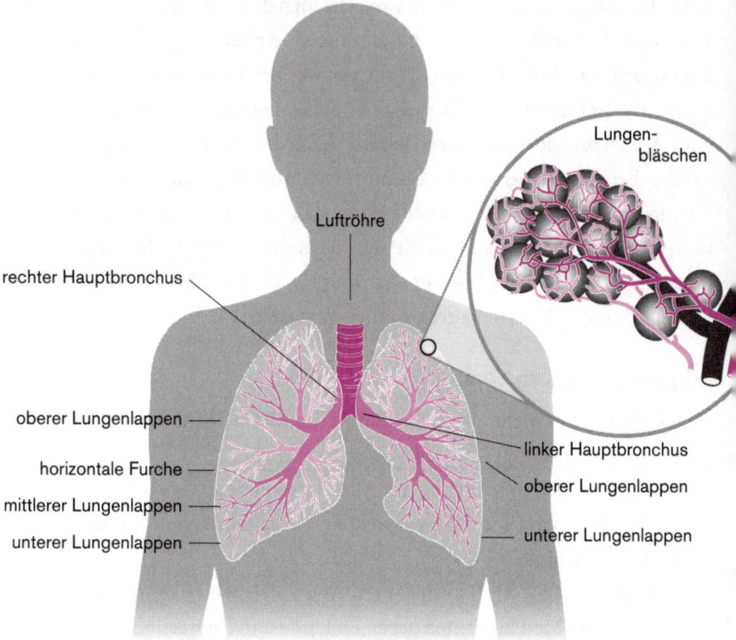

Die Atemluft gelangt über die Luftröhre und die Bronchien, die sich immer weiter verästeln, bis in die Lungenbläschen, wo der Gasaustausch stattfindet.

nere Ästchen und Bläschen (die Alveolen), wo die Atemluft ganz eng an die Blutgefäße herankommt, in denen dann der Gasaustausch stattfindet. Auch die Blutgefäße, die das sauerstoffarme, CO_2-reiche Blut in die Lunge bringen, verzweigen sich ganz fein, geben in den Alveolen-Bläschen, wo sie in engen Kontakt mit dem Luftraum treten, ihr CO_2 ab und nehmen Sauerstoff auf.

Bei vielen Lungenerkrankungen ist diese Austauschstelle gestört, die Gefäßwände sind entzündet und verdickt, oder die kleinen Blutgefäße oder kleinen Luftgefäße sind in ihrer Zahl reduziert. Dann funktioniert der Gasaustausch nicht mehr, und der Mensch bekommt nicht mehr genug Sauerstoff. Atemnot ist daher ein Hauptsymptom bei Lungenerkrankungen. Andere Symptome sind Husten, wenn die Luftwege oder Bronchien gereizt oder entzündet sind, oder eine vermehrte Schleimbildung. Entzündungen, Rauchen, Staub oder Allergien schädigen das empfindliche Bronchialsystem.

Das weibliche Bronchialsystem ist sehr viel empfindlicher als das von Männern. Dennoch rauchen heute deutlich mehr Frauen und Mädchen als früher, während die Zahl der männlichen Raucher konstant geblieben ist. Ein Indikator dafür ist die steigende Zahl von Patientinnen mit Lungenkrebs. Lungenerkrankungen gehören mittlerweile zu den häufigsten Erkrankungen bei Männern und Frauen.

Chronische Lungenerkrankungen

Chronische Lungenerkrankungen sind weltweit die dritthäufigste Todesursache von Frauen, aber nur die vierthäufigste von Männern. Die häufigsten Ursachen sind chronisch obstruktive Atemwegserkrankungen (COPD) und Asthma.

Asthma

Asthma ist durch eine variable Obstruktion und chronische Entzündung der Atemwege charakterisiert. Asthma betrifft vor allem Kinder und junge Erwachsene vor der Pubertät – und Jungen häufiger als Mädchen. Bestimmte schnelle allergische Reaktionen auf oft harmlose Substanzen (atopische Reaktionen) sind ein bedeutender Risikofaktor. Vor allem Mädchen leiden häufiger unter Asthma, das begleitet wird von allergisch bedingtem Schnupfen und entzündlichen Hauterkrankungen (atopische Dermatitis).

Ab der Pubertät ändert sich die Erkrankungshäufigkeit: Vor allem bei den jüngeren Frauen ist Asthma jetzt häufiger als bei den gleich alten Männern. Die Symptomatik verschlechtert sich in der Regel vor der Menstruation, was als prämenstruelles Asthma bezeichnet wird. Dieses prämenstruelle Asthma tritt häufiger bei Frauen auf, die schweres Asthma, starkes Übergewicht und eine längere Krankheitsgeschichte haben. Während der Schwangerschaft verschlechtert sich das Asthma bei etwa einem Drittel der betroffenen Frauen, bei einem Drittel kommt es zu einer Verbesserung, und beim letzten Drittel ändert es sich nicht. Im Gegensatz zur COPD verbessert sich Asthma in der Regel nach der Menopause. Es scheint, dass Östrogene die asthmatische Entzündung verstärken, während Androgene sie reduzieren. Frauen leiden stärker unter ihren Symptomen (Atemnot, ständiges Niesen) als Männer. Trotzdem werden Männer offensichtlich schneller diagnostiziert. Bis vor einigen Jahren galt die Erkrankung tatsächlich als Männererkrankung. Mädchen und Frauen wurden seltener diagnostiziert und seltener spezifisch behandelt. Depressionen und stressbedingte Erkrankungen verschlechtern Asthma – besonders bei Frauen.

COPD (Chronische obstruktive Lungenerkrankung)

COPD (engl. *chronic obstructive pulmonary disease)* ist durch eine irreversible (unumkehrbare) Behinderung des Luftflusses durch die Bronchien charakterisiert, die eigentlich immer auf Rauchen oder starke Luftverschmutzung zurückzuführen ist. Vor allem das Rauchen gefährdet die Frauen ernsthaft stärker als die Männer. Selbst bei geringerem Zigarettenkonsum entwickeln Frauen die gleiche schwere Atemnot wie die betroffenen Männer. Tatsächlich ist die weibliche Lunge empfindlicher. Frauen entwickeln Symptome der Erkrankung in jüngeren Jahren und bei deutlich geringerem Nikotinkonsum als Männer. Sie sind auch häufig unter den Erkrankten, die nie geraucht haben und bei denen die Erkrankung besonders früh beginnt. Die Menopause führt in der Regel zu einer Verschlechterung der Erkrankung, sodass man angenommen hat, dass Östrogene vor COPD schützen. Genetische Faktoren spielen eine Rolle, das hat aber noch keine Bedeutung für die Therapie.

Lungenkrebs

Lungenkrebs gilt immer noch als Männererkrankung, allerdings holen die Frauen stark auf, weil sie auch immer häufiger rauchen. Das ist verheerend, da der weibliche Organismus weit anfälliger gegenüber den krebserzeugenden Substanzen (Karzinogenen) im Zigarettenrauch zu sein scheint als der männliche. Frauen haben nachweislich auch größere Schwierigkeiten, das Rauchen wieder aufzugeben. Gleichzeitig sprechen sie auf die gängigen therapeutischen Maßnahmen oft sogar besser an als Männer. Sie scheinen zudem etwas andere Krebsformen zu entwickeln als Männer, werden jedoch seltener operiert – warum, ist unklar.

Lungenembolie

Vor allem in der Schwangerschaft haben Frauen ein hohes Risiko, tiefe Venenthrombosen zu entwickeln, die dann zur Lungenembolie führen können. Zu den wichtigsten Risikofaktoren gehören

» Venenthrombosen in einer vorangegangenen Schwangerschaft. Achtung: Informieren Sie Ihre Ärzt*in unbedingt darüber,
» eine familiäre Vorgeschichte für Venenthrombosen,
» eine bekannte Blutgerinnungsstörung,
» eine Schwangerschaft ab dem 35. Lebensjahr,
» starkes Übergewicht und
» Rauchen!

Lungenhochdruck und Appetitzügler

Die Erhöhung des Blutdrucks im Lungenkreislauf schädigt die empfindlichen Gefäße in der Lunge und führt in der Folge zu schwerer Atemnot. Der primäre Lungenhochdruck betrifft – anscheinend grundlos – vor allem jüngere Erwachsene und hier vor allem jüngere Frauen. Daneben gibt es noch den sekundären Lungenhochdruck, der in der Folge von Herzerkrankungen entsteht, wenn sich das Blut in der Lunge staut. Diese Form ist bei Frauen und Männern gleich häufig. Ganz fatal war das Auftreten des Lungenhochdrucks nach der Einnahme von Appetitzüglern vor etwa 20 Jahren. Einige Frauen sind an diesen Substanzen gestorben. Mittlerweile sind diese Appetitzügler glücklicherweise weitgehend vom Markt verbannt. Noch gibt es nur wenige Therapien für die Behandlung des Lungenhochdrucks. Auf die derzeit verfügbaren Medikamente scheinen Männer und Frauen gleichermaßen anzusprechen.

Das können Sie für sich tun

» Bei Asthma: Stress und bekannte Allergene meiden.
» Wenn Sie schwanger sind: Sprechen Sie mit Ihrer Ärztin oder Ihrem Arzt über die Risiken für Venenthrombosen in der Schwangerschaft.
» Fangen Sie gar nicht erst an zu rauchen! Falls Sie Raucherin sind, sollten Sie unbedingt damit aufhören. Oft schaffen Frauen es nicht alleine: Suchen Sie sich Gleichgesinnte, die mitmachen, und erkundigen Sie sich nach Angeboten.

DIE WEIBLICHE NIERE

Die Niere ist für die Blutreinigung zuständig. Viele kleine Nierenkörperchen (Nephrone) filtern das Blut durch feine Siebe und geben unbrauchbare Restsubstanzen, wie Gifte und Salze, an den Urin ab. Dafür ist eine riesige Filterfläche notwendig, und der Blutdruck in den Nierengefäßen muss extrem fein geregelt werden. Frauen kommen mit kleineren Nieren und weniger Nierenkörperchen auf die Welt als Männer, und sie verlieren sie im Alter schneller.

Die Nieren

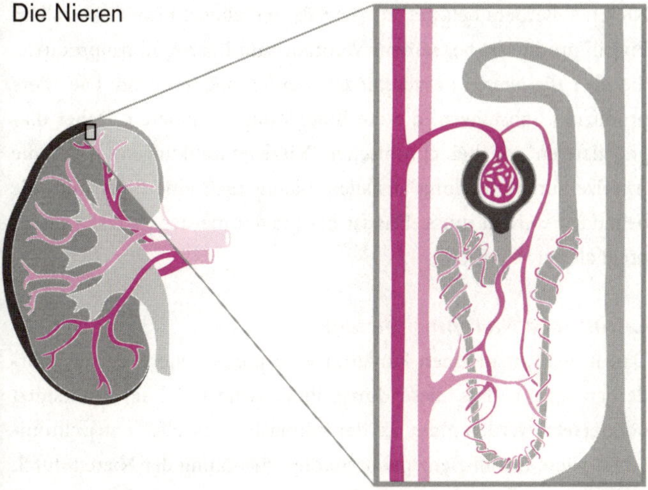

In der Niere (links) wird das Blut gereinigt. In den Nierenkörperchen (Detail, rechts) wird das arterielle Blut (dunkelrot) gefiltert; das gereinigte Blut (hellrot) geht zurück in den Kreislauf, und der abgefilterte Urin, der noch konzentriert wird, wird über die Harnleiter (grau) in die Blase abgeleitet.

Wenn die Niere nicht mehr richtig arbeitet, steigen Giftsubstanzen im Blut an und trüben zuletzt das Bewusstsein. Helfen kann hier eine Dialyse, eine Blutwäsche, bei der das Blut an künstlichen Filtern gereinigt wird, oder aber eine »neue« Niere durch eine Nierentransplantation. Wir haben zwei Nieren, und normalerweise kann eine einzige Niere alle Aufgaben im Körper übernehmen. Daher kann jeder Mensch eine Niere spenden, und viele Nierenpatient*innen können mit einer gespendeten Niere überleben.

Schwere Nierenerkrankungen betreffen mittlerweile 15 bis 20 Prozent der Bevölkerung. Sie finden sich häufiger bei Menschen mit Diabetes oder mit Bluthochdruck, denn beides, hoher Blutzucker und hoher Blutdruck, schädigt die empfindlichen Nieren. Was die

Nieren außerdem belastet: zu viel Salz und zu viel Eiweiß. Vor allem Eiweiß produziert bei seinem Verbrauch im Körper Abbauprodukte, die über die Nieren ausgeschieden werden müssen. Und: Die Niere produziert Substanzen, die die Blutbildung stimulieren. Daher diagnostizieren wir bei chronischen Nierenerkrankungen, wenn die Anreize zur Blutbildung ausfallen, häufig auch eine Blutarmut, die behandelt werden muss. Das ist bei Frauen meistens stärker ausgeprägt als bei Männern.

Chronische Niereninsuffizienz

Damit meint man einen Funktionsverlust einer Niere, der es erforderlich macht, dass diese durch Blutwäsche (Dialyse) unterstützt oder ersetzt werden muss. Zu den häufigsten Ursachen einer chronischen Niereninsuffizienz gehören: die Schädigung der Nieren durch Diabetes, durch Medikamente (vor allem bestimmte Schmerzmittel) oder auch durch Kontrastmittel, die bei bestimmten klinischen Untersuchungen eingesetzt werden müssen. Weibliche Hormone sind zumindest nicht schädlich.

Wenn eine Niere weitgehend geschädigt ist, bleibt als Therapie nur die Blutwäsche oder Dialyse. Hier ist es wichtig zu klären, welche Art von Dialyse durchgeführt und mit welchen technischen Möglichkeiten sie umgesetzt werden soll. Scheuen Sie sich als Frau nicht, viel zu fragen und sich die unterschiedlichen Möglichkeiten erklären zu lassen. Häufig entscheiden sich Frauen zu schnell für die weniger invasiv scheinenden Wege, was sich im Nachhinein als nicht so optimal herausstellt. Informieren Sie sich gut!

Für die Lebensqualität ist es besser, wenn eine Niere ersetzt wird, als wenn dauerhaft – manchmal über Jahrzehnte – eine Blutwäsche durchgeführt werden muss. Das heißt ganz klar: Frauen sollten vor einer Nierentransplantation nicht zurückschrecken. Es gibt die Möglichkeit, dass Nieren von frisch verstorbenen Organspendern übertragen werden, oder die Möglichkeit, eine Niere von einem lebenden

Spender zu bekommen. Das Letztere ist medizinisch günstiger, das übertragene Lebendorgan funktioniert in der Regel besser als die Niere eines Toten.

Und hier stoßen wir wieder auf ein Problem, das wir schon beim Thema Herztransplantation gesehen haben: Frauen sind sehr häufig Organspenderinnen, erhalten aber selber deutlich weniger Organspenden. Meist spendet die Ehegattin für den Ehegatten – der umgekehrte Fall ist leider eher seltener. Medizinisch spielt das Geschlecht bei der Transplantation keine große Rolle – man kann Männernieren auf Frauen und Frauennieren auf Männer übertragen.

Nicht nur bei der Lebendspende, sondern auch bei der Transplantation von Leichennieren gibt es allerdings ein geschlechterabhängiges Problem. Frauen haben geringere Aussichten, eine Niere zu bekommen, als Männer, und sie haben mehr Schwierigkeiten, auf eine Empfängerliste gesetzt zu werden. Bei über 65-Jährigen sind die Mediziner*innen mit einer Organübertragung zurückhaltend, doch eine feste Altersgrenze gibt es nicht. Sprechen Sie, wenn eine Dialyse diskutiert wird, daher unbedingt mit Ihrer Ärztin oder Ihrem Arzt, ob bei Ihnen eine Organspende infrage kommt. Zögern Sie keinesfalls, die nötigen aufwendigen Formalitäten und Untersuchungsprozeduren durchzuführen, die mit einer Organspende beziehungsweise einem Organempfang verbunden sind. Letztlich profitieren Sie davon. Und das Überleben von Frauen nach der Organtransplantation ist in keinem Fall schlechter als das der Männer.

Diabetische Nierenerkrankungen

Diabetes ist ein Hauptgrund für das Endstadium von Nierenerkrankungen. Bei diabetischen Nierenerkrankungen treten bei Frauen meist mehr Komplikationen und Probleme auf, vor allem eine schlechte Kontrolle des Diabetes verschlechtert den Verlauf. Nehmen Sie als Diabetikerin Ihre Erkrankung – auch im Namen Ihrer Niere – nicht auf die leichte Schulter:

- Der Blutzucker muss immer optimal eingestellt sein, da sonst die Nieren zu stark geschädigt werden.
- Der Verlauf einer Nierenerkrankung ist ganz wesentlich davon abhängig, wie rechtzeitig die Therapie gestartet wird und wie gut der Blutdruck eingestellt wird.

Bluthochdruck und Diabetes arbeiten unseligerweise Hand in Hand, um die Niere zu schädigen. Geben Sie den beiden keine Chance – sorgen Sie als Diabetikerin oder Hochdruckpatientin selbst dafür, dass Ihre Werte immer optimal sind *(siehe Grenzwerte im Herz-Kreislauf-Kapitel Seite 193f.)*.

Polyzystische Nierenerkrankungen

Einfache Nierenzysten sind oft harmlos, wenn ein Krebs ausgeschlossen ist. Aber Zystennieren sind eine vererbte Erkrankung, die etwa bei einem von 1000 Menschen in der Bevölkerung auftritt und bei fünf Prozent aller Patienten mit Nierenversagen die Ursache ist. Die Erkrankung betrifft beide Geschlechter gleichermaßen. Doch wieder stellen wir fest, dass die Frauen später, das heißt in einem höheren Alter, zur Dialyse kommen als die Männer. Häufig muss bei den Patientinnen und Patienten zwischen 40 bis 60 Jahren mit der Dialyse begonnen werden. Auch hier ist meist die Nierentransplantation die beste Behandlungsmöglichkeit. Ein optimal eingestellter Blutdruck ist wichtig, um das Fortschreiten der Erkrankung zu verhindern.

Das können Sie für sich tun

- Achten Sie auf Ihre Niere: Sorgen Sie dafür, dass Ihr Blutdruck und Ihr Blutzucker normal sind. Nehmen Sie keine überflüssigen selbst verordneten Medikamente ein – vor allem möglichst keine selbst verordneten Schmerzmittel.
- Frauen haben vor allem im Alter eine schlechtere Nierenleistung

als Männer. Wenn Sie ein Nierenproblem haben und Arzneimittel nehmen müssen, besprechen Sie dies mit Ihrem Arzt.

» Frauen kommen später zur Dialyse als Männer, und häufig werden auch einfachere, auf die Dauer aber weniger günstige Verfahren gewählt: Diskutieren Sie ausführlich mit Ihrer Ärztin oder Ihrem Arzt, welches Verfahren für Sie das beste ist.
» Frauen erhalten weniger häufig eine Nierentransplantation als Männer: Wenn Sie eine chronische Nierenerkrankung haben und dialysepflichtig sind, besprechen Sie mit Ihrem Arzt, ob eine Organtransplantation für Sie infrage kommt – vor allem, wenn Sie noch jünger (das heißt unter 65 Jahre) sind.

DIE WEIBLICHE SCHILDDRÜSE: AUF JOD KOMMT'S AN

Die Schilddrüse liegt vorne im Halsbereich – wenn sie vergrößert ist, ist ein Kropf (Struma) zu erkennen. Auf vielen Gemälden alter Meister haben die dargestellten einfachen Frauen (Bäuerinnen, Mägde, Hirtinnen) häufig einen Kropf, wenn auch einen sehr kleinen.

Jodmangel war früher oft Folge einer Mangelernährung. Der Grund ist wohl, dass die Schilddrüse sich bei Jodmangel krankhaft vergrößert. Die Schilddrüse braucht Jod, um ihre Hormone zu produzieren – und Schilddrüsenerkrankungen haben zentrale Auswirkungen auf den Energiestoffwechsel sowie die Regulation der Körpertemperatur und des Körpergewichts. Frauen haben häufiger Probleme mit der Schilddrüse als Männer. Einer der Gründe: Jede hormonelle Veränderung kann die Schilddrüse aus dem Lot bringen. Das gilt für Geburten, die Verhütung mit Hormonen, ebenso für die Wechseljahre. Dennoch werden die typischen Schilddrüsenbeschwerden bei Frauen oft als »psychische Labilität« abgetan. Doch Gewichtszunahme und Depressionen können ebenso wie Nervosität und Ängste Symptome von Funktionsstörungen der Schilddrüse

Schilddrüse – Struma: Symptome

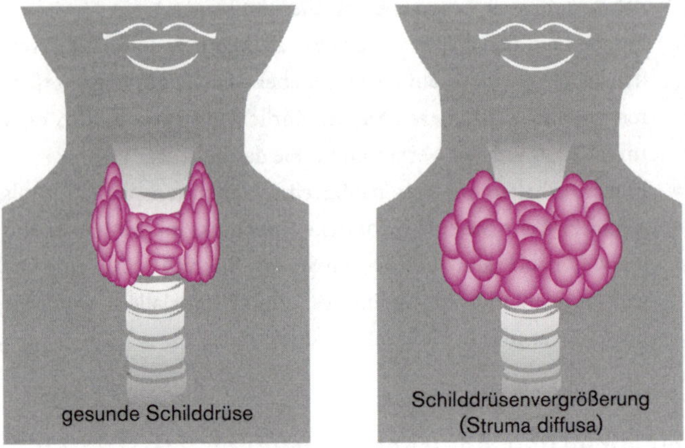

Die Schilddrüse befindet sich im vorderen Halsbereich unterhalb des Kehlkopfs. Sie hat die Form eines Schmetterlings: Ihre zwei Seitenlappen schmiegen sich um die Luftröhre und sind vorn durch eine schmale Gewebebrücke verbunden. Vergrößerungen der Schilddrüse werden als Struma bezeichnet.

sein. Selbst bei Unfruchtbarkeit wird immer noch zu selten an die Schilddrüse gedacht. Die Folgen dieser Fehleinschätzung bei Frauen sind gravierend: Unerkannt können aus leichten Störungen im Laufe der Zeit ernsthafte Schilddrüsenerkrankungen werden, die belasten und die Lebensqualität stark einschränken.

Über- und Unterfunktion

Von allen Schilddrüsenerkrankungen sind Frauen häufiger betroffen als Männer. Dazu gehören auch die Formen der Autoimmunerkrankungen, die es hier gibt. Mütterliche Schilddrüsenunterfunktion in der Schwangerschaft wirkt sich ungünstig auf den Fötus auf. Auch die bösartigen Krebsformen in der Schilddrüse kommen bei Frauen dreimal häufiger vor als bei Männern. Wie so oft sind die Ursachen der Geschlechterunterschiede wenig untersucht.

Zu den häufigsten Beschwerden bei einer **Unterfunktion** der Schilddrüse gehören starke Müdigkeit, Gewichtszunahme, Haarverlust, trockene Haut, Kälteintoleranz, Depression, Verdauungs-, Gedächtnis- und Zyklusstörungen. Allein aus der Vielfalt der Symptome wird klar: Diese Krankheit ist ein Chamäleon und wird daher leider sehr leicht übersehen.

Die Unterfunktion ist oft auf Jodmangel oder eine Entzündung zurückzuführen oder aber auf medikamentöse Behandlungen anderer Erkrankungen. Eine häufige Ursache ist die **Hashimoto-Thyreoiditis,** bei der das Immunsystem die Schilddrüse angreift. Anfänglich können sich auch Zeichen einer Überfunktion zeigen. Die Symptome sind vor allem zu Beginn der Erkrankung schwierig einzuordnen. Die Veranlagung für Hashimoto scheint vererbt zu werden. Die Erkrankung kann in zeitlichem Zusammenhang mit hormonellen Umstellungen wie Schwangerschaft oder Menopause und Belastungssituationen entstehen. Als Autoimmunerkrankung ist Hashimoto-Thyreoiditis nicht heilbar. Wenn die Schilddrüse aufgrund der chronischen Entzündung nicht mehr genügend Schilddrüsenhormone herstellen kann, muss die Unterfunktion durch die tägliche Einnahme von Schilddrüsenhormonen behandelt werden. Die richtige Dosis zu finden ist oft langwierig.

Der Gegenpol, die **Überfunktion** der Schilddrüse, ebenfalls etwa achtmal häufiger bei Frauen als bei Männern, wird von Herzrasen, Nervosität, Schlaflosigkeit, Wärmeunverträglichkeit, Zittern der Hände, Durchfall und Gewichtsverlust begleitet. Bei beiden Funktionsstörungen kann es zur Veränderung des Blutdrucks kommen.

Auch die **Basedowsche Krankheit** (Morbus Basedow) gehört zu den Autoimmunerkrankungen der Schilddrüse, bei der es zu einer Überfunktion und einer Vergrößerung der Schilddrüse kommt.

Versteckte Jodzufuhr in Arzneimitteln oder Medizinprodukten

(Kontrastmitteln bei Röntgenuntersuchungen) können eine Überfunktion auslösen. Eine häufige Komplikation der Überfunktion ist ein unregelmäßiger schneller Herzschlag (oft Vorhofflimmern). Bei der Überfunktion ist die Behandlung vom Alter abhängig. Bestrahlung scheidet bei Frauen im gebärfähigen Alter aus, eine langfristige Hemmung der Schilddrüsenfunktion mit Medikamenten ist schwierig, sodass häufig nur die Operation bleibt.

Das können Sie für sich tun

» Denken Sie an Ihre Schilddrüse, wenn Sie unklare Gewichtsveränderungen, Nervosität oder Depression bemerken.

» Seien Sie vorsichtig mit jodhaltigen Präparaten – Medikamenten, Cremes, Nahrungsergänzungsmitteln. Sprechen Sie im Zweifelsfall mit Ihrer Ärztin oder Ihrem Arzt.

DIE WEIBLICHEN KNOCHEN UND GELENKE

Frauen sind anatomisch anders gebaut als Männer. Daher zeigen Frauen auch andere typische Lokalisationen bei Verschleiß beziehungsweise Verletzungen – aber sie haben auch andere Belastungen zu stemmen. Hinzu kommt die besondere Situation in hormonellen Umstellungsphasen, bei der sich der Körper zum Beispiel durch vermehrte Wassereinlagerungen verändert. Hierdurch wird er anfälliger für orthopädische Probleme. Wenn Sie das als Frau wissen, können Sie vorbeugen! Gezielte Stärkung durch Vitamin D und Sturzprophylaxe ist für Frauen mehr als hilfreich.

Osteoporose

Bei Osteoporose handelt es sich um eine Veränderung des Knochens, die im Alter auftritt, auf Mineralverlust beruht und anfälliger für Knochenbrüche macht. Osteoporose ist eine Erkrankung, die im überwiegenden Maße Frauen betrifft. Allerdings häufen sich die Hinweise, dass die Krankheit, wahrscheinlich gerade weil sie als Frauenerkrankung gilt, bei Männern oft übersehen wird. Männer sträuben sich gegen die Diagnose. Aber viele Beckenringbrüche bei älteren Männern sind auf Osteoporose zurückzuführen, und diese Patienten bleiben häufig auf den Rollstuhl angewiesen.

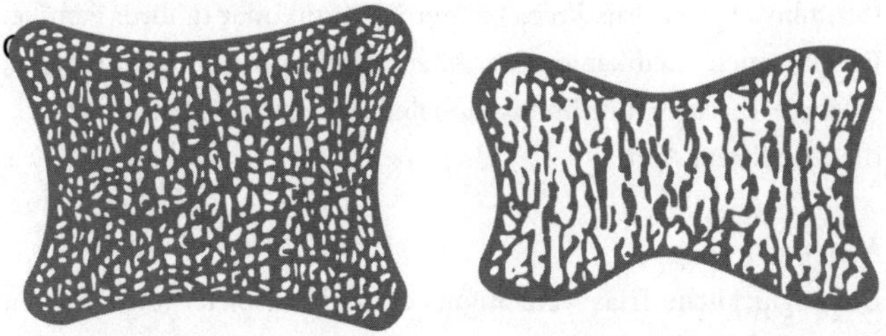

Querschnitt durch einen gesunden Knochen (links) und einen osteoporotischen Knochen mit zu wenigen und zu schmalen Knochenbälkchen (rechts).

Die bekannteste Ursache für Osteoporose ist der Verlust der Östrogenproduktion nach der Menopause. Aber es gibt auch andere Ursachen wie zum Beispiel Inaktivität, Vitamin-D-Mangel oder Therapien mit Cortison (Corticosteroiden). Viele Patient*innen mit Rheuma leiden gleichzeitig an Osteoporose. Die klinische Symptomatik ist durch die Folgen der Osteoporose – Knochenbrüche und starke Schmerzen – charakterisiert. Für die Diagnose wird unter anderem eine Knochendichtemessung herangezogen.

Osteoporose kann bei guter Vorbeugung weitgehend verhindert werden: Muskelkräftigung und Anregung des Knochenaufbaus durch regelmäßige Bewegung sind wichtig, ebenso Kalziumzufuhr, am einfachsten über Milchprodukte wie Käse, und Vitamin-D-Zufuhr über frisches Obst und Gemüse. Bei Osteoporose kann eine Therapie mit Östrogen Linderung verschaffen – allerdings müssen hier auch die Gründe, die gegen eine Östrogentherapie sprechen könnten, bedacht werden, bevor eine solche eingeleitet wird. Gegen eine Östrogentherapie sprechen: Übergewicht, Neigung zu Venenthrombosen und Brustkrebs bei der Patientin oder in ihrer Familie. Es gibt auch medikamentöse Alternativen zur Östrogentherapie, etwa die Therapie mit Biphosphonaten. Sprechen Sie mit Ihrer Ärztin oder Ihrem Arzt.

Kniegelenke

Die unglückliche Trias – ein Stigma der Fußballspielerinnen. Frauen sind empfindlicher für Verletzungen des Knies als Männer, es ist ihre häufigste Verletzung beim Jogging und beim Fußball. Möglicherweise spielt die weibliche Anatomie – breiteres Becken, stärkere X-Stellung im Knie – hier eine auslösende Rolle: Riss des vorderen Kreuzbandes, des Innenbandes und Läsionen des Innenmeniskus gehören dazu. Spezielles Muskel- und Gelenktraining kann vorbeugen, Vermeidung von Über- und Fehlbelastung auch. Knieverletzungen sind häufiger bei jungen Frauen, die in mehr als einer Fußballmannschaft spielen, das spricht dafür, dass Überbelastung eine Rolle spielt. Die Verläufe nach einer Operation scheinen bei Frauen ebenfalls schlechter zu sein, hierzu fehlen weitere Studien.[39]

Degenerative Erkrankungen der Kniegelenke kommen sowohl bei Frauen als auch bei Männern häufig vor. Vor einigen Jahren wurde vorgeschlagen, aufgrund der bekannten anatomischen Unterschiede zwischen den Geschlechtern eine frauenspezifische Knieprothese zu entwickeln. Allerdings wurden dabei die vorhandenen Unterschiede zum Teil stärker dargestellt, als sie sind, oder anders ausgedrückt, die Gemeinsamkeiten zwischen Frauen und Männern wurden oft unterschätzt. Mittlerweile sieht es so aus, als würde der systematische Einsatz eines »Frauenknies« keine Vorteile bringen.[40]

Karpaltunnelsyndrom

Viele Frauen kennen das: Kribbeln, Schmerzen und Taubheitsgefühl in einer Hand oder in beiden Händen. Womit das zusammenhängt: Ein wichtiger Handnerv wird am Handgelenk eingeklemmt, vielleicht weil umgebende Strukturen aufquellen oder das Gelenk mechanisch zu sehr belastet wird. Frauen sind vor allem nach der Menopause viermal häufiger betroffen als Männer, also spielen Hormone wahrscheinlich eine Rolle. Aber mit einer Hormontherapie ist ein Karpaltunnelsyndrom nicht zu bessern. Weitere Risikofaktoren sind Diabetes, Bluthochdruck, Fettstoffwechselstörungen und eine gestörte Schilddrüsenfunktion. Mit einem (kleinen) chirurgischen Eingriff kann der Nerv entlastet werden.

Das können Sie für sich tun

» Denken Sie an Ihre Knochen: Systematisches Training und Sturzprophylaxe sind wichtig.

» Überschätzen Sie sich nicht: Die meisten Unfälle entstehen bei Überbelastung.

» Chirurgische Eingriffe sind kein alleiniges Allheilmittel, um verletzte Gelenke zu reparieren. Sie müssen von Physiotherapie und eigener Aktivität begleitet werden.

» Stoffwechseleinstellung, Kontrolle von Gewicht, Blutzucker und Schilddrüsenfunktion sind wie so häufig wichtig.

FRAUEN UND BLUTERKRANKUNGEN

Bluterkrankungen gibt es viele, aber geschlechtsspezifische Aspekte sind nicht bei allen bekannt. Wir beschränken uns daher auf zwei wichtige Beispiele.

Anämien

Blutarmut, medizinisch Anämie, kommt bei Frauen deutlich häufiger vor als bei Männern. Oft ist Eisenmangel die Ursache. Von Eisenmangel sind schätzungsweise über zehn Prozent aller Frauen, mehr als 20 Prozent der menstruierenden Frauen, aber weniger als ein Prozent der Männer in der Altersgruppe 16 bis 50 Jahre betroffen. Eine durch Eisenmangel ausgelöste Anämie betrifft drei bis fünf Prozent der Frauen, aber weniger als ein Prozent der Männer. Dabei spielen der Blutverlust bei der Menstruation, Schwangerschaften und das Stillen die Hauptrolle. Dazu kommen lebensstilbedingte Faktoren: Frauen essen in der Regel weniger Fleisch und nehmen häufiger als Männer Nahrungsmittel zu sich, die die Eisenaufnahme behindern – Polyphenole, die sich im Tee und in vielen Gemüsen finden, Kalzium und Sojaprotein. Nicht immer sind die gesunden Gemüse und Tees also gesund!

Nachgewiesener Eisenmangel kann und muss behandelt werden. Häufig ist eine Ersatztherapie in Form von Tabletten möglich. Allerdings entsteht ein Problem: Eisen reizt bei der Aufnahme durch den Mund den Magen und den Darm sehr stark. Wenn aus dem Eisenmangel eine wirklich schwere Krankheit geworden ist oder er eine andere Krankheit unterstützt, muss das Eisen gegebenenfalls intravenös, das heißt über Infusionen in die Blutbahn, ersetzt werden. Das kann beispielsweise bei Herzschwäche, die durch Eisenmangel begünstigt wird, der Fall sein.

Venenthrombosen und Lungenembolien

Unser Blut muss flüssig sein und bleiben, damit es die Adern nicht verstopft. Auf der anderen Seite muss sich bei der Verletzung eines Gefäßes ein Blutpfropfen bilden, damit der betroffene Mensch nicht verblutet. Dieser Blutpfropfen entsteht unter anderem durch die Eigenschaft der Blutplättchen, sich an verletzte Oberflächen anzulagern und so zu einer Gerinnung des Blutes zu führen. Bei manchen Menschen oder in manchen Situationen ist diese Gerinnungsneigung des Blutes erhöht, sodass sich selbst in intakten Gefäßen Blutpfropfen beziehungsweise -gerinnsel bilden. Diese Blutgerinnsel können die Venen verstopfen, was dazu führt, dass einzelne Glieder, meist die Beine, anschwellen, weil das Blut nicht mehr richtig abfließen kann. Die Blutgerinnsel können sich losreißen und in die Lungen wandern. Wenn sie ein größeres Lungengefäß verschließen, kommt es zu einer lebensbedrohlichen Lungenembolie. Diese tritt akut auf und ist mit heftigen Schmerzen im Brustkorb und mit Atemnot verbunden.

Venenthrombosen und Lungenembolien betreffen sowohl Männer als auch Frauen, aber bei Frauen werden sie durch bestimmte hormonelle Situationen sowie Schwangerschaften stark begünstigt. Detaillierte Analysen des Gerinnungssystems haben gezeigt, dass Frauen insgesamt eine höhere Neigung zur Blutgerinnung haben als Männer. Im Alter zwischen 15 und 44 Jahren sind Lungenembolien und tiefe Venenthrombosen mit 16 Betroffenen beziehungsweise 25 Betroffenen auf 100 000 Frauen sehr viel häufiger als zum Beispiel Herzinfarkte, die nur neun von 100 000 Frauen dieser Altersgruppe betreffen. Die Verhütungspille, vor allem die Pillen der älteren Generation, verstärken diese Neigung zu erhöhter Blutgerinnung noch. Und auch in der Schwangerschaft ist die Gerinnungsneigung stark erhöht: Schwangere haben eine noch höhere Neigung, Blutgerinnsel zu entwickeln, als Nichtschwangere. Es gibt außerdem eine vererbte Neigung zu Blutgerinnseln. Also Achtung, wenn Großmutter, Mutter oder Schwester über Beinvenenthrombosen oder Lungenembolien mit oder ohne Schwangerschaft berichten. Dann sind auch Sie gefährdet, ein solches Krankheitsbild zu entwickeln. Sprechen Sie mit Ihrer Ärztin, wie Sie vorbeugen können. Starkes Übergewicht, Rauchen und ein »Leben im Sitzen« fördern die Neigung zu Venenthrombosen. Bewegung, Gewichtsreduktion und Stützstrümpfe sind eine gute Vorbeugung.

Das können Sie für sich tun

» Denken Sie an Ihr Blut: Viele Gemüse und Fleisch liefern dem Körper Eisen.

» Körperliche Bewegung und der Verzicht aufs Rauchen verhindern Thrombosen.

FRAUEN UND MAGEN-DARM-ERKRANKUNGEN

Magen-Darm-Erkrankungen scheinen bei Frauen häufiger zu sein als bei Männern. Systematische Studien und genaue Zahlen dazu fehlen hier leider oft. Wir beschränken uns daher auf drei Formen, bei denen Geschlechterunterschiede relativ gut dokumentiert sind.

Magenschleimhautentzündungen und Magenkrebs

Ein Drittel der Bevölkerung, etwa 28 Prozent der Frauen sowie etwa 23 Prozent der Männer, ist immer mal wieder von Magenschleimhautentzündungen betroffen. Werden diese chronisch, können sie in Magenkrebs übergehen.[41] Vor allem wenn sie jünger als 65 Jahre sind, sind Frauen deutlich stärker betroffen als Männer. Zu den häufigsten Beschwerden gehören Bauchschmerzen, die nach dem Essen zunächst besser werden, um dann ebenso heftig zurückzukehren. Blutungen aus der Magenschleimhaut führen zu schwarzem Blut im Stuhl und Blutarmut, Durchfälle und Erbrechen sind häufig. Die Ursache ist nicht selten die Infektion mit einem Bakterium, das antibiotisch behandelt werden kann. Allerdings spielen auch häufiger Stress, übermäßiger Alkoholkonsum und Rauchen eine Rolle. In diesen Fällen ist eine Änderung des Lebensstils entscheidend für den Erfolg der medikamentösen Therapie. Magenschleimhautentzündungen können chronisch werden und in Magengeschwüre und Magenkrebs übergehen. Dazu sollten Sie es nicht kommen lassen!

Entzündliche Darmerkrankungen

Reizdarmsyndrome kommen bei Frauen sehr viel häufiger vor als bei Männern. Heftige Bauchschmerzen, Blähungen und Durchfälle sind typisch. Stress ist ein gängiger Auslöser. Die schwereren entzündlichen Darmerkrankungen **Morbus Crohn** und **Colitis ulcerosa** führen zu Geschwüren in der Darmschleimhaut – damit verbunden sind Verdauungsstörungen, Durchfälle, Blut im Stuhl und Bauchkrämpfe. Akute Verschlechterungen mit lebensbedrohlichen Blutungen sind möglich. Einige Formen der Erkrankung hängen vom Menstruationszyklus ab – die Stärke der Beschwerden schwankt zyklusabhängig. Zum Aufflammen der Erkrankung kann es auch während einer Schwangerschaft kommen. Mit Mitteln zur Empfängnisverhütung konnte bisher noch kein Zusammenhang nachgewiesen werden. Eine Hormontherapie soll einen schützenden Effekt haben, der aber kaum systematisch therapeutisch genutzt werden kann. Zur Therapie werden in der Regel Immunsuppressiva eingesetzt, es kann aber auch eine Darmoperation nötig sein. Mittlerweile wurden jedoch auch neue biologische Pharmaka entwickelt. Über die Sicherheit dieser Arzneimittel in der Schwangerschaft liegen allerdings kaum Daten vor. Alle entzündlichen Darmerkrankungen sind Risikofaktoren für Darmkrebs.

Darmkrebs

Darmkrebs kommt bei Männern etwas häufiger vor als bei Frauen. Insgesamt ist er in Deutschland zur zweithäufigsten Krebserkrankung geworden. Die Darmkarzinome sind bei Männern eher auf der linken, absteigenden Seite des Dickdarms und im Enddarm lokalisiert, wo sie leichter gefunden werden können. Dagegen befinden sich die Karzinome bei Frauen häufiger nur auf der rechten Seite. Immer wieder wird ungünstige Ernährung als Ursache für Darmkrebs angeführt. Besonders der überwiegende Verzehr von Nahrungsmitteln aus raffiniertem Mehl, aber auch von rotem Fleisch scheint Darmkrebs zu fördern. Unstrittig ist, dass Alkohol zur Darmkrebsentstehung beiträgt. Neue Formen der medikamentösen und chirurgischen Therapie haben wesentlich zur Verbesserung der Fünf-Jahres-Überlebensrate beigetragen: Sie ist jetzt mit 40 bis 60 Prozent im Mittel recht gut, hängt aber entscheidend vom Krankheitsstadium ab, in dem der Darmkrebs entdeckt wurde. Daher werden ab dem 55. Lebensjahr in Deutschland die Kosten für eine Darmspiegelung (Koloskopie), bei der Vorstufen und Frühformen entdeckt werden können, von den Krankenkassen übernommen. Nehmen Sie diese Chance zur Vorbeugung wahr, insbesondere wenn bei Ihnen mindestens eines der folgenden Risiken vorliegt: Übergewicht, ungesunder Lebensstil oder familiäre Vorbelastung.

Das können Sie für sich tu

» Sorgen Sie für eine gesunde Ernährung, Normalgewicht, Stressabbau, trinken Sie wenig Alkohol und rauchen Sie nicht.

» Gehen Sie ab dem 55. Lebensjahr regelmäßig zur Darmspiegelung.

ES GIBT NOCH VIEL ZU TUN!

Vor 15 Jahren war Deutschland mit Schweden in Sachen geschlechtssensible Medizin Vorreiter. Heute liegen die skandinavischen Länder mit Kanada und den Vereinigten Staaten ganz vorne, und auch die Schweiz ist sehr aktiv. In Frankreich allerdings ist der Umgang mit dem Thema Gendermedizin noch immer sehr konservativ. In Deutschland überwiegen noch viele Vorbehalte gegen die Gendermedizin. Es gibt aktuell ein paar Forschungsprogramme, die auch das Geschlecht berücksichtigen, aber es sind wenige. Nur an einer einzigen deutschen Universität, der Charité in Berlin, ist die Gendermedizin systematisch als Pflichtlehre integriert. In Freiburg, Münster, Hannover oder München werden nur Wahlveranstaltungen angeboten. Das Thema kommt an, aber die Frage ist: Was ist im Medizinstudium Pflicht? In Deutschland wird zu wenig investiert, es gibt zu wenige Frauen in Leitungspositionen, und es werden auch zu selten frauenspezifische Aspekte bei der Forschungsförderung berücksichtigt. In der Schweiz dagegen gibt es überall einzelne Ärzt*innen, Forscher*innen oder Gesundheitspolitiker*innen, die sich mit den Themen der geschlechtssensiblen Medizin befassen. An der Universität Zürich wird gerade ein Gendermedizin Curriculum mit systematischen Richtlinien für die Versorgung von Frauen und Männern etabliert.

Das Geschlechterthema wird nun vielfach akzeptiert, am wenigsten aber von den deutschen Forschungsförderorganisationen. Von 2008 bis 2015 wurden wir von der Deutschen Forschungsgemeinschaft (DFG) gefördert, um die biologischen Unterschiede bei Herzerkrankungen erforschen zu können. Aber die Förderung ist nicht weitergegangen und auch andere Gruppen wurden nicht gefördert. Auf EU-Ebene versucht man seit 2016 in den Forschungsrahmenprogrammen Geschlecht und Gender zu integrieren. Es gibt ein Gremium, das dafür sorgen soll, dass diese Aspekte in allen Forschungsprojekten vorkommen oder zumindest diskutiert werden. Die Amerikaner haben 2015 eine Richtlinie verabschiedet, die besagt, dass alle Grundlagen- und klinischen Forschungsprojekte erklären müssen, wie sie mit Geschlechterunterschieden umgehen. Sie können jetzt nicht mehr Untersuchungen an männlichen Tieren machen und dann behaupten, dass die Ergebnisse für Männer und Frauen gültig seien, was früher üblich war. In Kanada wurde 2018 ein Institut für Gendermedizin gegründet, das sich damit befasst, geschlechtsspezifische Aspekte in alle Forschungsprojekte zu integrieren.

Wir haben also schon einiges erreicht, aber es gibt noch eine Menge zu tun. Auch deshalb ist es so wichtig, das Thema in die Öffentlichkeit zu tragen. Es geht um unser aller Gesundheit. Treten Sie für Ihr Recht auf gleich gute Behandlung ein! Und überlegen Sie sich, die Deutsche Gesellschaft für Geschlechtsspezifische Medizin zu unterstützen – oder ihr beizutreten. Sie freut sich über alle Mitglieder – Mediziner*innen und Nicht-Mediziner*innen – und kämpft für eine geschlechtersensible Gesundheitsversorgung (www.dgesgm.de).

ZUM NACHSCHLAGEN

GLOSSAR

ACE-Hemmer: Medikamente zur Senkung des Bluthochdrucks und zur Behandlung der Herzschwäche

ADH *siehe* Alkoholdehydrogenase

Alkoholdehydrogenase: Enzym, das Alkohol im Magen und in der Leber abbaut

Androgene: männliche Sexualhormone. Kommen auch bei der Frau vor

Angiotensin-Rezeptor-Blocker: Medikamente zur Senkung von Bluthochdruck und zur Behandlung von Herzschwäche

Antikoagulation: Gerinnungshemmung

Aortenklappe: Herzklappe zwischen linker Hauptkammer und der Körperschlagader

Arteriosklerose: krankhafte Veränderung der großen Gefäße mit Fett und Kalkeinlagerung in den Wänden

Betablocker: Medikamente zur Behandlung des Bluthochdrucks, der Herzschwäche und von Herzrhythmusstörungen

Blutwäsche *siehe* Dialyse

Bypass: operativ geschaffene Verbindung zur Überbrückung einer Gefäßverengung. Wird oft bei Erkrankungen der Herzkranzgefäße eingesetzt

Chlamydien: Mikroorganismen, die unter anderem Infektionen im Genitalbereich verursachen

Cholesterin: eines der Blutfette

Cytochrom P 450: Familie von Leberenzymen, die an zahlreichen Stoffwechselvorgängen beteiligt sind

Diabetes mellitus: Blutzuckerkrankheit

Dialyse: Verfahren, mit dem Abfallprodukte des Stoffwechsels künstlich aus dem Blut entfernt werden

Diastole: Ausdehnungsphase des Herzens

Diuretika: Entwässernde Medikamente, die oft zur Senkung des Bluthochdrucks und zur Behandlung der Herzschwäche eingesetzt werden

Echokardiogramm *siehe* Ultraschallkardiogramm

Elektrokardiogramm (EKG): Herzstromkurve

Endometriose: Erkrankung der Gebärmutter, die oft zu Schmerzen und unregelmäßigen Blutungen führt

Enzyme : Eiweiße des Körpers, die wichtige Funktionen wahrnehmen

Gefäßstütze *siehe* Stent

Gender Pay Gap: beschreibt die Einkommenslücke zwischen den Geschlechtern

Glukosebelastungstest: Methode zur Diagnose einer Blutzucker-Erkrankung, bei der eine bestimmte Menge Zucker getrunken und gemessen wird, wie schnell dieser aus dem Blut entfernt wird

Gonorrhö: Geschlechtserkrankung

HbA1c: Labormarker für Blutzuckerkrankheit

Herzinfarkt: Absterben eines Bereiches des Herzens, meistens aufgrund unzureichender Versorgung mit Sauerstoff bei Verengungen von Herzkranzarterien. Schmerzhaft und je nach Größe lebensgefährlich

Herzinsuffizienz *siehe* Herzschwäche

Herzkatheter: Methode zum Nachweis von Erkrankung des Herzens, bei der mit einem Katheter das Herz sondiert wird und gegebenenfalls einzelne Bereiche mit Kontrastmittel dargestellt werden

Herzkranzarterien: Gefäße, die das Herz mit Blut und Sauerstoff versorgen

Herzrhythmusstörung: Störung der Regelmäßigkeit des Herzschlages, die häufig als Herzstolpern wahrgenommen werden

Herzschwäche: Erkrankung des Herzens, die mit einer Störung der Pumpfunktion oder der Dehnbarkeit einhergehen

Hypothyreose: Unterfunktion der Schilddrüse

Insulin: Hormon, das von der Bauchspeicheldrüse produziert wird und das dafür sorgt, dass der Blutzucker in Zellen des Körpers, wie Leberzellen, Muskelzellen oder Herzzellen, aufgenommen werden kann

Knaus-Ogino: Methode zur Empfängnisverhütung, die auf dem geringen Anstieg der Körpertemperatur beim Eisprung beruht

Koronarangiografie: Darstellung der Herzkranzgefäße mit Kontrastmittel, meistens bei > Herzkatheter

Low-Carb-Prinzip: bezieht sich auf eine Ernährung, die arm an Kohlenhydraten ist: Verzichtet wird auf Lebensmittel wie Brot, Reis, Kartoffeln, Pasta, Weißmehlprodukte, Süßigkeiten usw., erlaubt sind fett- und proteinreiche Nahrungsmittel wie Fisch, Fleisch, Eier, aber auch Gemüse

Magnetresonanztomografie: bildliche Darstellung des Herzens und Messung der Herzfunktion in einem starken Magnetfeld

Mitralklappe: Herzklappe zwischen linkem Vorhof und linker Hauptkammer

Nüchtern-Blutzucker: Blutzuckerwerte nach zwölfstündiger Fastenperiode, meistens frühmorgens vor Nahrungsaufnahme gemessen

Osteoporose: Erkrankung der Knochen, bei der diese entkalken und brüchig werden

Östrogene: weibliche Sexualhormone. Kommen auch beim Mann vor

Präeklampsie: Erkrankung in der Schwangerschaft, die mit erhöhtem Blutdruck, Störung der Nierenfunktion und weiteren Stoffwechselstörungen einhergeht

Resilienz: psychische Widerstandskraft, die einen in die Lage versetzt, auch schwierige Lebenssituationen und Krisen ohne Beeinträchtigung zu bewältigen und zu überstehen

Resilienztraining: Programme unter psychologischer Leitung zur Stärkung der psychischen Widerstandskraft, zur Steigerung der Stressresistenz und für mehr Gelassenheit

Sexualhormone: Hormone, die von den Eierstöcken, den Hoden oder von der Hypophyse produziert werden und die Sexualfunktion steuern

Sinusknoten: Schrittgeber für den Herzrhythmus, der im linken Vorhof lokalisiert ist. Seine normale Funktion gewährleistet einen regelmäßigen Herzrhythmus

Spasmen: Verkrampfungen (oft von Gefäßen)

Stent: Geflecht aus Metall beziehungsweise Kunststoff, das in erkrankte Gefäße eingebracht werden kann, um Engstellen zu überwinden

Syndrom, metabolisches: Kombination aus Übergewicht, Bluthochdruck, hohen Blutfetten und erhöhtem Blutzucker

Systole: Kontraktion des Herzens

TAVI: Insertion einer neuen Aortenklappe über einen Katheter

Ultraschallkardiogramm (UKG): bildliche Darstellung des Herzens mithilfe von Ultraschall

Vorhofflimmern: häufige Herzrhythmusstörung, bei der die Vorhöfe sich nicht regulär kontrahieren. Die Hauptkammer kontrahiert sich weiter, wenn auch unregelmäßig

BÜCHER, PUBLIKATIONEN UND LINKS

Das Thema Frauengesundheit ist in einer Vielzahl spannender Bücher, informativer Broschüren und Studienberichte gut aufbereitet und veröffentlicht. Wir möchten Ihnen hier eine kleine persönliche Auswahl zum Weiterlesen mit auf den Weg geben:

Bücher

Albers S.: *Der achtsame Weg zum Idealgewicht: 50 Alternativen zum Essen als Seelentröster,* Arbor Verlag, Freiburg 2016

Deutsche Hauptstelle für Suchtfragen (Hrsg.): *Gemeinsam mehr erreichen! Frauen, Medikamente, Selbsthilfe. Ein Handbuch,* Hamm 2013

Dobos G.: *Das gestresste Herz. Mit Naturheilkunde für ein längeres Leben,* Scorpio, München 2019

Dobos G., Paul A.: *Mind-Body-Medizin – Integrative Konzepte zur Ressourcenstärkung und Lebensstiländerung,* Urban & Fischer, München 2019

Göhner W., Fuchs R.: *Änderung des Gesundheitsverhaltens. MoVo-Gruppenprogramme für körperliche Aktivität und gesunde Ernährung,* Hogrefe, Göttingen 2007

Grillparzer M.: *Körperwissen. Entdecken Sie Ihre innere Welt,* Gräfe und Unzer, München 2006

Jonas K.: *nackt. Das Körper-Versöhnbuch für Frauen,* Innenwelt Verlag, Köln 2019

Oertelt-Prigione S., Regitz-Zagrosek V.: *Sex and Gender Aspects in Clinical Medicine,* Springer Verlag, London 2011

Orbach S.: *Bodies. Schlachtfelder der Schönheit,* Arche Verlag, Zürich 2012

Pope A.: *wild power. Dein Zyklus als Quelle weiblicher Kraft,* Trias, Stuttgart 2019

Regitz-Zagrosek V. (Hrsg.): *Sex and Gender Differences in Pharmacology. Handbook of Experimental Pharmacology.* Springer Verlag, Heidelberg 2012

Roth G.: *Essen ist nicht das Problem. Wie Frauen Frieden mit sich selbst und ihrem Körper schließen,* Goldmann, München 2017

Schaenzler N., Bieger W.: *Laborwerte. Alles über Normbereiche, Befunde und Co.,* Gräfe und Unzer, München 2016

Schmid-Altringer S.: *Die Mudra-Box – Mit Finger-Yoga entspannen, Kraft spüren und gesund werden,* GU-Verlag, München 2020

Steinkopf L.: *Die andere Hälfte der Heilung. Warum wir Zuwendung brauchen, um richtig gesund zu werden,* Mosaik, München 2018

Nützliche Links von Frauen für Frauen

Diese Auswahl an Links leitet Sie zu gemeinnützigen Initiativen und Vereinen, in denen sich Frauen gegenseitig kompetent und auf innovative Weise unterstützen.

Allgemeines Kranksein

Was hab ich?

Medizinstudent*innen und Ärzt*innen übersetzen Arztbriefe in eine verständliche Sprache. Jeder kann den Service in Anspruch nehmen – unabhängig von der Höhe des Einkommens. https://washabich.de

Arbeitskreis Frauengesundheit e.V.

Der Arbeitskreis Frauengesundheit in Medizin, Psychotherapie und Gesellschaft e.V. (AKF) ist der größte gemeinnützige Zusammenschluss von unabhängigen Frauengesundheitsorganisationen im deutschsprachigen Raum. Der AKF organisiert Hebammen, Ärztinnen, Psychologinnen und Pädagoginnen, Heilpraktikerinnen, in den Pflegeberufen Tätige, Selbsthilfe und Gesundheitswissenschaftlerinnen, vereint Berufsverbände und Organisationen, Frauenberatungsstellen, Frauengesundheitszentren und Selbsthilfeverbände und vertritt die Interessen von Frauen als Patientinnen, als Expertinnen und als Bürgerinnen. www.arbeitskreis-frauengesundheit.de

Frauengesundheitsportal der Bundeszentrale für gesundheitliche Aufklärung

Online-Angebot der BzgA mit umfangreicher bundesweiter Sammlung von Organisationen, Veranstaltungen, Beratungsangeboten und Informationen zu Gesundheitshemen, die für Frauen wichtig sind. www.frauengesundheitsportal.de

Schwangerschaft und Geburt

Netzwerk Geburtskultur

Das Netzwerk ist ein Zusammenschluss von Elternvereinen, -initiativen und unterstützenden Vereinen und Organisationen, die es sich zur Aufgabe gemacht haben, die Geburtskultur in Deutschland positiv zu verändern. www.netzwerk-geburtskultur.de

Die Erzählcafé-Aktion

Die Erzählcafé-Aktion ist ein offenes Mitmachprojekt und setzt sich als lösungsorientierter Protest für eine bessere Geburtskultur ein. Erzählcafés »Der Start ins Leben« verbinden Generationen und Kulturen. Unterstützt durch die Aktion, kann jeder bei sich vor Ort ein Erzählcafé über Schwangerschaft und Geburt veranstalten. An jedem Cafétisch und durch die Dokumentation auf der Webseite wird das Erfahrungswissen von Eltern im Sinne eines Bürgerdialogs nutzbar gemacht. www.erzaehlcafe.net

Brustkrebs

mamazone e.V.

Die größte und aktivste Brustkrebs-Patientinnen-Initiative in Deutschland, die Beratung, Austausch und Forschung gegen Brustkrebs verbindet und einen wissenschaftlichen Beirat aus 28 Brustkrebsexperten mit internationalem Ruf hat. www.mamazone.de

Frauenselbsthilfe nach Krebs

Die Frauenselbsthilfe nach Krebs ist mit elf Landesverbänden und einem dichten Netz an Gruppen im gesamten Bundesgebiet, in denen krebskranke Frauen Rat, Hilfe und Unterstützung finden, eine der größten Krebs-Selbsthilfeorganisationen in Deutschland. Der Verband steht unter der Schirmherrschaft der Deutschen Krebshilfe und wird von ihr finanziell gefördert. Die Frauenselbsthilfe nach Krebs ist Mitglied der Bundesarbeitsgemeinschaft Selbsthilfe, des Paritätischen Wohlfahrtsverbandes und der Deutschen Arbeitsgemeinschaft Selbsthilfegruppen. www.frauenselbsthilfe.de

Wissenswertes

Wer mehr wissen möchte, kann sich an die folgenden Institutionen und Vereinigungen wenden. Sie haben unterschiedliche Aufgaben, aber bieten verschiedene Broschüren und Hefte für Frauen an, meist kostenfrei, ebenso wie eine Suchfunktion für Beratungsstellen vor Ort zu verschiedenen Themen:

Institutionen:

Arbeitskreis Frauengesundheit AKF, Berlin
www.akf-info.de

Bundesverband der Frauengesundheitszentren in Deutschland
www.frauengesundheitszentren.de

> Zeitschrift Clio des Feministischen Frauengesundheitszentrums e.V. Berlin https://www.ffgz.de

Bundeszentrale für gesundheitliche Aufklärung, Köln
www.bzga.de

> Frauengesundheitsportal www.frauengesundheitsportal.de

International Association of Women's Museums
https://iawm.international

> Hier gibt es häufig Ausstellungen zu Gesundheitsthemen

Nationale Kontakt- und Informationsstelle zur Anregung und Unterstützung von Selbsthilfegruppen
www.nakos.de

Robert-Koch-Institut, Berlin
www.rki.de

> Geschlecht und Gesundheit / Frauengesundheit www.rki.de/DE/Content/Gesundheitsmonitoring/Gesundheitsberichterstattung/GesundAZ/Content/F/Frauengesundheit/Frauengesundheit.html

Gendermedizin-Links:
Spezielle Informationen zur Gendermedizin, Forschung, Projektförderung, Fort- und Ausbildung erhalten Sie bei diesen Instituten:

Berliner Institut für Geschlechterforschung in der Medizin
www.gender.charite.de

Deutsche Gesellschaft für geschlechtsspezifische Medizin
www.dgesgm.de

Internationale Gesellschaft für geschlechtsspezifische Medizin
www.isogem.org

Projektförderung und Informationen zu Geschlechterunterschieden in der Humanmedizin Margarete-Ammon-Stiftung:
www.margarete-ammon-stiftung.de

Vorbildhaft: Geschlechtsspezifische Medizin an der Universität Zürich
www.gender-medicine.ch

Außerdem:
Die Anwendung von HEART SCORE in der ärztlichen Praxis soll zu einer verbesserten Identifikation von Risikopatienten beitragen und die Prävention von Herz-Kreislauf-Krankheiten fördern. Einen Selbsttest zum HEART SCORE finden Sie hier:
www.heartscore.org/de_DE/access-heartscore

Enthalten meine Kosmetika hormonwirksame Substanzen? Antworten darauf finden Sie in der App ToxFox vom BUND
https://www.bund.net/themen/chemie/toxfox/kosmetik-check-online/

Publikationen zur Auswirkung von COVID-19 auf Frauen:

Arbeitskreis Frauengesundheit AKF: Die Gesundheit von Frauen muss auch in Corona-Zeiten im Blick sein! Stellungnahme (veröffentlicht am: 18. März 2020 / aktualisiert am: 27. März 2020), URL: https://www.arbeitskreis-frauengesundheit.de/2020/03/18/die-gesundheit-von-frauen-muss-auch-in-corona-zeiten-im-blick-sein/

Clare Wenham u.a.: COVID-19: the gendered impacts of the outbreak. Lancet, 6. März 2020

Lara Owen: Coronavirus: Five ways virus upheaval is hitting women in Asia. BBC, 8. März 2020

Xanthe Scharff: Why the Coronavirus Outbreak Could Hit Women Hardest. Time, 12. März 2020.

Dossier internationaler Gremien und Deutscher Frauenrat: COVID-19 aus der Geschlechterperspektive. (veröffentlicht am 31.3.2020 / fortlaufende Aktualisierung); URL: https://www.frauenrat.de/dossier-covid-19-aus-geschlechterperspektive,

Aufruf: Wann, wenn nicht jetzt

Zwanzig bundesweit aktive Frauenverbände und Gewerkschaften wenden sich mit gleichstellungspolitischen Forderungen in einem gemeinsamen Aufruf an die Bundesregierung und Arbeitgeber*innen, 29.4.2020

Women must not pay the price for COVID-19!

Putting equality between women and men at the heart of the response to COVID-19 across Europe

Statement Nr. 2 der European Women's Lobby (EWL), 10.4.2020

The Impact of COVID-19 on Women

Policy Brief der UN, 9. April 2020

Mit Fokus auf gleichberechtigte Beteiligung von Frauen an allen Entscheidungen über die Maßnahmen der Pandemiebekämpfung, Aufwertung von bezahlter und unbezahlter Sorgearbeit und einem geschlechtersensiblen Einsatz von finanziellen und sozialen Hilfsmaßnahmen.

Women at the core of the fight against Covid-19 crisis

OECD-Kurzstudie zur zentrale Rolle von Frauen im Kampf gegen die Corona-Krise, 9.4.2020

Frauen in der Corona-Krise

Plädoyer des Deutschen Frauenrats für eine geschlechtergerechte Krisenpolitik, 6.4.2020

Covid-19 and women: The EWL sends Letter to President Charles Michel and President von der Leyen
Briefe der Europäischen Frauenlobby (EWL) an EU-Kommissionspräsidentin Ursula von der Leyen und an den EU-Parlamentspräsidenten Charles Michel, 3.4.2020

Corona-Pandemie: Menschenrechte müssen das politische Handeln leiten
Pressemitteilung des Deutschen Instituts für Menschenrechte (DIMR), 25.3.2020

Women must not pay the price for COVID-19:
Putting equality between women and men at the heart of the response to COVID-19 across Europe
Statement Nr. 1 der Europäischen Frauenlobby (EWL), 20.3.2020

Corona und Gender – ein geschlechtsbezogener Blick auf die Pandemie und ihre (möglichen) Folgen
Arbeitspapier zur Corona-Krise von Regina Frey, 20.3.2020

Der DF in Zeiten von COVID-19
Statement der Vorsitzenden Mona Küppers und der Geschäftsführerin Dr. Anja Nordmann, 19.3.2020

In Focus: Gender equality matters in COVID-19 response
Videos, Statements, Artikel, SM-Posts, Veröffentlichungen und andere Quellen gesammelt von UN Women

QUELLENANGABEN

1 Simon Baron-Cohen. Molecular Psychiatry (2014; doi: 10.1038/mp.2014.48); https://www.aerzteblatt.de/nachrichten/58939/Autismus-Neue-Bestaetigungsversuche-zur-extreme-male-brain-Hypothese; Sapienza P. (2009) Gender differences in financial risk aversion and career choices are affected by testosteron. Proc Nat Academy of Sciences 106; Chapman E. (2006). Fetal testosteron and empathy. Social Neurosciences 1

2 u.a. Literatur und Forschung des Netzwerks Gesund ins Leben des BMG (z.B. Prof. B. Koletzko) zur fetalen Programmierung

3 https://www.fasebj.org/doi/abs/10.1096/fasebj.23.1_supplement.955.25

4 http://www.euro.who.int/de/publications/abstracts/european-health-report-2018.-more-than-numbers-evidence-for-all-2018

5 http://www.med.uni-magdeburg.de/jkmg/wp-content/uploads/2013/03/JKM_Band-26_Kapitel05_Kuhlmann_Kolip.pdf

6 https://de.statista.com/statistik/daten/studie/185394/umfrage/entwicklung-der-lebenserwartung-nach-geschlecht/

7 https://www.frontiersin.org/articles/10.3389/fnins.2015.00183/full

8 https://www.bund.net/fileadmin/user_upload_bund/publikationen/chemie/toxfox_foxfacts.pdf

9 https://www.kiggs-studie.de/deutsch/studie/kiggs-welle-2.html

9A Journal of Health Monitoring, 2018 3(3) Robert Koch-Institut, Berlin

10 Mara Hvistendahl: Das Verschwinden der Frauen. Selektive Geburtenkontrolle und die Folgen. Aus dem Englischen von Kurt Neff. dtv, München 2013

11 https://www.rki.de/DE/Content/Gesundheitsmonitoring/Gesundheitsberichterstattung/GBEDownloadsJ/FactSheets/JoHM_03_2018_Psychische_Auffaelligkeiten_KiGGS-Welle2.pdf?__blob=publicationFile

12 https://www.dgaepc.de/aktuelles/dgaepc-magazin/

13 https://www.bmi-rechner.net/bmi-rechner-frau.htm

14 Prof. Hasselbach, Uni Wuppertal

15 https://www.wissen.de/schoenheitsideale

16 https://academic.oup.com/jcr/article-abstract/36/6/930/1863172

17 https://www.bfr.bund.de/de/presseinformation/2018/01/hoechstmengen_fuer_vitamine_und_mineralstoffe_in_nahrungsergaenzungsmitteln-203269.html

18 Robert Koch-Institut (RKI). Hysterektomie. 06.02.2014. (GBE kompakt: Zahlen und Trends aus der Gesundheitsberichterstattung des Bundes) und

U.S. Department of Health and Human Services. Hysterectomy 15.02.2018 (Office on Women's Health)

19 Hohage K.: Menstruation: eine explorative Studie zur Geschichte und Bedeutung eines Tabus. Hamburg 1998, S. 100

20 https://www.dgesgm.de/images/pdf/Internist_2017_-_Gender_and_cardiovascular_diseases.pdf

21 Kolip P., Hurrelmann K. (Hrsg.): Handbuch Geschlecht und Gesundheit (2. Auflage 2016) S. 172 ff (Infektionskrankheiten)

22 https://www.thieme-connect.com/products/ejournals/abstract/10.1055/s-0042-108683

23 https://www.uib.no/en/news/115228/household-cleaning-can-be-bad-smoking-lung-function

24 https://www.aerzteblatt.de/archiv/23208/Wie-viel-Alkohol-macht-krank-Traegt-Alkohol-zur-Gesundheit-bei

25 https://www.thelancet.com/journals/lancet/article/PIIS0140-6736%2818%2931310-2/fulltext

26 www.dvfr.de/rehabilitation-und-teilhabe/meldungen-aus-der-reha-landschaft/detail/artikel/unter-frauen-zu-einer-besseren-reha-forschungsprojekt-in-bad-lippspringe-untersuchte-geschlechtssp/

27 https://www.soziologie.uni-freiburg.de/personen/broeckling/resilienz-und-geschlecht-fzg.pdf

28 Albrecht U.-V.: Kapitel Kurzfassung. In: Albrecht U.-V. (Hrsg.), Chancen und Risiken von Gesundheits-Apps (CHARISMHA). Medizinische Hochschule Hannover, 2016, S. 14–47. urn:nbn:de:gbv:084-16040811173. http://www.digibib.tu-bs.de/?docid=60004

29 Kolip P. Handbuch Geschlecht und Gesundheit. Seite 302

30 https://osha.europa.eu/de/themes/women-and-health-work

31 https://www.dhs.de/fileadmin/user_upload/pdf/Broschueren/Gemeinsam_mehr_erreichen.pdf

32 Frauengesundheitsportal der Bundeszentrale für gesundheitliche Aufklärung: Daten und Fakten (2019) https://www.frauengesundheitsportal.de/service/daten-und-fakten/

33 https://www.zeitschrift-sportmedizin.de/sport-steigert-die-lebenserwartung-auch-bei-spaetem-trainingseinstieg; https://www.ncbi.nlm.nih.gov/pmc/articles/PMC6241032/

34 https://www.aerzteblatt.de/archiv/182622/Open-Notes-Transparenz-in-der-Arzt-Patienten-Kommunikation

35 http://www.dv-osteologie.org/dvo_leitlinien/dvo-leitlinie-2017

36 www.embryotox.de

37 https://www.aerzteblatt.de/nachrichten/96972/
38 wikipedia, Figueiredo et al. BMC Gastroenterology (2017) 17:153 DOI 10.1186/s12876-017-0678-6
39 Am J Sports Med. 2010 Jul;38(7):1334-42. doi: 10.1177/0363546510361218. Epub 2010 Apr 21.
40 Clin Orthop Relat Res. 2008 Dec;466(12):3059-65. doi: 10.1007/s11999-008-0536-5. Epub 2008 Sep 27
41 Eur J Gastroenterol Hepatol. 2014 Apr;26(4):378-87. doi: 10.1097/MEG.0000000000000065

Quellen Extra: Pandemie-Folgen für Frauen

I Guan W-j, Ni Z-y, Hu Y, et al. Clinical Characteristics of Coronavirus Disease 2019 in China. New England Journal of Medicine 2020. The Novel Coronavirus Pneumonia Emergency Response Epidemiology Team Vital Surveillances: The Epidemiological Characteristics of an Outbreak of 2019

II Steinert J, Ebert C (2020) Gewalt an Frauen und Kindern in Deutschland während COVID-19-bedingten Ausgangsbeschränkungen: Zusammenfassung der Ergebnisse. https://drive.google.com/file/d/19Wqpby9nwMNjdgO4_FCq-qlfYyLJmBn7y/view (Stand: 02.06.2020)
World Health Organization (2020) Mental health and psychosocial considerations during COVID-19 outbreak. https://www.who.int/docs/default-source/coronaviruse/men-tal-health-considerations.pdf (Stand: 20.03.2020)

Quellen Extra: Gender und COVID aus medizinischer Sicht

I Covid-19 Dashboard by the Center für Systems Science and Engineering at John Hopkins University, Coronavirus COVID-19 (2019-nCoV) (arcgis.com), aufgerufen am 16.06.2021

II Conti, P. and A. Younes, Coronavirus COV-19/SARS-CoV-2 affects women less than men: clinical response to viral infection. J Biol Regul Homeost Agents, 2020. 34(2): p. 339-343.

III Silverio, A., et al., Cardiovascular risk factors and mortality in hospitalized patients with COVID-19: systematic review and meta-analysis of 45 studies and 18,300 patients. BMC Cardiovasc Disord, 2021. 21(1): p. 23.

IV Nimgaonkar, I., et al., The age pattern of the male-to-female ratio in mortality from COVID-19 mirrors that of cardiovascular disease in the general population. Aging (Albany NY), 2021. 13(3): p. 3190-3201.

V Sattar, N., et al., BMI and future risk for COVID-19 infection and death across sex, age and ethnicity: Preliminary findings from UK biobank. Diabetes Metab Syndr, 2020. 14(5): p. 1149-1151.

VI Arnold, A.P. and X. Chen, What does the »four core genotypes« mouse model tell us about sex differences in the brain and other tissues? Front Neuroendocrinol, 2009. 30(1): p. 1-9.

VII Gebhard, C., et al., Impact of sex and gender on COVID-19 outcomes in Europe. Biol Sex Differ, 2020. 11(1): p. 29.

VIII Solomou, I. and F. Constantinidou, Prevalence and Predictors of Anxiety and Depression Symptoms during the COVID-19 Pandemic and Compliance with Precautionary Measures: Age and Sex Matter. Int J Environ Res Public Health, 2020. 17(14).

IX Chappell, M.C., et al., Update on the Angiotensin converting enzyme 2-Angiotensin (1-7)-MAS receptor axis: fetal programing, sex differences, and intracellular pathways. Front Endocrinol (Lausanne), 2014. 4: p. 201.

X White, M.C., R. Fleeman, and A.C. Arnold, Sex differences in the metabolic effects of the renin-angiotensin system. Biol Sex Differ, 2019. 10(1): p. 31.

XI Fischer, M., A. Baessler, and H. Schunkert, Renin angiotensin system and gender differences in the cardiovascular system. Cardiovasc Res, 2002. 53(3): p. 672-7.

XII Klein, S.L., A. Jedlicka, and A. Pekosz, The Xs and Y of immune responses to viral vaccines. Lancet Infect Dis, 2010. 10(5): p. 338-49.

XIII Butterworth, M., B. McClellan, and M. Allansmith, Influence of sex in immunoglobulin levels. Nature, 1967. 214(5094): p. 1224-5.

XIV Cook, I.F., Sexual dimorphism of humoral immunity with human vaccines. Vaccine, 2008. 26(29-30): p. 3551-5.

XV Wikby, A., et al., The immune risk profile is associated with age and gender: findings from three Swedish population studies of individuals 20-100 years of age. Biogerontology, 2008. 9(5): p. 299-308.

XVI Villacres, M.C., et al., Predominant type 1 CMV-specific memory T-helper response in humans: evidence for gender differences in cytokine secretion. Hum Immunol, 2004. 65(5): p. 476-85.

XVII Amadori, A., et al., Genetic control of the CD4/CD8 T-cell ratio in humans. Nat Med, 1995. 1(12): p. 1279-83.

XVIII Das, B.R., et al., Reference ranges for lymphocyte subsets in adults from western India: influence of sex, age and method of enumeration. Indian J Med Sci, 2008. 62(10): p. 397-406.

XIX Hewagama, A., et al., Stronger inflammatory/cytotoxic T-cell response in women identified by microarray analysis. Genes Immun, 2009. 10(5): p. 509-16.

XX Bienvenu, L.A., et al., Higher mortality of COVID-19 in males: sex differences in immune response and cardiovascular comorbidities. Cardiovasc Res, 2020. 116(14): p. 2197-2206.

XXI Gerotziafas, G.T., et al., Guidance for the Management of Patients with Vascular Disease or Cardiovascular Risk Factors and COVID-19: Position Paper from VAS-European Independent Foundation in Angiology/Vascular Medicine. Thromb Haemost, 2020. 120(12): p. 1597-1628.

XXII Alkhouli, M., et al., Sex Differences in Case Fatality Rate of CO-VID-19: Insights From a Multinational Registry. Mayo Clin Proc, 2020. 95(8): p. 1613-1620.

XXIII Ahrenfeldt, L.J., et al., Sex and age differences in COVID-19 mortality in Europe . Res Sq, 2020.

XXIV Green, M.S., et al., Sex differences in the case-fatality rates for COVID-19-A comparison of the age-related differences and consistency over seven countries. PLoS One, 2021. 16(4): p. e0250523.

XXV Nalbandian, A., et al., Post-acute COVID-19 syndrome. Nat Med, 2021. 27(4): p. 601-615.

XXVI Huang, C., et al., 6-month consequences of COVID-19 in patients discharged from hospital: a cohort study. Lancet, 2021. 397(10270): p. 220-232.

XXVII https://clinicaltrials.gov/

XXVIII Montopoli, M., et al., Clinical outcome of SARS-CoV-2 infection in breast and ovarian cancer patients who underwent antiestrogenic therapy. Ann Oncol, 2021.

XXIX Raparelli, V., et al., Sex differences in clinical phenotype and transitions of care among individuals dying of COVID-19 in Italy. Biol Sex Differ, 2020. 11(1): p. 57.

XXX Graham, N.R., et al., Kinetics and isotype assessment of antibodies targeting the spike protein receptor-binding domain of severe acute respiratory syndrome-coronavirus-2 in COVID-19 patients as a function of age, biological sex and disease severity. Clin Transl Immunology, 2020. 9(10): p. e1189.

XXXI Palmer-Ross, A., P.V. Ovseiko, and S. Heidari, Inadequate reporting of COVID-19 clinical studies: a renewed rationale for the Sex and Gender Equity in Research (SAGER) guidelines. BMJ Glob Health, 2021. 6(4).

XXXII Handtke, S., et al., A Flow cytometric assay to detect platelet activating antibodies in VITT after ChAdOx1 nCov-19 vaccination. Blood, 2021.

Wir danken Frau Margarete Ammon, Gründerin der Margarete-Ammon-Stiftung, die die Gendermedizin in Deutschland seit Jahren großzügig unterstützt. Ein Dank geht auch an Janina Krüger für die Mithilfe bei der Erstellung des Literaturverzeichnisses des Kapitels »Extra: Gender und COVID aus medizinischer Sicht«. Unser persönlicher Dank geht an Freunde und Familie, aber vor allem an unsere Ehemänner Eberhard Zagrosek und Lothar Altringer, die uns während des Schreibens den Rücken freigehalten haben. Wir hoffen, dass unsere Töchter und die nächsten Generationen davon profitieren!

ÜBER DIE AUTORINNEN

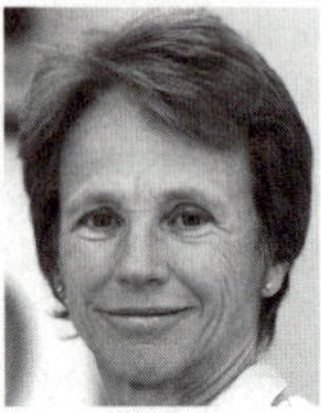

© Britta Althausen

Prof. Dr. med. Dr. h.c. Vera Regitz-Zagrosek gilt als Pionierin der geschlechtersensiblen Medizin in Deutschland. Sie ist die Gründungsdirektorin des Berliner Instituts für Geschlechterforschung in der Medizin an der Charité, Berlin, sowie Gründerin der Deutschen und der Internationalen Gesellschaft für Gendermedizin (DGesGM, IGM). Zurzeit ist sie an der Charité und an der Universität Zürich tätig.

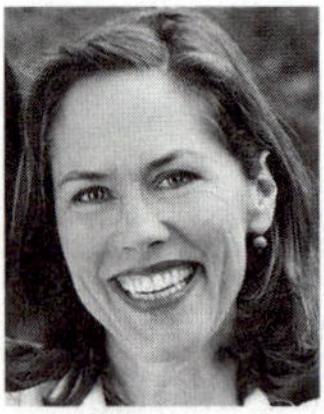

© nahdran

Dr. med. Stefanie Schmid-Altringer ist seit 1999 als freiberufliche Wissenschaftsjournalistin, Expertin und Buchautorin tätig. Mit dem Themenschwerpunkt Frauengesundheit produzierte sie zahlreiche TV-Dokumentationen und Bücher. Seit 2011 leitet und entwickelt sie internationale partizipative Gesundheitsformate u.a. zu Schwangerschaft und Geburt wie die »Erzählcafé-Aktion«.